围术期二维经食管超声心动图

实用手册

（第2版）

Perioperative Two-Dimensional
Transesophageal Echocardiography
A Practical Handbook

原著　Annette Vegas
主译　鞠　辉　冯　艺

北京大学医学出版社

WEISHUQI ERWEI JINGSHIGUAN CHAOSHENG
XINDONGTU SHIYONG SHOUCE（DI 2 BAN）
图书在版编目（CIP）数据

围术期二维经食管超声心动图实用手册：第 2 版 /
（加）安妮特·维加斯（Annette Vegas）著；鞠辉，冯
艺主译 . —北京：北京大学医学出版社，2020.9（2024.5 重印）
书名原文：Perioperative Two-Dimensional
Transesophageal Echocardiography
ISBN 978-7-5659-2221-3

Ⅰ . ①围… Ⅱ . ①安… ②鞠… ③冯… Ⅲ . ①围手术
期—超声心动图—手册 Ⅳ . ① R540.4-62

中国版本图书馆 CIP 数据核字（2020）第 108010 号

北京市版权局著作权合同登记号：图字：01-2018-7955
First published in English under the title
Perioperative Two-Dimensional Transesophageal Echocardiography：A Practical Handbook（2nd Ed.）
by Annette Vegas
Copyright © Springer International Publishing AG，2018
This edition has been translated and published under licence from
Springer Nature Switzerland AG.

Simplified Chinese translation Copyright © 2020 by Peking University Medical Press.
All Rights Reserved.

围术期二维经食管超声心动图实用手册（第 2 版）

主　译：鞠 辉　冯 艺
出版发行：北京大学医学出版社
地　址：（100191）北京市海淀区学院路 38 号　北京大学医学部院内
电　话：发行部 010-82802230；图书邮购 010-82802495
网　址：http://www.pumpress.com.cn
E-mail：booksale@bjmu.edu.cn
印　刷：北京金康利印刷有限公司
经　销：新华书店
责任编辑：王智敏　责任校对：靳新强　责任印制：李 啸
开　本：889 mm×1194 mm　1/24　印张：14.5　字数：795 千字
版　次：2020 年 9 月第 1 版　2024 年 5 月第 3 次印刷
书　号：ISBN 978-7-5659-2221-3
定　价：139.00 元
版权所有，违者必究
（凡属质量问题请与本社发行部联系退换）

译者前言（一）

　　超声技术将器官系统可视化，心脏超声更是将心脏功能实时显示给麻醉医生，几乎终结了单靠数字推测心脏功能状态的时代。心脏超声不但在心脏手术中是麻醉医生和外科医生依赖的监测工具，在急危重症抢救中，它带给麻醉医生成功处理不同病情后的快感，简直可以用无与伦比来形容。心脏超声已成为麻醉医生需要掌握的"钻石级"核心技术，而这本由 Annette Vegas 教授主编的《围术期二维经食管超声心动图实用手册》被初学者誉为必备"蓝宝书"。北京大学人民医院麻醉科已经培养了十几位对心脏超声技术驾轻就熟的麻醉医生，这本"蓝宝书"也一路陪伴和助力他们成长。我们很高兴能有机会把不断改版更新的内容呈现给大家。

　　鞠辉医生在加拿大访学期间有幸在主编 Annette Vegas 教授的指导下工作，回国后在北京大学医学出版社的帮助下，很快将这本"蓝宝书"的第 1 版引进翻译给中国的麻醉医生们。感谢我们科一群"心超"迷们的倾情奉献，感谢北京大学医学出版社的倾力合作，使得本书的第 2 版以很快的出版速度和全新的面貌与读者们见面。愿这本不断更新的"蓝宝书"一直对大家有所帮助。

冯　艺

2020.6

译者前言（二）

《围术期二维经食管超声心动图实用手册》第1版中文版自2014年7月出版至今，重印一次，销量数千册。有不少超声心动图学习班以此作为培训手册，也有众多心脏超声爱好者以此为口袋中的"宝典"，随时查阅。我也因此结识不少有志之士，在学习超声的路上一同探索前进。有一年在从麻醉年会回京的飞机上，我旁边的一位麻醉医生在旅途中，还在反复研究这本书中的知识，我感到很是欣慰。是的，Annette Vegas教授的这本书非常实用，能够把这本书介绍给广大的中国同行，我感到很荣幸。

在得知第2版手册出版以后，我第一时间联系到原著Vegas教授。与以往一样，她和善而亲切地关注中国超声知识的普及，并欣然同意我们继续翻译这一版。第2版比第1版的内容增加了至少三分之一，对原有的内容也进行了彻底的重写，加入了更新的参考文献和指南，将近几年热门的超声技术逐一呈现。为了保留其口袋书的特色，只能充分利用所有空间，字体也略小，所有这些都是为了读者能够在临床工作中，有"一书在手，高枕无忧"的体验。衷心感谢Annette Vegas教授及团队对此书倾注的心血，也希望我们北京大学人民医院麻醉科翻译团队能不辱使命，把超声知识准确无误地传播给更多的中国心脏超声爱好者，无论你是麻醉医生、心外科医生、心内科医生、重症监护医生，这本书都能够带给你知识的力量。

鞠　辉
北京大学人民医院

v

译者和审校者

译　者

田　雪　闫　琦　辛　玲
海　艇　刘怡昭

审　校

鞠　辉　姜陆洋　冯　艺

向我的父母 Patrick 和 Lena、我的兄弟 Derek 致谢，他们给了我无尽的爱与帮助。

向帮助我更好地理解超声心动图的同事们致谢。

向蒙特利尔心脏研究所的 Dr. Andre Denault 致谢，他曾鼓励我成为一名更好的临床医生、超声心动医生和教师。

向现在和过去曾激励我成为一名更优秀老师的专科医生、住院医师和医学生致谢。

原著前言

作为一项诊断工具，经食管超声心动图（TEE）在心脏外科手术和重症监护治疗病房中的作用日益凸显。包括麻醉科、心脏内科、重症监护等不同领域的医生都在努力学习 TEE，以便于在日常工作中使用这项附加技能。想要成为一名熟练的超声心动医生是让人望而生畏的，尤其在手术室内有时间的压力。超声心动医生必须持续地进行知识和技能的更新才能快速准确地提供信息，从而对患者的诊疗和转归产生影响。

创作这本手册第 1 版的初衷是对心脏外科手术患者常见心脏病理表现进行汇总。其目的是给围术期使用 TEE 识别心脏病变提供一本知识全面且便于携带的参考书。超声心动医生目前面临的挑战是将新技术、新技能以及不断更新的超声指南应用到每日的诊疗工作中。本书第 2 版能够满足这一需求，手边就可以提供更新的参考资料来明确超声心动图所见。为了解释一些新概念和为临床应用 TEE 提供病例，这一版进行了彻底的重新编写。第 2 版扩充至 327 页（译者注：英文原版书正文共 327 页），增加了 4 个新的章节，增加了 200 多张图片，但仍旧保持其浓缩、便携的特点。对本书感兴趣的读者可能包括麻醉医生、外科医生、心内科医生，无论是超声新手还是超声专家都会发现其中的价值。

这本手册是基于加拿大安大略省多伦多总医院（TGH）围术期 TEE 图像资料编辑而成的一本超声心动图参考书。和其他所有出版资料一样，本书不能作为现场或录制的 TEE 检查的诊断依据。读者可以参考其他网络资源获得更多的 TEE 图像。http://pie.med.utoronto.ca/TEE/ 是由多伦多总医院的围术期交互式教育（PIE）团队出品的一个 TEE 学习网站，免费提供丰富的 TEE 学习资源。

学习并使用超声心动图是一个贯穿整个职业生涯的过程。用 Galileo Galilei 的话来说，"你无法教会一个人任何事；你只能帮助他自我发现。"我希望这本书在你的职业生涯中能够帮到你。

Annette Vegas，MD，FRCPC，FASE
于加拿大安大略省多伦多

致　　谢

向目前多伦多总医院围术期超声心动图团队（PEG）的所有成员致谢，你们都是天才的麻醉医生和卓越的超声心动图能手。

向在 Gordon Tait 领导下的多伦多总医院围术期交互式教育（PIE）团队致谢，包括现任和既往的成员，尤其是 Willa Bradshaw、Michael Corrin 和 Jodi Crossingham。能和这些充满想象力且有才能的人在一起工作是我宝贵的财富，使我能够沉浸于开发具有世界范围影响力的免费教学工具。他们的杰出工作在本书的通篇都完美地呈现出来。

向心脏外科的同事们致谢，正是由于他们优秀的外科技术，吸引着多种多样的手术病例，使得 TGH 心脏麻醉医生不断接受挑战。

向 TGH 超声心动图实验室的所有成员致谢，这一团队的现任主任是 Dr.Anna Woo，前任主任是 Dr. Sam Siu 和 Dr. Harry Rakowski，在本书的编写过程中，他们都慷慨地分享了他们的信息和资料。

向 Dr. Gian-Marco Busato 致谢，他曾是这里的一位暑期医学生，现在是一位耳鼻喉科医生。他用其卓越的绘画天赋为本书绘图。

最后，还要向 Ms. Willa Bradshaw，B.Sc.，M.Sc.B.M.C. 致谢，她是一位医学插图画家，她准确地编辑了所有图片的细节，并添加了许多自己绘制的精美插图。

缩略词

以下为本书常用缩略词。其他缩略词在其上下文中进行了注释。

A	Anterior	前
AC	Anterior commissure	前联合
ACHD	Adult congenital heart disease	成人先天性心脏病
AI	Aortic insufficiency	主动脉瓣关闭不全
AL	Anterolateral	前侧
AMVL	Anterior mitral valve leaflet	二尖瓣前叶
Ao	Aorta	主动脉
ARVD	Arrythmogenic right ventricular dysplasia	致心律失常性右心室发育不良
AS	Aortic stenosis or antero-septal	主动脉瓣狭窄或前间隔
ASD	Atrial septal defect	房间隔缺损
ASE	American Society of Echocardiography	美国超声心动图学会
AT	Acceleration time	加速时间
AV	Aortic valve	主动脉瓣
AVA	Aortic valve area	主动脉瓣面积
A-V	Atrioventricular	房室
BAV	Bicuspid aortic valve	主动脉瓣二叶化
BPM	Beats per minute	每分钟心搏次数
BSA	Body surface area	体表面积
C	Chamber	心腔
CAD	Coronary artery disease	冠状动脉疾病
CO	Cardiac output	心输出量
CPB	Cardiopulmonary bypass	心肺转流术
CS	Coronary sinus	冠状窦
CSA	Cross-sectional area	横截面积
CT	Computer tomography	计算机体层摄影
CVP	Central venous pressure	中心静脉压
Cx	Circumflex artery	回旋支
CW	Continuous wave	连续多普勒
D	Dimension or diameter	形态或直径
DBP	Diastolic blood pressure	舒张压
DS	Deceleration slope	减速斜率
DT	Deceleration time	减速时间
DVI	Dimensionless valve index	非形态依赖的瓣膜指数
ED	End diastole	舒张末期
EDA	End diastolic area	舒张末期面积
EDD	End diastolic diameter	舒张末期直径
EDP	End diastolic pressure	舒张末期压
EDV	End diastolic volume	舒张末期容积
EF	Ejection fraction	射血分数

EI	Eccentricity index	偏心指数
EROA	Effective regurgitant orifice area	有效反流口面积
ES	End systole	收缩末期
ESA	End systolic area	收缩末期面积
ESD	End systolic diameter	收缩末期直径
ESV	End systolic volume	收缩末期容积
ET	Ejection time	射血时间
FAC	Fractional area change	面积变化分数
FR	Frame rate	帧频
FS	Fractional shortening	缩短分数
GE	Gastroesophageal	胃食管
GLPSS	Global longitudinal peak systolic strain	整体长轴收缩期峰应变
HBP	High blood pressure	高血压
HF	Heart failure	心力衰竭
HOCM	Hypertrophic obstructive cardiomyopathy	梗阻性肥厚型心肌病
HR	Heart rate	心率
HV	Hepatic vein	肝静脉
HVF	Hepatic vein flow	肝静脉血流
I	Inferior	下
IABP	Intra-aortic balloon pump	主动脉球囊反搏
IAS	Inter-atrial septum	房间隔
ICT	Isovolumic contraction time	等容收缩期
IE	Infective endocarditis	感染性心内膜炎
IL	Infero-lateral	下侧
IPPV	Intermittent positive pressure ventilation	间歇正压通气
IS	Infero-septal	下间隔
IVC	Inferior vena cava	下腔静脉
IVRT	Isovolumic relaxation time	等容舒张期
IVS	Interventricular septum	室间隔
JA	Jet area	反流面积
JH	Jet height	反流高度
L	Left or lateral or length	左 / 侧 / 长度
LAA	Left atrial appendage	左心耳
LA	Left atrium	左心房
LAD	Left anterior descending	左前降支
LAP	Left atrial pressure	左心房压
LAX	Long axis	长轴
LCA	Left coronary artery	左冠状动脉
LCC	Left coronary cusp	左冠瓣
LCCA	Left common carotid artery	左颈总动脉
LLPV	Left lower pulmonary vein	左下肺静脉
LMCA	Left main coronary artery	冠状动脉左主干
LSVC	Left superior vena cava	左上腔静脉
LUPV	Left upper pulmonary vein	左上肺静脉
LV	Left ventricle	左心室

LVAD	Left ventricular assist device	左心室辅助装置
LVH	Left ventricular hypertrophy	左心室肥厚
LVM	Left ventricular wall mass	左室室壁质量
LVID	Left ventricle internal diameter	左心室内径
LVOT	Left ventricular outflow tract	左室流出道
MAC	Mitral annular calcification	二尖瓣环钙化
MAPSE	Mitral annular plane systolic excursion	二尖瓣环收缩期位移
MC	Mitral commissural	二尖瓣联合部
ME	Mid-esophageal	食管中段
MI	Myocardial infarction	心肌梗死
MPI	Myocardial performance index	心肌性能指数
MR	Mitral regurgitation	二尖瓣反流
MRI	Magnetic resonance imaging	磁共振成像
MS	Mitral stenosis	二尖瓣狭窄
MV	Mitral valve	二尖瓣
MVA	Mitral valve area	二尖瓣口面积
MVI	Mitral valve inflow	二尖瓣血流
N	Non	非
NSR	Normal sinus rhythm	正常窦性心律
P	Pressure or posterior	压力 / 后
PA	Pulmonary artery	肺动脉
PAC	Pulmonary artery catheter	肺动脉导管
PAP	Pulmonary artery pressure	肺动脉压力
PAPVD	Partial anomalous pulmonary venous drainage	部分性肺静脉畸形引流
PASP	Pulmonary artery systolic pressure	肺动脉收缩压
PDA	Patent ductus arteriosus	动脉导管未闭
PFO	Patent foramen ovale	卵圆孔未闭
PHT	Pressure half-time	压力减半时间
PI	Pulmonic insufficiency	肺动脉瓣关闭不全
PISA	Proximal isovelocity surface area	近端等速表面积
PM	Papillary muscles or posteromedial	乳头肌或后内
PMVL	Posterior mitral valve leaflet	二尖瓣后叶
Pr	Prosthetic	人工
PS	Pulmonic stenosis	肺动脉瓣狭窄
PSS	Peak systolic strain	收缩期应变峰值
PV	Pulmonic valve	肺动脉瓣
PVF	Pulmonary vein flow	肺静脉血流
PVR	Pulmonary vascular resistance	肺血管阻力
PW	Pulsed wave	脉冲多普勒
Qp	Pulmonary blood flow	肺循环血流
Qs	Systemic blood flow	体循环血流
R	Right	右
RA	Right atrium	右心房
RAA	Right atrial appendage	右心耳
RAP	Right atrial pressure	右心房压

RCA	Right coronary artery	右冠状动脉
RCC	Right coronary cusp	右冠瓣
RLPV	Right lower pulmonary vein	右下肺静脉
RPA	Right pulmonary artery	右肺动脉
RUPV	Right upper pulmonary vein	右上肺静脉
RV	Right ventricle	右心室
RVH	Right ventricular hypertrophy	右心室肥厚
RegF	Regurgitant fraction	反流分数
RegV	Regurgitant volume	反流量
RVOT	Right ventricular outflow tract	右心室流出道
RVSP	Right ventricular systolic pressure	右心室收缩压
RWMA	Regional wall motion abnormality	节段性室壁运动异常
S	Systole	收缩期
SAM	Systolic anterior motion	（二尖瓣前叶）收缩期前向运动
SAX	Short axis	短轴
SC	Saline contrast	生理盐水造影
SCA	Society of Cardiovascular Anesthesiology	心血管麻醉学会
SLE	Systemic lupus erythematosus	系统性红斑狼疮
SOVA	Sinus of Valsalva aneurysm	主动脉窦瘤
SR	Strain rate	应变速率
STE	Speckle tracking echocardiography	斑点追踪超声心动图
STJ	Sinotubular junction	窦管连接处
SV	Stroke volume	每搏量
SVi	Stroke volume index	每搏量指数
SVC	Superior vena cava	上腔静脉
SVR	Systemic vascular resistance	体循环阻力
TAH	Total artificial heart	全人工心脏
TAPSE	Tricuspid annular plane systolic excursion	三尖瓣环收缩期位移
TDI	Tissue Doppler imaging	组织多普勒成像
TEE	Transesophageal echocardiography	经食管超声心动图
TG	Transgastric	经胃
TGC	Time gain compensation	时间增益补偿
TOF	Tetralogy of Fallot	法洛四联症
TGA	Transposition of the great arteries	大动脉转位
TR	Tricuspid regurgitation	三尖瓣反流
TS	Tricuspid stenosis	三尖瓣狭窄
TTE	Transthoracic echocardiography	经胸超声心动图
TV	Tricuspid valve	三尖瓣
TVI	Tricuspid valve inflow	三尖瓣血流
UE	Upper esophageal	食管上段
VAD	Ventricular assist device	心室辅助装置
VSD	Ventricular septal defect	室间隔缺损
VTI	Velocity time integral	速度时间积分
W	Width	宽度

目　　录

1

TEE切面

（田雪译 鞠辉校）

28 个标准 TEE 切面概述

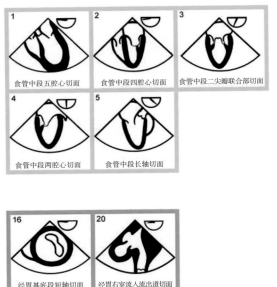

1 食管中段五腔心切面	2 食管中段四腔心切面	3 食管中段二尖瓣联合部切面
4 食管中段两腔心切面	5 食管中段长轴切面	

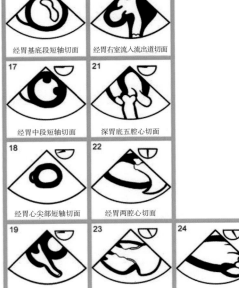

16 经胃基底段短轴切面	20 经胃右室流入流出道切面
17 经胃中段短轴切面	21 深胃底五腔心切面
18 经胃心尖部短轴切面	22 经胃两腔心切面
19 经胃右室基底段切面	23 经胃右室流入道切面 ・ 24 经胃长轴切面

标准切面：

- 在心血管麻醉学会 / 美国超声心动图学会（SCA/ASE）1999 年描述的进行全面 TEE 检查所包含的原 20 个标准切面基础上扩充了 8 个切面。
- 为了方便，将所有切面根据探头在食管的水平和被检查的结构进行分组，如图所示：
    - 黄色：食管中段（ME）切面，用于检查左心室（LV）和二尖瓣（MV）的切面
    - 绿色：ME 切面，用于检查主动脉瓣（AV）、三尖瓣（TV）、双腔静脉和肺静脉
    - 蓝色：ME 和食管上段（UE）切面，用于检查主动脉的不同区域
    - 橙色：经胃（TG）切面，用于检查 LV、RV 以及 AV，可以获得频谱多普勒和组织多普勒的良好角度

2

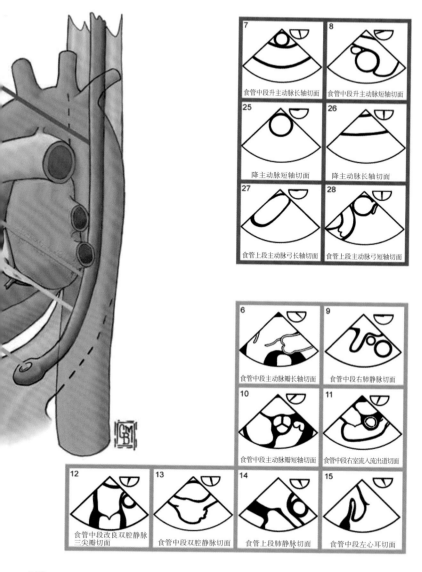

引自：

- Hahn R，Abraham T，Adams MS，et al. Guidelines for Performing a Comprehensive Transesophageal Echocardiographic Examination：Recommendations from the ASE and the SCA. J Am Soc Echocardiogr 2013；26：921-64.
- Shanewise JS，Cheung AT，Aronson S，et al. ASE/SCA Guidelines for performing a comprehensiveintraoperative multiplane transesophageal echocardiography examination. AnesthAnalg 1999；89；870-84.
- Flachskampf FA，Decoodt P，Fraser AG，et al. Guideline from the Working Group，Recommendationsfor Performing Transesophageal Echocardiography. Eur J Echocardiograph 2001；2；8-21.

TEE 探头的操控

TEE 探头的操控
移动探头（整体移动）：
1. 前进或后退
2. 左转或右转
转动旋钮（仅探头头部活动）：
3. 左弯或右弯
4. 前弯或后弯
换能器转转（探头不动）：
5. 向前旋转（0°～180°）
6. 向后旋转（180°～0°）
换能器平面
● 横切面（0°）
● 纵切面（90°）
● 多角度（0°～180°）
图像显示
● 扇形图像
● 显示右侧（R），左侧（L）
● 近场（最接近探头）
● 远场（最远离探头）

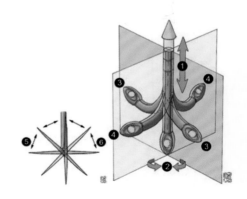

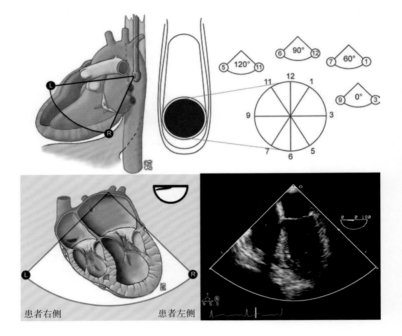

患者右侧　　　　患者左侧

● 以上为描述 TEE 探头操控、图像以及显像的标准术语。2D TEE 探头的显像为扇形图像，顶部为扇形的尖端，是距探头最近的近场。远场则包含最远离探头的结构（通常是最靠前的结构）。通过设置可以反转图像，使扇形尖位于底部，或左右对调（类似 180° 的图像）

● 当探头保持不动时，换能器角度可以旋转至 180°。图像平面和心脏 3D 影像之间的关联很复杂。为了便于理解，常以扇形平面和钟面观进行类比，来理解显示的结构。在 0°，图像右侧对应患者的左侧，图像左侧对患者的右侧。在 90°，头侧结构出现在图像右方，尾端结构在左方。

标准 TEE 切面指导

有几种方法来进行 TEE 检查：

- 基于切面的方法是最常用的方法，它可以系统地获取大多数标准 TEE 切面。
- 基于结构的方法能够通过不同 TEE 切面提供目标结构检查的细节。如果时间有限，这种重点检查则十分有效。
- 顺序-节段方法可以检查先天性心脏病患者的心房、心室以及大血管（见第 223 页）。
- 下图来自 VIRTUAL TEE 网站，由多伦多大学围术期交互教育（Perioperative Interactive Education，PIE）小组制作，有条理、有逻辑地显示了 ASE/SCA 20 个标准切面之间的关系，可以用作显示切面的引导工具。

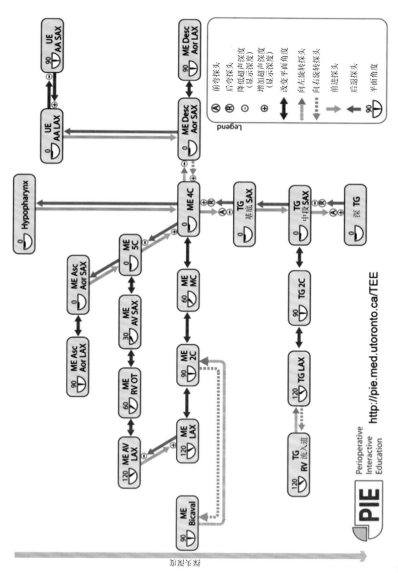

食管中段五腔心切面（ME 5C）

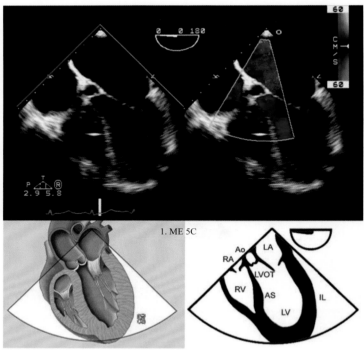

1. ME 5C

在 ME 4C 切面（0°）后退探头，直至视野中出现主动脉瓣（AV）和主动脉根部，即获得 ME 五腔心（5C）切面。所见结构与 ME 4C 切面类似，第五腔为屏幕中央的左室流出道（LVOT）以及主动脉瓣（AV）。将彩色多普勒框置于 LVOT 以及 AV，Nyquist 极限为 50～70 cm/s 以评估血流。收缩期湍流提示 LVOT 病变；舒张期湍流代表主动脉瓣关闭不全。

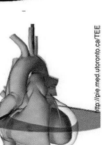

http://pie.med.utoronto.ca/TEE

显像结构
左心房（LA）
左心室（LV）
前间壁（AS），下侧壁（IL）
右心房（RA）
右心室（RV）
二尖瓣（MV）：
A2/P2 或 A1/P1
多普勒：彩色多普勒，脉冲多普勒（PW）
三尖瓣（TV）：
前瓣 + 隔瓣
左室流出道（LVOT）
主动脉瓣（AV）
无 / 右冠瓣
彩色多普勒
室间隔（IVS）：彩色多普勒
房间隔（IAS）：彩色多普勒

诊断项目
与四腔心切面相同
HOCM
室间隔测量（舒张末期）
室间隔缺损（VSD）
膜周部
肌部
LVOT 湍流
主动脉瓣关闭不全（舒张期）
室间隔肥厚（收缩期）

食管中段四腔心切面（ME 4C）

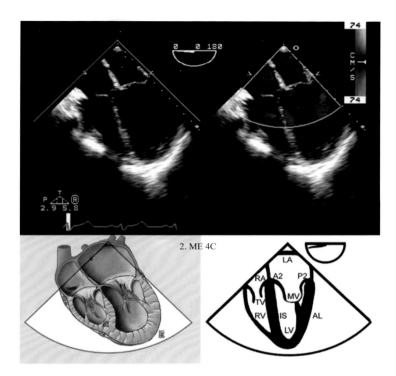

2. ME 4C

食管中段四腔心（4C）切面（0～20°）是将探头置于食管中段左心房后方获得的。该平面自近场至远场依次为左心房、二尖瓣中央、左心室心尖部。通过如下步骤获得标准切面：(a) 调整探头角度来获得最大三尖瓣直径，(b) 调整图像深度来获取左心室心尖部，以及 (c) 探头尖端后弯来避免缩短左心室心尖部。此视野包含全部四个心腔（左心房、右心房、左心室、右心室），两个房室瓣（二尖瓣、三尖瓣）以及两个间隔（房间隔、室间隔）。将彩色多普勒调至 Nyquist 极限 60～70 cm/s，置于三尖瓣和二尖瓣处，可见舒张期血流为前向层流（蓝色）。收缩期逆向湍流（红色马赛克）则提示瓣膜反流（上图显示微量二尖瓣反流）。

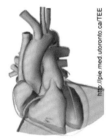

http://pie.med.utoronto.ca/TEE

显像结构	诊断项目
左心房（LA）：	心腔扩大及功能
左心室（LV）：	左心室收缩功能
下间壁（IS），前侧壁（AL）	二尖瓣病变
前侧（AL）乳头肌	三尖瓣病变
二尖瓣（MV）：A2/P2 节段	最大瓣环（28 mm±5 mm）
多普勒：彩色多普勒，PW	房间隔缺损（ASD）
三尖瓣（TV）：	原发孔型 ASD
前/后＋隔瓣	室间隔缺损（VSD）
彩色多普勒	肌部 VSD
右心房（RA）	流入道 VSD
右心室（RV）	心包积液
房间隔（IAS）：彩色多普勒	
室间隔（IVS）：彩色多普勒	

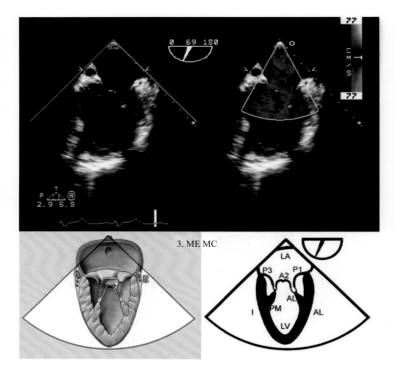

3. ME MC

在食管中段二尖瓣联合部切面（ME MC），探头发出超声通过左心房、二尖瓣中央、左心室心尖，在 50°～70° 成像。能否获得准确的图像不取决于探头的角度，而是取决于正确地辨认解剖结构。通过小心调整探头，需要获得（a）3 个二尖瓣节段，（b）2 个接合位点，（c）两个乳头肌，以及（d）没有被缩短的左心室心尖部。P3 区（左）、P1 区（右）以及 A2 区在中间形成随心脏舒张间歇可见的二尖瓣"陷阱门"（"trap door"）。将彩色多普勒置于二尖瓣，Nyquist 60～70 cm/s 以显示舒张期前向层流（蓝色）。收缩期逆向湍流（红色马赛克）提示二尖瓣反流（MR）；也可能会看到多个二尖瓣反流束和联合部反流束。上图所示的 77 cm/s 高频 Nyquist 会低估二尖瓣反流。将频谱多普勒采样框置于瓣叶尖端对合处能够评估跨二尖瓣血流。

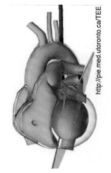

http://pie.med.utoronto.ca/TEE

显像结构	诊断项目
左心室（LV）： 　下（I）＋前侧（AL）壁 　乳头肌： 　　后内（PM），前外（AL） 　二尖瓣（MV）： 　　P3/A2/P1 区 　多普勒：彩色，PW 多普勒采样框位于联合部 左心房（LA） 冠状窦 回旋支	LA：肿物，血栓 LV 收缩功能 LV 病变 MV 病变 冠状窦血流 心包积液

食管中段两腔心切面（ME 2C）

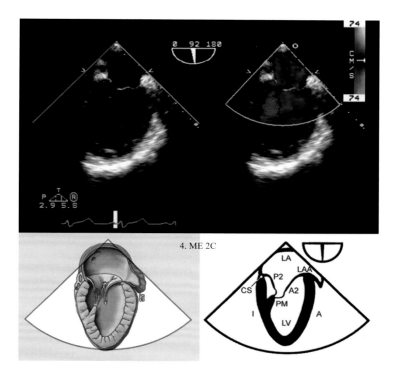

4. ME 2C

于食管中段四腔心（0°）或食管中段二尖瓣联合部（50°～70°）切面将角度增至80°～100°，即获得食管中段两腔心切面（ME 2C）。此切面无右心房和右心室，与ME 4C切面垂直。此时图像右方为头侧（前壁），左方为尾侧（下壁）。探头尖端可能需要后弯来避免缩短LV。通常可以看到左心耳（LAA）。切面中，MV的前瓣位于右侧，较长（A3～A1），后瓣（P3和P2）较短。将彩色多普勒框置于二尖瓣，Nyquist 50～70 cm/s（上图所示略高），显示前向（蓝色）舒张期血流。冠状窦（CS）横截面位于MV后瓣环上面，其内血流显示为层流（蓝色）。

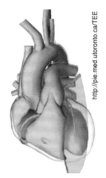

http://pie.med.utoronto.ca/TEE

显像结构	诊断项目
左心室（LV）： 　　下（I）+前（A）壁+LV心尖部 　　后内侧（PM）乳头肌 二尖瓣（MV）： 　　P2/A2 A1区 　　多普勒：彩色多普勒，PW 左心房（LA）： 　　左心耳（LAA） 　　　多普勒：彩色多普勒，PW 冠状窦（CS）	LAA 　　肿物，血栓 　　LAA流速 LA病变，大小 左心室收缩功能 左心室心尖病变 二尖瓣病变 冠状窦血流

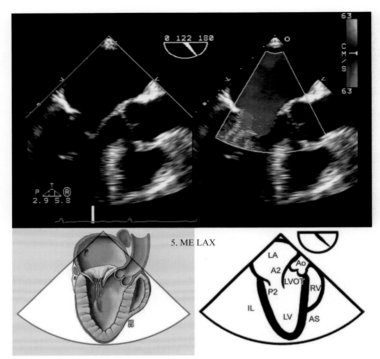

5. ME LAX

通过食管中段四腔心切面（0°）、食管中段二尖瓣联合部切面（45°～70°）或食管中段两腔心切面（90°）将角度增至 120°～140° 可获得食管中段长轴切面。图像右侧为较靠近头侧的结构，依次包括左室流出道（LVOT）、主动脉瓣（AV），以及近端升主动脉。调整深度以显示全部左心室（上图过浅）。二尖瓣 A2 和 P2 区及其单一对合点可以在这个切面明确显示。将彩色多普勒框置于二尖瓣、左室流出道以及主动脉瓣，Nyquist 50～70 cm/s 来显示穿过二尖瓣的前向（蓝色）舒张期层流，以及穿过 LVOT 和 AV 的舒张期血流（红色）。上图所示为舒张期二尖瓣开放时血流穿过时速度增快。在二尖瓣瓣叶尖端接合处使用频谱多普勒可以评估跨二尖瓣血流，但测量 LVOT 和 AV 的角度不佳。

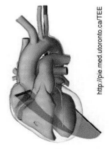

http://pie.med.utoronto.ca/TEE

显像结构	诊断项目
左心房（LA）	二尖瓣病变
二尖瓣（MV）：P2/A2 区	左心室收缩功能
多普勒：彩色多普勒，PW	室间隔缺损（VSD）
左心室（LV）：	膜周部 VSD
下侧（IL）壁＋前间（AS）壁	左室流出道病变
室间隔（IVS）	主动脉瓣病变
彩色多普勒	主动脉根部病变
左室流出道（LVOT）	左心房病变
右室流出道（RVOT）	
主动脉瓣（AV）	
彩色多普勒	
主动脉根部以及升主动脉（Ao）	

食管中段主动脉瓣长轴切面（ME AV LAX）

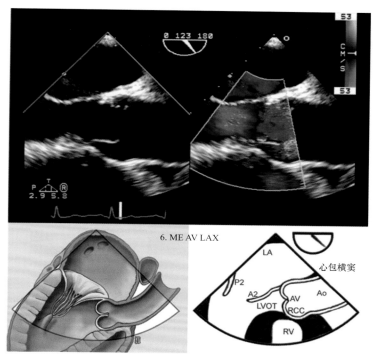

6. ME AV LAX

从食管中段左室长轴切面（120°）减浅深度可获得食管中段主动脉瓣长轴切面（120°～140°）。图像右部依次为左室流出道、主动脉瓣、升主动脉近端、MV 和 LV 不再完整出现。后退探头将更多地显示主动脉瓣和主动脉根部，前进探头则更好地显示 MV 后瓣环和 MV 形态。该切面中显示的 AV 中位置靠前的瓣一定是右冠瓣（RCC），另一瓣为无冠瓣或左冠瓣。将彩色多普勒框置于 AV，Nyquist 50～70 cm/s 以显示收缩期前向层流。由于与探头的关系，尽管血流为持续单向血流，但穿过 LVOT 部分显示为红色，穿过 AV 和升主动脉部分显示为蓝色。

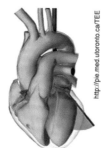

http://pie.med.utoronto.ca/TEE

显像结构	诊断项目
左心室（LV）	AV 病变
左室流出道（LVOT）	室间隔缺损（VSD）
右室流出道（RVOT）	膜周部 VSD
主动脉瓣（AV）：	LVOT 病变
右冠瓣（RCC），左或无冠瓣	MV 病变
彩色多普勒	主动脉根部病变
二尖瓣（MV）：P2/A2 区	LA 病变
多普勒：彩色多普勒，PW	
室间隔（IVS）：彩色多普勒	
主动脉根部＋升主动脉（Ao）	
测量	
右冠状动脉	
心包横窦	

食管中段升主动脉长轴切面（ME Asc Aortic LAX）

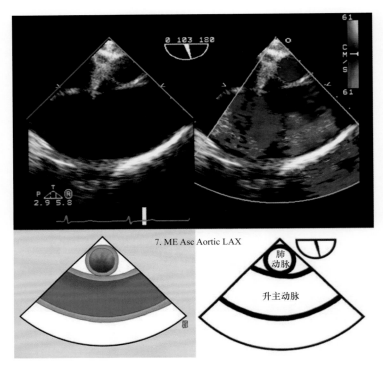

7. ME Asc Aortic LAX

肺动脉

升主动脉

从 ME AV LAX（120°）后退探头，并稍微减小角度（100°～110°），可获得食管中段升主动脉长轴（LAX）切面。由于组织接触不良，可能难于获得良好的视野。升主动脉壁应该是平行的，在视野中央可见右肺动脉（RPA）短轴。将彩色多普勒框置于主动脉和 RPA，Nyquist 50～70 cm/s，以显示收缩期前向层流。由于与探头的关系，尽管收缩期血流是连续单向的，其在升主动脉近端显示为红色，远端显示为蓝色。在收缩末期和舒张早期，血流变为相反方向，以利于 AV 闭合。黑色提示探头与血流方向垂直。收缩期湍流提示主动脉狭窄。主动脉内收缩期和舒张期的持续血流提示主动脉瓣关闭不全。

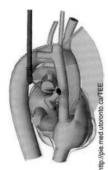

http://pie.med.utoronto.ca/TEE

显像结构	诊断项目
升（Asc）主动脉：	主动脉病变
彩色多普勒	动脉粥样硬化
右肺动脉（RPA）	主动脉夹层
心包横窦	主动脉瘤
	主动脉瓣关闭不全血流
	主动脉瓣狭窄血流
	RPA 内肺动脉导管
	肺栓塞
	心包积液

食管中段升主动脉短轴切面（ME Asc Aortic SAX）

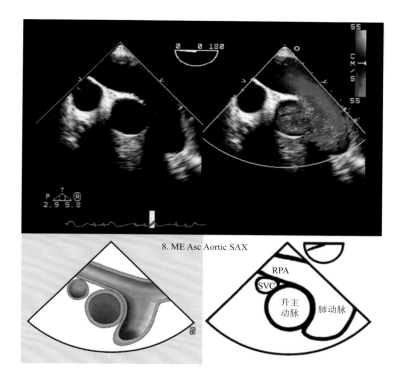

8. ME Asc Aortic SAX

在 ME 主动脉瓣短轴切面（30°）后退探头并调整角度至 0°，获得 ME 升主动脉短轴切面（0～10°）。这个平面还可以在 ME 升主动脉长轴切面（110°）减少角度至 0～10° 获得，可显示上腔静脉（SVC）短轴、升主动脉短轴以及右肺动脉和肺动脉主干长轴。将彩色多普勒框置于肺动脉（PA）和主动脉，Nyquist 50～70 cm/s 以显示收缩期前向层流。还可将彩色多普勒框单独置于 SVC，降低 Nyquist 极限至 30 cm/s 来显示血流。上图所示为主肺动脉中血流增快以及升主动脉中的湍流。

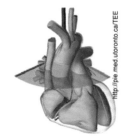

显像结构	诊断项目
升（Asc）主动脉	主动脉病变：
彩色多普勒	动脉粥样硬化
主肺动脉（PA）	夹层
测量大小	主动脉瘤
多普勒：彩色多普勒，PW	主动脉瓣关闭不全血流
右肺动脉（RPA）	主动脉瓣狭窄血流
上腔静脉（SVC）	肺栓塞
	肺动脉导管位置
	上腔静脉置管
	PA 心输出量

13

食管中段右肺静脉切面（Mid-esophageal Right Pulmonary Vein）

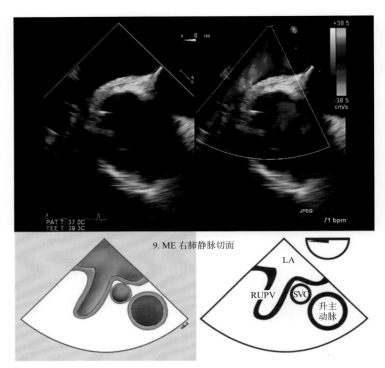

9. ME 右肺静脉切面

在 ME 升主动脉短轴切面（0～10°）向右（顺时针方向）旋转探头可得到 ME 右肺静脉切面。右上肺静脉（RUPV）在彩色多普勒（Nyquist 40 cm/s）下很容易分辨，它在 LA 的入口直接毗邻上腔静脉（SVC）。右下肺静脉（RLPV）在 RUPV 上面与其成直角汇入 LA，由于血流方向与探头垂直，很难通过彩色多普勒来辨别。增加探头角度至 30°可以改善两条右肺静脉在彩色多普勒下的显像（参见第53 页）。用频谱多普勒检查 RUPV 的角度很好，RLPV 则角度不佳。SVC 和升主动脉短轴也出现在视野里。

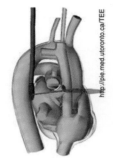

显像结构	诊断项目
右上肺静脉（RUPV） 　　多普勒：彩色多普勒，PW 右下肺静脉（RLPV） 上腔静脉（SVC） 　　多普勒：彩色 升主动脉（Asc Ao） 左心房（LA）	肺静脉血流 肺静脉异位引流 SVC 置管

食管中段主动脉瓣短轴切面（ME AV SAX）

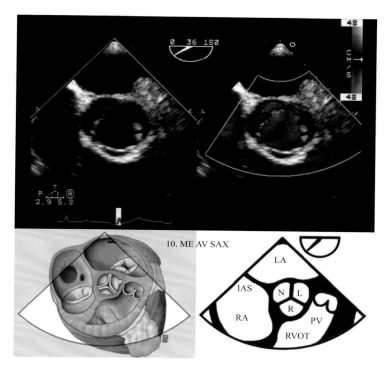

10. ME AV SAX

在 ME 4C 切面后退探头直到 AV 置于视野中央。增加角度至 30°～45° 并略微前弯，使成像平面与 AV 瓣环平行即获得 ME AV SAX 切面。主动脉瓣三个瓣全部成像且对称。后退探头显示主动脉上左主干和右冠状动脉开口。将彩色多普勒框置于 AV，Nyquist 50～70 cm/s 以显示穿过 AV 的收缩期血流（红色）。收缩期至舒张期持续血流提示主动脉瓣关闭不全。可见 PV 和 RVOT，并且其角度可能足够用于获得频谱多普勒信息。将彩色多普勒框置于 IAS，设置低水平 Nyquist 极限（30 cm/s）能识别缺损。

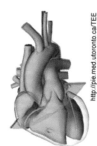

http://pie.med.utoronto.ca/TEE

显像结构	诊断项目
主动脉瓣（AV）：	AV 形态
三个冠瓣：无冠瓣（N），右冠瓣（R），左冠瓣（L）	AV 病变
联合，对合部	AV 面积描记
彩色多普勒	主动脉瓣关闭不全定位
冠状动脉（后退探头）：	IAS 病变：
左冠状动脉（LCA）	继发孔型 ASD
右冠状动脉（RCA）	卵圆孔未闭（PFO）
房间隔（IAS）：	LA 大小（前后径）
彩色多普勒（低流速）	
左心房（LA）：测量大小	
右心房（RA）	
右室流出道（RVOT）	
肺动脉瓣	

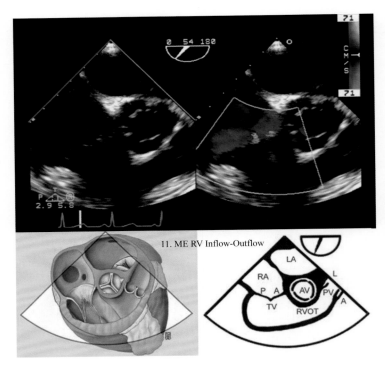

11. ME RV Inflow-Outflow

顾名思义，此图像同时显示位于左侧的自三尖瓣（TV）流入的 RV 流入道以及位于右侧的经过肺动脉瓣（PV）流出的右室流出道（RVOT）的图像。在 ME AV SAX 切面（30°）增加角度至 50°～75° 可获得此图像。图像中间可见主动脉瓣（AV）的偏轴图像。将彩色多普勒框分别置于 TV 和 PV，Nyquist 50～70 cm/s 以显示穿过 TV 的舒张期前向层流（蓝色）和穿过 PV 的收缩期血流（红色）。脉冲（PW）频谱多普勒取样框置于 TV 和 PV 可以评估穿过瓣膜的血流。

http://pie.med.utoronto.ca/TEE

显像结构
三尖瓣（TV）：
后＋前 / 隔瓣
多普勒：彩色，PW/CW
肺动脉瓣（PV）：
测量瓣环 2.0±0.3 cm
前＋左瓣
彩色多普勒
右室流出道（RVOT）：
PV 近端 1 cm：1.7±0.2 cm
肺动脉（PA）：
PA 主干 PV 远端 1 cm：1.8±0.3 cm
房间隔（IAS）
右心房（RA）
左心房（LA）
心包横窦

诊断项目
肺动脉瓣病变
肺动脉病变
RVOT 病变
TV 病变
TV 多普勒
PW：前向血流
CW：逆向血流（TR）
房间隔缺损（继发孔型 ASD）
室间隔缺损（VSD）

食管中段改良双腔静脉三尖瓣切面（Mid-esophageal Modified Bicaval Tricuspid Valve）

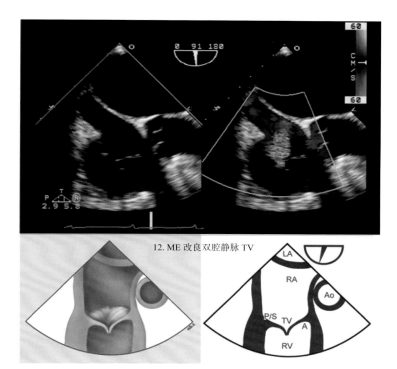

12. ME 改良双腔静脉 TV

在 ME RV 流入流出道切面（50°～70°）将 TV 置于图像中心，向右（顺时针方向）转动探头得到 ME 改良双腔静脉三尖瓣（TV）切面（50°～70°）。图像平面穿过 LA 指向右心，包括 RA、TV、RV，以及房间隔（IAS）。可见 TV 的两个瓣叶，前瓣在右侧，隔瓣或后瓣（前进探头）在左侧。TV 上使用彩色多普勒（Nyquist 50～70 cm/s）可以显示三尖瓣反流（TR）。CW 频谱多普勒的角度可能足以获得 TR 血流的完整频谱波形描记。TR 峰流速可用于估计右心室收缩压（RVSP）。

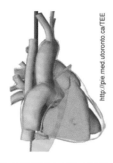

http://pie.med.utoronto.ca/TEE

显像结构	诊断项目
左心房（LA）	三尖瓣反流（TR）
右心房（RA）	RVSP
三尖瓣（TV）：	房间隔缺损（ASD）
后/隔+前瓣	静脉置管
多普勒：彩色（TR），PW/CW 频谱	起搏器导线
上腔静脉（SVC）	静脉插管位置（SVC/IVC）
下腔静脉（IVC）	
房间隔（IAS）：	
中部 IAS	
彩色多普勒（低流速）	
升主动脉	
冠状窦（CS）	

食管中段双腔静脉切面（ME Bicaval）

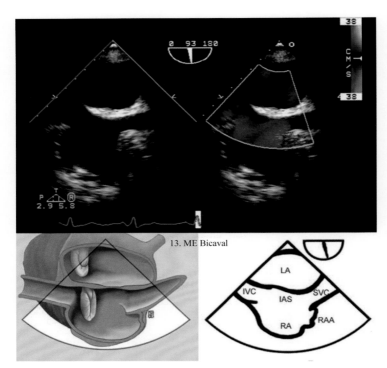

13. ME Bicaval

从 ME 两腔心切面（90°）向患者右侧（顺时针方向）朝向上腔静脉（SVC）和下腔静脉（IVC）旋转整个探头以获得食管中段双腔静脉切面（90°）。探头平面横切 LA、RA，以及 IVC 和 SVC。图像中 LA 位于扇面顶端（最靠近探头），RA 位于远场，尾端为 IVC（左侧），头端为 SVC（右侧）。图像平面与 IAS 垂直，因此对房间隔缺损的评估比 ME 四腔心切面更加可靠。将彩色多普勒框置于 IAS 和 IVC 及 SVC 近端，Nyquist 30 ～ 50 cm/s，可见腔静脉内的前向层流。任何穿过 IAS 的血流都是异常的，提示 ASD 或 PFO。

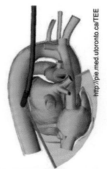

http://pie.med.utoronto.ca/TEE

显像结构	诊断项目
左心房（LA）	房间隔病变
右心房（RA）：	缺损
游离壁，右心耳（RAA）	继发孔型 ASD
下腔静脉瓣	静脉窦缺损
界嵴	卵圆孔未闭（PFO）
上腔静脉（SVC）：	脂肪瘤样肥厚
测量：1.4±0.2 cm	肿块
下腔静脉（IVC）：	SVC/IVC 血流
测量：1.6±0.2 cm	静脉置管，起搏器导线
房间隔（IAS）：	静脉插管位置（SVC/IVC）
彩色多普勒（低流速）	心包积液

食管上段右肺静脉切面（Upper-esophageal Right Pulmonary Vein）

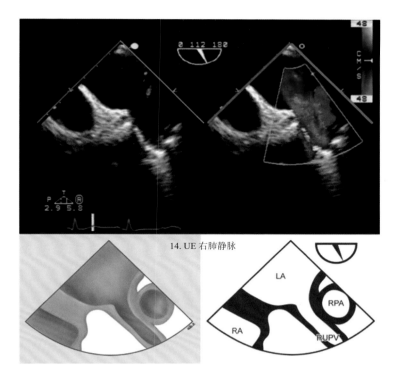

14. UE 右肺静脉

在 ME 双腔静脉切面（90°）稍微后退探头并增加探头角度即获得改良双腔静脉切面（90°～110°），此切面可以很容易辨别出右上肺静脉（RUPV）。彩色多普勒（Nyquist 40～60 cm/s）可协助定位 RUPV，它在右肺动脉（RPA）和右心房（RA）之间流入左心房（LA）。频谱多普勒角度适合用于 RUPV 评估。

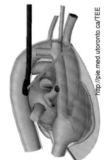

显像结构	诊断项目
右上肺静脉（RUPV）	肺静脉
多普勒：彩色，PW 频谱	多普勒血流
右肺动脉（RPA）	狭窄
左心房（LA）	静脉窦缺损
右心房（RA）	肺静脉异位引流

食管上段左肺静脉切面（Upper-esophageal Left Pulmonary Vein）

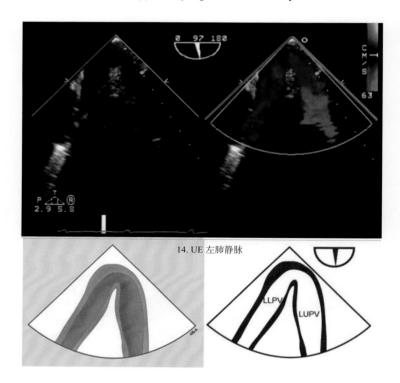

14. UE 左肺静脉

LLPV LUPV

UE 左肺静脉切面（90°～110°）能看到全部两条左肺静脉。在这个切面，两条静脉汇入左心房（LA）的形状显示为倒置的"v"。左上肺静脉位于右侧。增加彩色多普勒（Nyquist 50～70 cm/s）并增加探头角度 10°能协助辨别两条静脉。两条左肺静脉的角度适于进行频谱多普勒评估。主肺动脉在图像中显示为短轴。

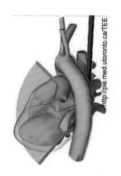

http://pie.med.utoronto.ca/TEE

显像结构	诊断项目
左心房（LA）	肺静脉血流
左上肺静脉	肺静脉异位引流
多普勒：彩色，PW	
左下肺静脉	
多普勒：彩色，PW	

食管中段左心耳切面（ME LAA）

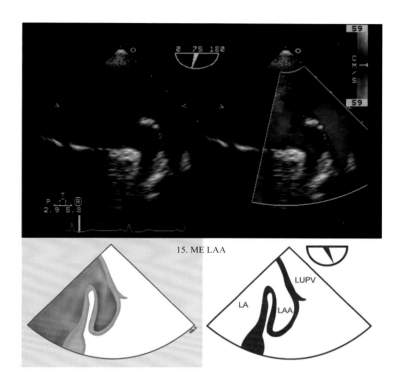

15. ME LAA

在 ME 2C 切面（90°），辨别出二尖瓣（MV），减小深度并向左（逆时针方向）旋转探头即可得到 ME 左心耳（LAA）切面（80°～110°）。如上图，LAA 在 30°～110°多个 ME 切面都可见到。稍微后退探头来显示左上肺静脉（LUPV），它比 LAA 更靠后因而更靠近探头。彩色多普勒（Nyquist 50～70 cm/s）显示收缩期 LAA 充盈（蓝色血流，如上图）和舒张期 LAA 排空（红色血流）层流。脉冲频谱多普勒的方向适于评估 LAA 流速（见第 50 页）。自发显影和低速血流（<20 cm/s）可用于辅助诊断 LAA 血栓。

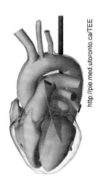

http://pie.med.utoronto.ca/TEE

显像结构	诊断项目
左心耳（LAA）	LAA 血栓
大小：	LUPV 血流
直径 1.6±0.5 cm	LAA 血流
长度 2.9±0.5 cm	
多普勒：彩色 /PW	
左上肺静脉（LUPV）	
多普勒：彩色 /PW	
二尖瓣（MV）	

经胃基底段短轴切面（TG Basal SAX）

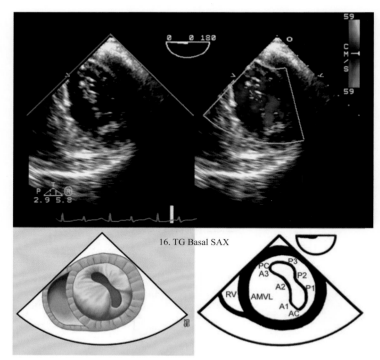

16. TG Basal SAX

将探头伸进胃部，或从 TG 中段短轴切面（0°）后退探头时可获得经胃基底段短轴（TG basal SAX）切面（0°）。这时可以经胃获得与瓣环平行的 MV 图像，右侧为后瓣叶，左侧为前瓣叶。后联合、A3 及 P3 与探头最近。将彩色多普勒框置于 MV，Nyquist 50～70 cm/s 以显示穿过 MV 的舒张期层流（蓝色）。收缩期至舒张期持续血流提示二尖瓣反流（MR），并可精确判断其位置。可以看到 LV 基底部所有 6 个节段来评估收缩功能。

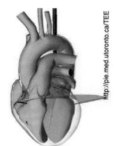

http://pie.med.utoronto.ca/TEE

显像结构	诊断项目
左心室（LV）：6 个基底节段 　下（I）壁↔前（A）壁 　下侧（IL）壁↔前间（AS）壁 　前侧（AL）壁↔下间（IS）壁 二尖瓣（MV）：瓣叶，6 个分区 　后（PMVL）：P1，P2，P3 　前（AMVL）：A1，A2，A3 　联合部： 　　前/外（AC） 　　后/内（PC） 　彩色多普勒 右心室（RV） 室间隔（IVS）	MV： 　病变 　MR 位置 LV：基底段功能 室间隔缺损（VSD） 心包积液

经胃中段短轴切面（Transgastric Mid-short-Axis，TG mid SAX）

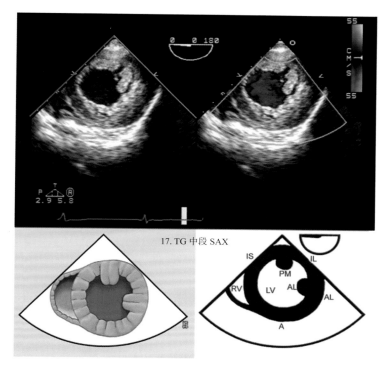

17. TG 中段 SAX

经胃（TG）切面是通过将 TEE 探头保持中立深入胃部并调整尖端前弯角度获得的。在 TG 中段短轴切面（0°），左心室（LV）图像呈短轴（SAX），可以同时见到 LV 短轴的 6 个节段。操控探头尖端（a）轻轻前弯来增加与胃黏膜的接触，（b）左弯使 LV 心腔置于切面中央，（c）轻微增加探头角度可获得环形对称的 LV 图像，其中包括两条乳头肌。尽管不常用，彩色多普勒 Nyquist 50 ～ 70 cm/s 可用于显示穿过室间隔（IVS）的血流，提示室间隔缺损（VSD）。

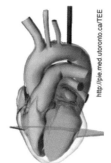

显像结构	诊断项目
左心室（LV）： 　6 个对应的中部节段 　　下（I）壁↔前（A）壁 　　下侧（IL）壁↔前间（AS）壁 　　前侧（AL）壁↔下间（IS）壁 乳头肌： 　前外侧（AL） 　后内侧（PM） 右心室（RV） 室间隔（IVS）	LV 心腔大小 LV 室壁厚度 LV 收缩功能 　整体，局部 IVS 运动 室间隔缺损（VSD） 心包积液

23

经胃心尖部短轴切面（Transgastric Apical Short-Axis，TG apical SAX）

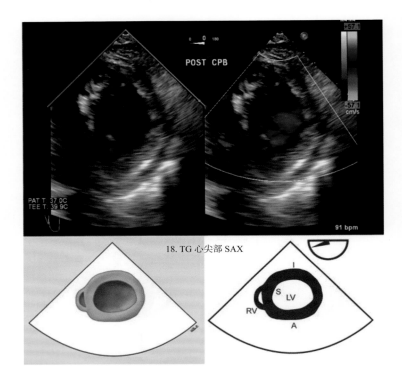

18. TG 心尖部 SAX

经胃心尖部短轴（TG Apical SAX）切面（0°～20°）是通过从 TG 中段 -SAX（0°～20°）切面前进探头，并沿胃黏膜稍微前弯获得的。可见左心室（LV）短轴心腔较小，不能看到乳头肌。向右转动探头可见到右心室心尖部的短轴。

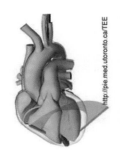

显像结构	诊断项目
左心室（LV）	LV：
4 个 LV 心尖部节段：	心尖部节段功能
前壁↔下壁	心尖部室壁瘤
间隔↔侧壁	室间隔缺损（VSD）
右心室（RV）	心包积液
室间隔（IVS）	

经胃右室基底段切面（TG RV Basal）

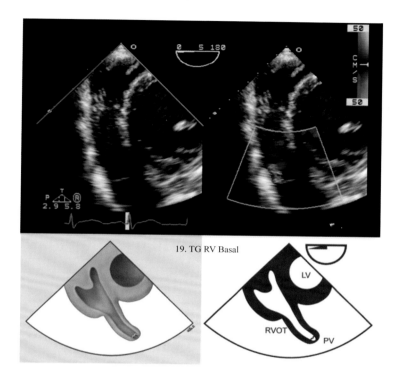

19. TG RV Basal

经胃右室基底段（TG RV basal）切面（0°～20°）是通过从经胃基底段短轴切面（0°～20°）向右（顺时针方向）旋转探头得到的。调整平面可看到三尖瓣（TV）短轴以及右室流出道（RVOT）长轴。增加探头角度于 0°到 30°之间显示位于下半部图像右侧的肺动脉瓣（PV）长轴，与食管上段主动脉弓短轴切面相似。这个切面角度适合进行 PV 和 RVOT 的频谱多普勒评估。将彩色多普勒（Nyquist 50 cm/s）框置于 PV 来显示肺动脉瓣关闭不全以及 RVOT 中的湍流。

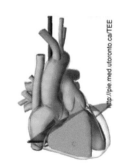

http://pie.med.utoronto.ca/TEE

显像结构	诊断项目
左心室（LV）	TV 病变
基底段节段	PV 病变
右心室（RV）：	RVOT
基底段节段	室间隔缺损（VSD）
右室流出道（RVOT）	
三尖瓣（TV）：SAX	
前瓣，后瓣，隔瓣	
肺动脉瓣（PV）	
室间隔（IVS）	

经胃右室流入流出道切面（TG RV In-Out）

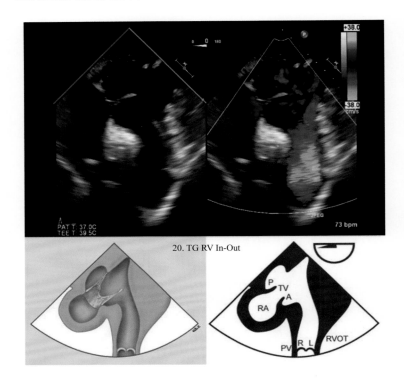

20. TG RV In-Out

经胃右室流入流出道（TG RV In-Out）切面（0°～20°）是通过从 TG RV 基底段切面右弯探头尖端获得的。在正常心脏获得这个切面颇有难度，得到的信息也可从其他 TG 切面获得。调整这个切面可获得肺动脉瓣（PV）、右心房（RA）、右心室（RV）、右室流出道（RVOT），以及三尖瓣（TV）图像。在这个切面可以看到 TV 前后瓣的典型图像，以及 PV 左、右瓣。为了得到 RVOT 血流频谱多普勒评估的良好角度，可能需要前进探头。彩色多普勒框（Nyquist 50 cm/s）置于 TV 和 PV 可以评估血流。

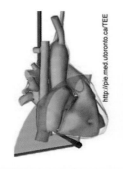

显像结构	诊断项目
右心房（RA）	TV 病变
右心室（RV）	PV 病变
右室流出道（RVOT）	PV 频谱多普勒
多普勒：彩色，PW 频谱	RVOT 彩色多普勒
肺动脉瓣（PV）	RVOT 病变
右瓣，左瓣	
多普勒：彩色，CW	
三尖瓣（TV）	
前瓣，后瓣	
彩色多普勒	

26

深胃底五腔心切面（Deep TG 5 Chamber）

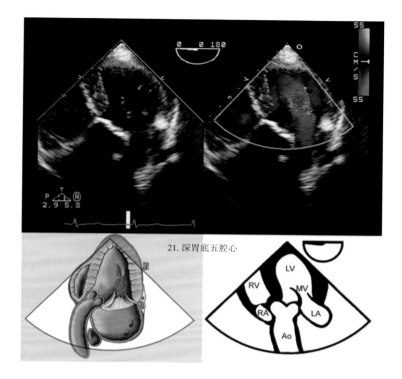

21. 深胃底五腔心

深胃底五腔心（Deep TG 5C）切面（0°）是通过从 TG 中段或心尖部短轴切面在胃部继续前进探头并前弯得到的。需要向左弯曲探头尖端来将 LVOT 和主动脉瓣（AV）置于切面中央，LV 心尖置于扇形顶部。获得这个切面时常犯的错误是在经胃基底段短轴切面过度前弯探头尖端，使 LV 心尖出现在图像 2 点钟位置，而不是扇形顶部。此切面测量跨 AV 和 LVOT 血流的频谱多普勒角度良好。将彩色多普勒取样框置于 AV 和 MV，Nyquist 50 ～ 70 cm/s 以显示穿过 AV 的收缩期前向血流（蓝色）以及通过 MV 的舒张期血流（红色，如上图）。通过任何一个瓣膜的逆向血流显示为与前向血流相反的颜色，提示反流。

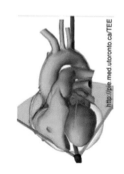

显像结构	诊断项目
左心室（LV）	AV 病变：
心尖，前间壁，下侧壁	狭窄，关闭不全
左室流出道（LVOT）：	AV 频谱多普勒
多普勒：彩色，PW	人工 AV 功能
主动脉瓣（AV）：	LVOT：
多普勒：CW	病变
升主动脉	频谱多普勒
二尖瓣（MV）	室间隔缺损（VSD）
室间隔（IVS）	MV 病变
左心房（LA）	

经胃两腔心切面（TG 2C）

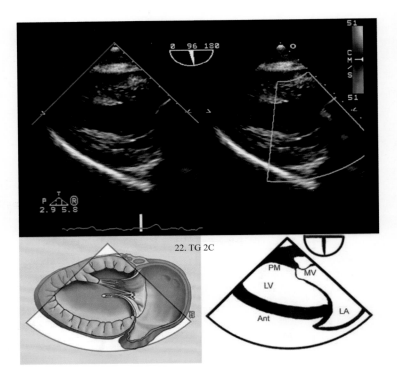

22. TG 2C

在经胃中段短轴切面（0°）增加探头角度至90°～100°得到经胃两腔心（TG 2C）切面。此图像可显示左心室（LV）长轴以及二尖瓣（MV）瓣下结构。此时图像类似ME两腔心切面旋转90°，探头贴近位于扇形顶端的LV下壁。将彩色多普勒取样框置于二尖瓣，（Nyquist 50～70 cm/s）可见舒张期穿过二尖瓣的层流。逆向收缩期血流提示二尖瓣反流（MR）。

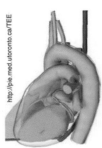

http://pie.med.utoronto.ca/TEE

显像结构	诊断项目
左心室（LV）：	LV 收缩功能
心尖	MV 瓣下结构
前壁＋下壁（基底＋中段）	MV 病变
后内乳头肌（PM）	心包积液
左心房（LA）：	
左心耳（LAA）	
二尖瓣（MV）：	
前瓣和后瓣	
瓣下结构（腱索）	
彩色多普勒	

经胃右室流入道切面（TG RV Inflow）

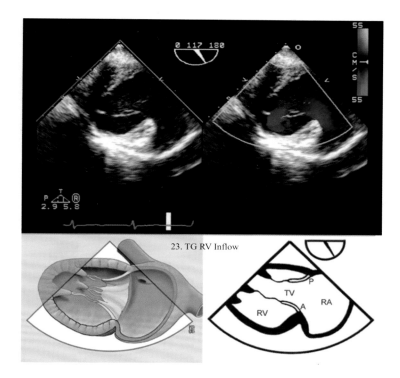

23. TG RV Inflow

在经胃基底段短轴切面（0°）向右旋转探头，将三尖瓣
（TV）置于视野中央，并增加角度至 110°～130° 即获得经
胃右室流入道（TG RV inflow）切面（90°～120°）。该切
面显示 RV 长轴，RV 心尖部位于左侧，RV 下壁位于近场，
前侧 RV 游离壁位于远场。将彩色多普勒取样框置于 TV，
Nyquist 50～70 cm/s 以显示舒张期前向层流。上图所示为
持续单向的舒张期血流，由于与探头相对方向的关系，从
右心房（RA）发出，穿过 TV 的部分表现为红色，充盈
RV 的部分显示为蓝色。蓝色或湍流样的 TV 收缩期逆向血
流提示三尖瓣反流（TR）。

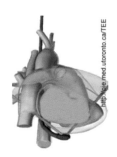

http://pie.med.utoronto.ca/TEE

显像结构	诊断项目
三尖瓣（TV）： 　　后（P）瓣＋前（A）瓣 　　瓣下结构 　　三尖瓣环收缩期位移（TAPSE） 　　彩色多普勒 右心室（RV）： 　　下壁＋前壁 　　下壁组织多普勒 右心房（RA）	TV 病变 RV 收缩功能 RA 占位 组织多普勒成像（TDI） 　RV 下壁 心包积液

29

经胃长轴切面（TG LAX）

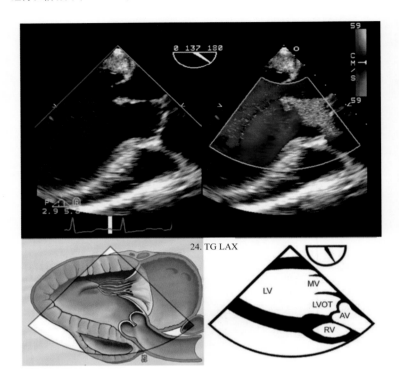

24. TG LAX

在 TG 两腔心切面（90°）增加探头角度至 120°～140°，即获得经胃长轴（TG LAX）切面。图像远场右侧显示左室流出道（LVOT）和主动脉瓣（AV）。此图像与 ME AV LAX 相似，但能为频谱多普勒测定提供足够好的角度。将彩色多普勒采样框置于 MV、LVOT，以及 AV，Nyquist 50～70 cm/s，即显示穿过 LVOT（红色）和 AV（蓝色）的前向收缩期层流。上图所示穿过 AV 的舒张期湍流提示主动脉瓣关闭不全（AI）；穿过室间隔（IVS）的收缩期血流代表室间隔缺损（VSD）。

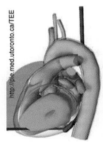

显像结构	诊断项目
左心室（LV）： 　　前间壁＋后侧壁（基底段＋中段） 左室流出道（LVOT）： 　　PW 室间隔（IVS） 二尖瓣（MV）： 　　前瓣＋后瓣 　　瓣下结构 　　多普勒：彩色 主动脉瓣（AV）： 　　多普勒：彩色，CW 　　瓣叶	MV 　　瓣叶，瓣下结构 　　二尖瓣反流（MR） LV 收缩功能 AV 多普勒压差 LVOT 多普勒压差 室间隔缺损（VSD） 人工 AV 功能 心包积液

经胃下腔静脉长轴切面（TG IVC LAX）

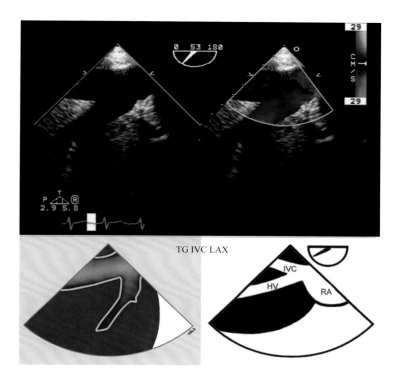

TG IVC LAX

首先得到经胃中段短轴切面（0°），向右旋转探头找到肝，后退找到 IVC 进入右心房（RA）处，调整探头和角度（30°～50°）辨认肝静脉（HV）进入 IVC 处，即获得经胃下腔静脉长轴（TG IVC LAX）切面。将彩色多普勒取样框置于肝静脉及 IVC，使用较低的 Nyquist 极限（30 cm/s）以显示前向层流。根据与探头的关系，穿过 IVC 近端和肝静脉的血流显示为红色，进入右心房（RA）的血流显示为蓝色。还可以对肝静脉进行脉冲频谱多普勒分析（见第 51 页）。

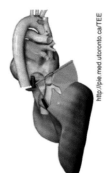

显像结构	诊断项目
下腔静脉（IVC）： 　宽度 1.6±0.2 cm 　彩色多普勒（低流速） 肝静脉（HV）： 　宽度 0.8±0.3 cm 　彩色多普勒（低流速） 　PW 肝 右心房（RA）	三尖瓣反流 IVC： 　占位（肿瘤，血栓） 　IVC 插管位置 　IVC 宽度随呼吸变异 肝病变

降主动脉短轴切面（Des Aortic SAX）

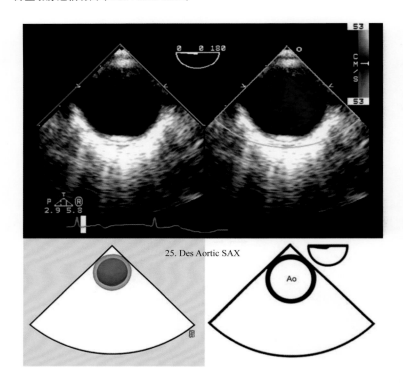

25. Des Aortic SAX

在 ME 四腔心切面（0°）左转探头获得降主动脉胸段短轴图像（0°）。将显像范围缩小来更好地检查主动脉壁。环状主动脉靠近视野近端的为主动脉右前壁。前进后退探头以获得更多降主动脉图像。将彩色多普勒框置于主动脉，Nyquist 50 ～ 70 cm/s 以显示上图中间断的前向收缩期层流（红色）。收缩期和舒张期主动脉中连续血流提示主动脉瓣关闭不全（AI）。

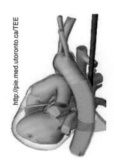

http://pie.med.utoronto.ca/TEE

显像结构	诊断项目
降主动脉（Ao）:	主动脉病变
大小	动脉粥样硬化
多普勒：彩色，PW	主动脉夹层
左胸膜腔	主动脉瘤
	左侧胸腔积液
	AI 严重程度：PW
	IABP 位置

降主动脉长轴切面（Des Aortic LAX）

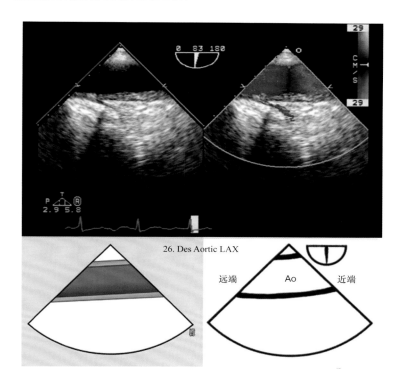

26. Des Aortic LAX

远端   Ao   近端

在降主动脉胸段短轴切面（0°），增加探头角度至 90° 以获得降主动脉长轴切面。图像左侧为主动脉远端，右侧为主动脉近端。主动脉壁应相互平行。将彩色多普勒框置于主动脉，Nyquist 50～70 cm/s 以显示收缩期前向层流。尽管血流是连续且单向的，由于与探头的关系，在降主动脉近端内显示为红色，在远端内显示为蓝色。黑色表示探头与血流方向垂直。上图所示的较低的 Nyquist 极限有助于发现不同水平的主动脉肋间分支。

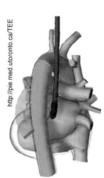

http://pie.med.utoronto.ca/TEE

显像结构	诊断项目
降主动脉（Ao）：	主动脉病变：
大小	动脉粥样硬化
多普勒：彩色，PW	主动脉夹层
肋间动脉	主动脉瘤
左侧胸膜腔	AI 严重程度：PW
	IABP 位置
	左侧胸腔积液

食管上段主动脉弓长轴切面（UE Aortic Arch LAX）

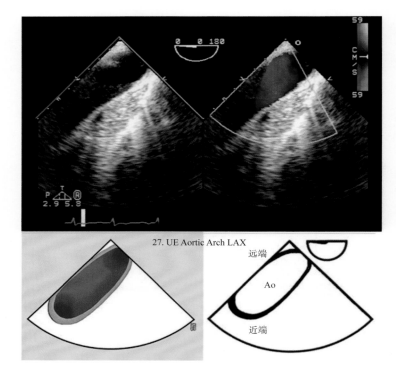

27. UE Aortic Arch LAX

从胸段降主动脉短轴切面（0°）向头侧后退探头并稍微右旋（顺时针方向）。胸段降主动脉形状由圆形变为椭圆形的横向主动脉弓长轴切面（0°）。图像左侧为近端主动脉弓，右侧为远端。进一步后退可能显示头部和颈部的大血管。将彩色多普勒框置于主动脉，Nyquist 50～70 cm/s 以显示收缩期前向层流。由于与探头的关系，尽管收缩期血流是连续单向的，在主动脉弓近端显示为红色，在远端显示为蓝色（与降主动脉长轴切面相似）。黑色提示探头与血流方向垂直。主动脉弓内收缩期至舒张期的持续血流提示主动脉瓣关闭不全（AI）。主动脉弓远端脉冲频谱多普勒检查可以评估 AI 程度。

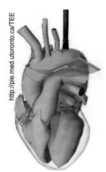

http://pie.med.utoronto.ca/TEE

显像结构	诊断项目
升主动脉远端 主动脉弓： 　直径 　多普勒：彩色，PW 无名静脉	主动脉病变： 　动脉粥样硬化 　动脉夹层 　动脉瘤 右位主动脉弓 AI 严重程度：PW

食管上段主动脉弓短轴切面（UE Aortic Arch SAX）

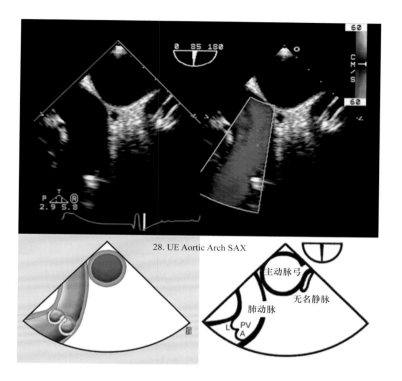

28. UE Aortic Arch SAX

于食管上段主动脉弓长轴切面（0°）增加探头角度至
70°～90°以获得 UE 主动脉弓短轴切面。此切面图像
右上侧显示左锁骨下动脉近端开口以及无名静脉。肺动
脉瓣（PV）和主动脉（PA）长轴在图像左下侧。将
彩色多普勒框置于右室流出道（RVOT）、PV 以及 PA，
Nyquist 50～70 cm/s 以显示收缩期前向层流。舒张期
逆向血流提示肺动脉瓣关闭不全。可将彩色多普勒框分
别置于主动脉弓（Nyquist 70～90 cm/s）和无名静脉
（Nyquist 30 cm/s）来显示血流。

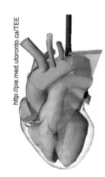

http://pie.med.utoronto.ca/TEE

显像结构	诊断项目
主动脉弓	主动脉病变：
肺动脉（PA）：	动脉粥样硬化
直径	动脉夹层
多普勒：彩色，PW	肺动脉瓣：
肺动脉瓣（PV）：	病变
左（L）叶和前（A）叶	肺动脉瓣狭窄压差
PV 瓣环测量	肺动脉瓣关闭不全
多普勒：彩色，PW	PV/PA 心输出量
无名静脉	动脉导管未闭（PDA）
置管	肺动脉导管位置

35

补充 TEE 切面

以下补充切面改编自 A.Vegas，同时可见于 http://pie.med.utoronto.ca/TEE/TEE_content/ TEE_alternativeViews.html

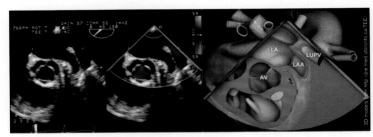

食管中段左心耳切面

在 ME RVOT 切面减小图像深度并调整角度至 60° ～ 80° 之间可获得左心耳（LAA）切面。在 AV 上方可见到左心耳，左上肺静脉（LUPV）在其上方（更靠后因而更靠近探头）。将彩色多普勒框置于 LAA 以及 LUPV，Nyquist 50 ～ 70 cm/s 以显示此处收缩期层流。此切面与第 21 页的 ME LAA 切面（80° ～ 110°）相似。

显像结构	诊断项目
左心耳（LAA）	LAA 血栓
大小：直径 1.6±0.5 cm	LUPV 血流
长度 2.9±0.5 cm	LAA 血流
彩色多普勒	主动脉瘤
PW 多普勒	主动脉瓣关闭不全
左上肺静脉（LUPV）	
彩色多普勒	
PW 多普勒	
主动脉瓣（AV）	

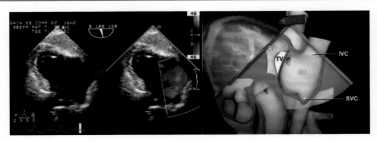

经胃上下腔静脉切面

在 TG RV 流入道切面（90° ～ 120°）调整角度和（或）轻轻旋转探头可获得经胃上、下腔静脉切面。在此切面，下腔静脉（IVC）显示在图像顶部，上腔静脉（SVC）和主动脉在底部。将彩色多普勒取样框（Nyquist 50 cm/s）置于两个腔静脉上，可见来自 IVC（蓝色）和 SVC（红色）流入右心房（RA）的层流。此切面可用于上、下腔静脉频谱多普勒测定。

显像结构	诊断项目
右心房（RA）	TV 病变
右心室（RV）	IVC：PW 多普勒
三尖瓣（TV）	SVC：PW 多普勒
下腔静脉（IVC）	
上腔静脉（SVC）	

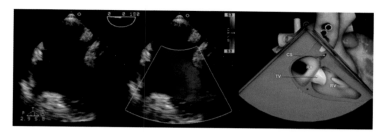

冠状静脉窦

在 ME 4C 切面（0°）前进探头，或在 TG 基底段短轴切面（0°）后退探头以获得处于胃食管连接处的冠状静脉窦长轴切面（0°）。此切面显示冠状静脉窦（CS）长轴，其开口在三尖瓣（TV）上方汇入右心房（RA）。在 CS 开口处可能存在 Thebesius 瓣，导致置管困难。

显像结构	诊断项目
右心房（RA）	冠状静脉窦
右心室（RV）	增宽（＞ 2 cm），永存左上腔静脉
三尖瓣（TV）：	PW 频谱多普勒：
隔（S）瓣＋后（P）瓣	TV 反流
彩色多普勒	心脏停跳液插管
冠状窦（CS）	起搏器
大小：直径 0.7±0.2 cm	TV 病变
彩色多普勒	
PW 频谱多普勒	
Thebesius 瓣	

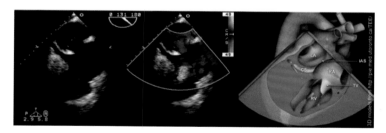

食管中段三尖瓣切面

在 ME 双腔静脉切面（90°）增加角度至 120°～ 150° 以获得改良的食管中段三尖瓣（TV）切面。此切面可以进行 TV 前瓣和后瓣的显像，并能为 TV 的频谱多普勒检查提供良好的角度。冠状窦（CS）在图像左上方，包绕左心房（LA），从而与下腔静脉相区别。

显像结构	诊断项目
右心房（RA）：	TV 病变
右心耳（RAA）	三尖瓣反流：CW 多普勒
左心室（RV）	CS：彩色多普勒
三尖瓣（TV）：	SVC：彩色多普勒
前瓣＋后瓣	IAS：彩色多普勒
彩色 /CW 或 PW 多普勒	
冠状静脉窦（CS）	
上腔静脉（SVC）	
左心房（LA）	
房间隔（IAS）	

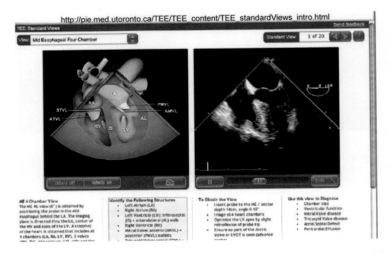

多伦多大学的围术期交互教育（PIE）小组制作出一系列的免费在线模型来帮助超声心动图新手学习 TEE。在标准切面模块，使用者可以观看 20 个标准 TEE 切面的每个视频片段，并360°旋转静态 3D 心脏模型，展示出探头和超声平面的位置。旋转心脏展示解剖和 TEE 方位可以帮助学员在看到 TEE 图像时进行想象。

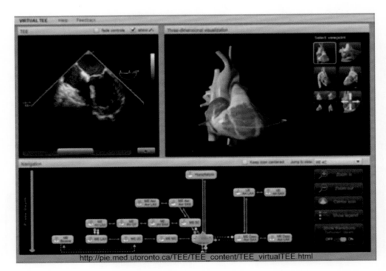

视觉交互教学、理解、学习经食管超声心动图资源（VIRTUAL TEE）是一个在线教学辅助工具，由多伦多大学围术期交互教育（PIE）小组设计。这个网站模块展示了 ASE/SCA 最初20 个标准切面间结构与逻辑的联系。这里有 20 个标准 TEE 切面的视频剪辑，以及在切面间移动过渡的视频。静态 3D 心脏模型展示了超声探头和平面位置，并可以随着视频切换移动。3D 心脏可以全程从 4 个方向观察（前，上，左，右）。

TEE 模拟器

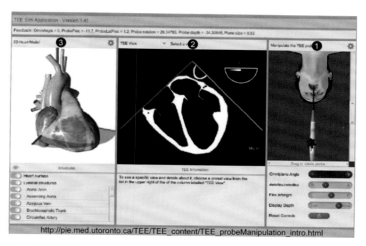

http://pie.med.utoronto.ca/TEE/TEE_content/TEE_probeManipulation_intro.html

在线 TEE 模拟器模块是由多伦多大学 PIE 小组的 Michael Corrin 设计的，它是一个低保真度的 TEE 模拟器，致力于模拟获得静态心脏实时 TEE 显像所需的 TEE 探头操控。

❶在"操控 TEE 探头"窗口，用户可以通过前进、后退、左右旋转探头和从 0 到 180° 改变探头角度来调整 TEE 探头位置。使用滑动条可以前弯、后弯、或左弯、右弯探头顶部。

❷超声窗口能显示探头操控的任何结果，在"TEE 切面"里能看到实时计算机生成的 TEE 图像。鼠标指向 TEE 图像中某结构时，会显示该结构。通过窗口内的"选择切面"选项可以选择任一 20 个推荐的 TEE 切面。

❸"3D 心脏模型"窗口有一个可以自由转动的静态 3D 心脏模型，带有与 TEE 探头操控下心脏外表面相关的 TEE 切面。去掉外表面能够显示心脏各个结构的内部（空腔结构）。通过高亮 3D 心脏模型结构，TEE 显像切面能够在 TEE 切面中显示。

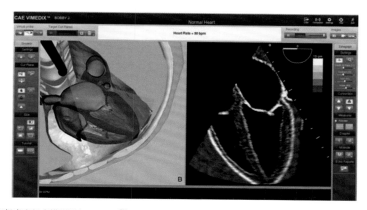

高保真度超声模拟器如 Vimedix™（CAE Healthcare，Quebec，Canada）和 HeartWorks（Inventive Medical，London，UK）可通过商业渠道购买。这些模拟器包含一个人体模特和超声探头的复制品，与电脑和高分辨率监视器相连，能够显示动态 3D-增强现实和电脑合成的 TEE 图像。

2

多普勒和血流动力学

（田雪 译 鞠辉 校）

彩色多普勒

彩色图标（color maps）
- 彩色多普勒是脉冲多普勒的一种形式，在返回回声的 2D 图像上叠加上彩色。通过"自相关"技术处理后续发射出来的和返回超声样本位置之间的频移（或称多普勒频移）。
- 颜色是根据取样区域中血流方向和平均速度来分配的，因此不同于频谱多普勒，不需要与血流平行。
- 按照惯例，多普勒彩色血流的颜色是根据流动方向与探头的关系决定的：蓝色代表血流远离探头，红色代表血流朝向探头（blue is flow away，and red is flow towards，BART）。中央部分速度为 0 的基线由于没有频移（无血流），显示为黑色。
- 彩色多普勒由不同颜色的彩色图标显示。高速血流图中更明亮的颜色表示快速血流。多色彩色图标利用额外颜色（黄色和绿色）来显示湍流，因此可以显示马赛克图像。多色用于表示给定样本容量中的速度与平均速度之间的差别。

此处显示的是不同彩色图标下正常的 ME AV LAX 切面图像：速度增强（A）和多色（B）。黄色（A 中）或红色（B 中）表示左室流出道中的血流朝向探头，黑色为相对探头无血流，蓝色（A 和 B 中）表示主动脉瓣和主动脉根部的血流远离探头。

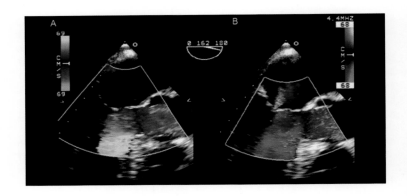

彩色标尺（color scale）（Nyquist 极限）
- 为了精确地测量血流速度，必须选择恰当的 Nyquist 极限（速度标尺）：高速（主动脉），中速（瓣膜），或低速（静脉结构）。
- 过高的 Nyquist 极限设置可能导致遗漏组织中的血流，而过低的设置可能提示或夸张了湍流。
- 速度标尺可以通过超声仪器上的"彩色标尺"旋钮大致调节（增加或减小）。所观察的结果所在图像深度也影响速度标尺。将彩色取样框置于近场增大标尺，而远场时标尺变小。
- 血流速度超过 Nyquist 极限则出现混叠（见下页）。

这个 ME AV LAX 切面图像显示了主动脉关闭不全（AI），图 A 为较低的 Nyquist 极限 30 cm/s，图 B 为 71 cm/s，相比之下，图 A 高估了 AI 的严重程度。

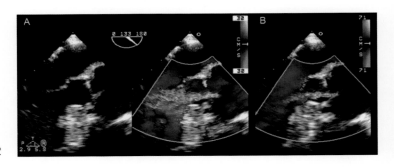

彩色多普勒

彩色多普勒模式下可以调整的参数包括：
- 彩色图标的选择：速度或多色
- 彩色标尺：大致调整 Nyquist 极限，改变彩色血流速度范围
- 基线：上 / 下移动来向同一方向改变彩色血流速度范围
- 彩色采样框的大小和深度：将影响 Nyquist 极限
- 彩色增益：调整系统对彩色血流信号的敏感度（预设为 50%）

湍流
当血流速度一致时表现为层流。血流存在多种速度和方向时则表现为湍流，导致平均速度周围较大的差异（或多样性）。平均速度的差异可以使用多色彩色图标来展现。

混叠 / 加速血流
当血流速度超过 Nyquist 极限时则出现混叠，表现为并排出现相反的颜色，提示血流方向改变。而实际上血流方向仍是一致的。和频谱多普勒不同，彩色多普勒中出现的混叠有助于评估病变。任何瓣膜中的血流加速都提示瓣膜病变，此图为二尖瓣狭窄（A）和反流（B）

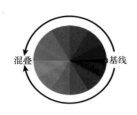

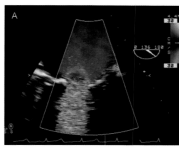
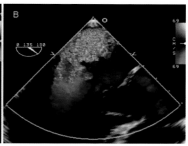

彩色多普勒伪像
- 阴影：色彩缺失
- 重影：快速闪过的颜色
- 噪声：过度增益（下图）
- 无色彩：低色彩增益（下图）
- 混叠：血流加速（上图）
- 电干扰：电刀

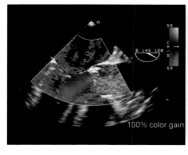
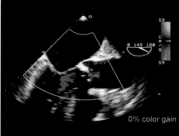

彩色多普勒检查项目：
- 解剖结构（彩色下面的 2D 图像，或使用彩色抑制）
- 血流方向（根据彩色图标朝向或远离探头）
- 平均速度（频移，设置 Nyquist 极限）
- 结合 ECG 确定是收缩期或舒张期，使用彩色 M 型超声评估更佳
- 层流或湍流

频谱多普勒

> **多普勒效应**：从运动物体发出的声波频率会发生与其运动速度成比例的频移。
>
> **多普勒频移（Fd）**：声源（Ft）和接收体（Fr）间的频率差：
> $$Fd = (Fr - Ft)$$
> 当声源朝向接收器移动时为（＋），远离时为（－）。典型的超声多普勒频移为－10至＋20 KHz，在听觉范围内。
>
> **多普勒方程**：多普勒频移（Fd）和血流速度（V）的关系
> $$V = c(Fd)/2Ft \cos\theta$$
> C 为组织中的声速，Ft 为探头频率，$\cos\theta$ 为超声束和目标运动路径的角度。
>
> **伯努利方程**：流速和压力梯度的关系，完整方程为 $P_1 - P_2 = 4(V_1 - V_2)^2$，当忽略较小的速度 V_2，则简化为 $P_1 - P_2 = 4V_1^2$

频谱多普勒

- 从运动物体反射的声波是包含多种多普勒频移频率的复杂信号。快速傅里叶变换（FFT）分析可以辨别出独立的频率，显示为任一时间点的灰色像素。
- 惯例上，在频谱图像显示中，FFT 表现为频率／多普勒速度（y 轴），对应时间（x 轴）。多普勒描记取决于探头与血流的相对位置。频移朝向探头时（正频移）在基线上，远离探头（负频移）时在基线下。速度为零时以基线，位于中央。
- 幅度（y 轴）直接与红细胞速度（频移）成比例。任何时刻都存在多种频率，每个频率信号以一个像素表示。多普勒信号的量级（z 轴）由该速度下移动的红细胞数量决定，并以不同深浅的灰色表示。灰色越深（或密），红细胞越多。

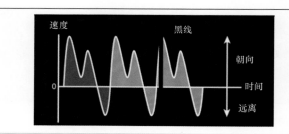

在每个时间点，频谱能显示：
- 血流方向（朝向或远离探头）
- 速度（频移）
- 信号幅度（灰度）
- 结合 ECG 确定时间（收缩期或舒张期）

黑线代表当更新 2D 图像时多普勒信息缺省

频谱多普勒模式下为了改变频谱描记可以调整的参数包括：
- **标尺**：调整速度显示的范围。设置标尺以防止最高和最低速度被裁减，并且使频谱描记充满图像。
- **基线**：在频谱图像内上调或下调速度基线。有助于让基线位于极端的位置（顶部或底部）来尽可能显示更多的异常速度。
- **多普勒增益**：改变返回信号的整体强度。增加增益能够更好地显示弱信号。使用最低的增益设置可用于记录充足多的信号。
- **灰度**：改变所示灰色的变化范围。
- **壁滤波器**：设定当信号频率低于某一阈值时则不被显示（预设值为 500 Hz）。设定高壁滤波器值会排除更多的低速信号，使基线更加干净。
- **扫描速度**：ECG 速度的改变（25、50、100、150 mm/s）影响多普勒显示独立周期的数量。低扫描速度能够显示更多的周期，有助于评估呼吸变异。

频谱多普勒

脉冲多普勒（PWD）	连续多普勒（CWD）
• 利用探头中的一个晶体来间断发射＋接收信号。	• 利用探头中的两个晶体来持续发射＋接收信号。
• 能够在特定深度测定血流速度（距离分辨力，range resolution）。	• 对整个多普勒波束取样（距离模糊，range ambiguity）。CW多普勒最主要的劣势是无法分辨距离。
• 由于Nyquist极限导致可显示最大速度受限（PRF＝2×间隔频率），速度＞2 m/s将出现混叠。	• 速度不受限制（无Nyquist极限），可以在无混叠的情况下精确地测量高速血流。
• 频谱描记通常表现为有明显曲折的细线。这提示在这一特定区域内所采的速度是相近的。	• 由于沿整个采样线采样，得到不同的速度，频谱描记通常表现为填充图像。

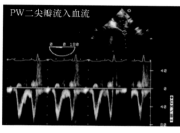 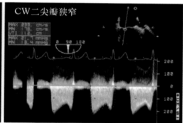

速度测量
• 精确测定速度需要将多普勒调整至与血流方向平行。
• 多普勒波形描记可以直接得出多种速度：
  – 平均速度：通过描记波形外边缘可以得出平均速度。这是通过将给定时间内的峰速度数量除以所获取峰速度数量得到的。
  – 模态是最多见的速度，为频谱描记（PW）最暗处的频移。
  – 峰速是某一时刻的最高速度。

混叠
• 当速度超过脉冲多普勒可正确测量的上限时则出现混叠。此时，PW多普勒的波形被截断，而在基线另一侧显示。
图A示PW下二尖瓣流入血流出现二尖瓣反流的混叠信号。改善这种情况可如图B使用CW、下调基线、或调整标尺。

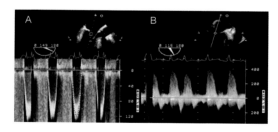

多普勒应用指征（频谱和彩色）
用于诊断和定量测量正常或异常的血流，包括： • 瓣膜：主动脉瓣，二尖瓣，肺动脉瓣，三尖瓣 • 大血管：SVC，IVC，主动脉，PA，肝静脉，肺静脉 • 缺损（ASD，VSD），异常通道（瘘，导管） • 主动脉夹层

多普勒伪像

● 频谱多普勒的表现特征会由于异常血流和技术因素而不同。理想状态下，探头应该与血流尽可能平行，取样框或指针应当置于血流中央。
● 应调整基线、标尺以及增益来确保整个频谱曲线充满空间，轮廓清晰。

通过狭窄孔径的血流显示为：
A. 狭窄前为速度相似的层流。
B. 狭窄处血流峰速高，通常需要使用 CW 多普勒测量。
C. 狭窄后区域出现湍流，并出现不同方向的涡流。

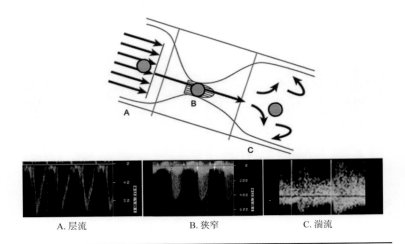

A. 层流   B. 狭窄   C. 湍流

频谱多普勒伪像

串扰伪像
串扰伪像表现为基线两侧的对称形状的信号，但频谱强度不同。这是由于多普勒增益过于高导致，通过下调超声功率或减小频谱增益可以降低。

镜面伪像
这是基线两侧对称的等强度信号，是由于多普勒角度与血流方向几乎垂直导致的。此处显示的是 PW 频谱多普勒描记的当取样框垂直于降主动脉长轴切面的图像。

光谱增宽
提示存在变化幅度较大的血流速度，并在频谱多普勒中表现为填充曲线。虽然这种情况多出现在 CW 多普勒中，但在 PW 多普勒也可出现。在 PW 多普勒，这与血流不规则相关，例如图中所示当多普勒取样与血管壁过近时，MV 流入血流或肺静脉血流的 PW 图像。

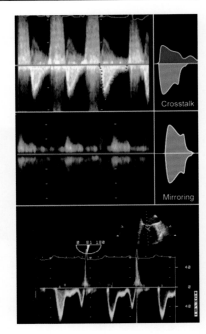

多普勒特征

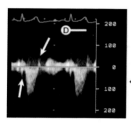

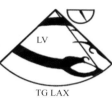

TG LAX

主动脉瓣
前向
收缩期血流（Ao → LV）
CW 多普勒
基线下血流
多普勒速度 1 ～ 1.3 m/s
辨别瓣膜开闭弹动（箭头所示）
血流迅速加速
诊断项目：
　主动脉瓣狭窄
　主动脉瓣关闭不全

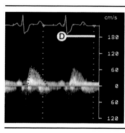

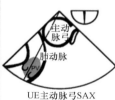

ME 两腔心

二尖瓣
前向血流
舒张期血流（LA → LV）
PW 多普勒
瓣尖或瓣环
基线下血流
多普勒速度（< 1 m/s）
　E$_峰$ 0.6 ～ 0.8 m/s
　A$_峰$ 0.2 ～ 0.4 m/s
诊断项目：
　舒张功能
　二尖瓣狭窄
　心脏压塞

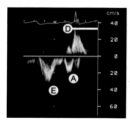

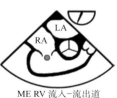

UE 主动脉弓 SAX

肺动脉瓣
前向血流
收缩期血流（RV → PA）
CW 多普勒
基线上血流
多普勒速度 0.8 ～ 1 m/s
与 AV 相比血流加速较缓
（≥ 130 ms）
诊断项目：
　肺动脉瓣狭窄

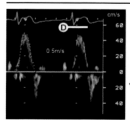

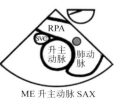

ME RV 流入-流出道

三尖瓣
前向血流
舒张期血流（RA → RV）
PW 多普勒
基线下血流
多普勒速度（< 0.7 m/s）
　E$_峰$ 0.4±0.098 m/s
　A$_峰$ 0.2±0.075 m/s
受呼吸影响，因此测量几个
循环取均值
诊断项目：
　三尖瓣狭窄
　心脏压塞

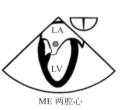

ME 升主动脉 SAX

肺动脉
多普勒角度
　食管上段主动脉弓短轴或
　食管中段升主动脉短轴
PW 多普勒
基线上多普勒
收缩期血流
多普勒速度 50 cm/s
VTI 测量心输出量
加速时间（AT）

47

多普勒特征

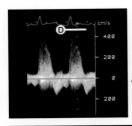
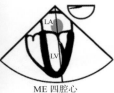

ME 四腔心

二尖瓣反流
逆向血流（马赛克）
收缩期血流（LV → LA）
CW 多普勒
基线上血流
多普勒速度 4 ～ 6 m/s
信号强度 ∝ MR
估算
$LAP = 主动脉_{SBP} - 4(MR_{峰速})^2$

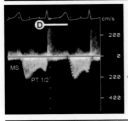
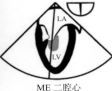

ME 二腔心

二尖瓣狭窄
前向血流（马赛克）
舒张期血流（LA → LV）
PW/CW 多普勒
基线下血流
多普勒速度 > 3 m/s
平均压高
　压力 > 12 mmHg
PT1/2 法计算 MV 瓣口面积

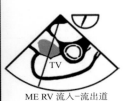

ME RV 流入－流出道

三尖瓣反流
逆向血流（马赛克）
收缩期血流（RV → RA）
CW 多普勒
基线上血流
多普勒速度 > 2.5 m/s
信号强度 ∝ TR
估算 RVSP
$(PASP) = 4(TR_{峰速})^2 + RAP$

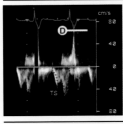
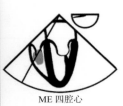

ME 四腔心

三尖瓣狭窄
前向血流（马赛克）
舒张期血流（RA → RV）
PW/CW 多普勒
基线以下血流
多普勒速度 > 1.5 m/s
平均压力梯度 > 6 mmHg
PT1/2 法计算 TV 瓣口面积

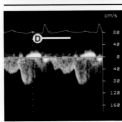
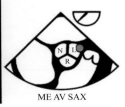

ME AV SAX

冠状动脉
可尝试使用多普勒显示：
　RCA（AV LAX）
　LCA（AV SAX）
PW 多普勒
基线下多普勒
收缩期（S）＋舒张期（D）
LMCA（D）71±19 cm/s
LMCA（S）36±11 cm/s
RCA（D）39±12 cm/s
RCA（S）25±8 cm/s

多普勒特征

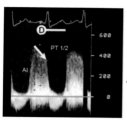

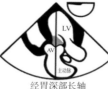

经胃深部长轴

主动脉瓣关闭不全
逆向血流（马赛克）
舒张期血流（Ao → LV）
CW 多普勒
基线上血流
多普勒速度 3 ～ 5 m/s
信号强度 ∝ AI
减速斜率
PT1/2 法
估算
$LVEDP = 主动脉_{DBP} - 4（AI_{末期}）^2$

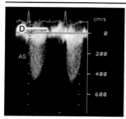

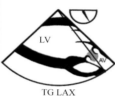

TG LAX

主动脉瓣狭窄
前向血流（马赛克）
收缩期血流（LV → Ao）
CW 多普勒
基线下血流
多普勒速度 > 2 m/s
峰 / 平均压力梯度测量
VTI 用于使用连续性方程计算
　　AV 瓣口面积

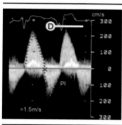

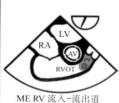

ME RV 流入 - 流出道

肺动脉瓣关闭不全
逆向血流（蓝色）
舒张期血流（PA → RV）
PW 或 CW 多普勒
基线下血流
多普勒速度 > 1.5 m/s
信号强度 ∝ PI
估算
$PADP = 4（PI_{末期}）^2 + RAP$

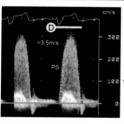

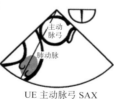

UE 主动脉弓 SAX

肺动脉瓣狭窄
前向血流（红色 / 马赛克）
收缩期血流（RV → PA）
PW/CW 多普勒
基线上血流
多普勒速度 > 3.5 m/s
压力梯度峰值 > 80 mmHg
VTI 用于使用连续性方程计算
　　PV 瓣口面积

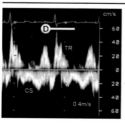

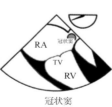

冠状窦

冠状窦
胃食管连接处进入胃之前可见 CS
　　图像
血流从 CS 流向 RA
层流
PW 多普勒
基线下多普勒
收缩期 + 舒张期血流
低流速 < 50 cm/s
TR 时出现逆向血流

多普勒特征

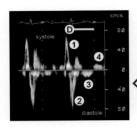

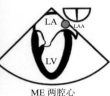

ME 两腔心

左心耳
使用 ME 2C 切面
PW 多普勒检查 LAA
血流模式由心律决定，在 NSR
时，共四个波：
1. LAA 收缩
   心房收缩
   60±8 cm/s
2. LAA 充盈
   心房舒张早期
   52±13 cm/s
3. LAA 被动充盈，晚期
4. LAA 早期排空
   速度 20±11 cm/s

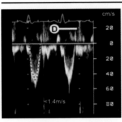

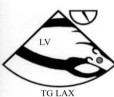

TG LAX

升主动脉
使用 TG LAX 切面
收缩期血流
PW 多普勒
基线下多普勒
最大速度 1.4 m/s
VTI 用于连续性方程

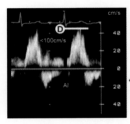

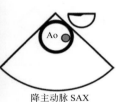

降主动脉 SAX

降主动脉
使用降主动脉 SAX 切面
收缩期血流
PW 多普勒
基线上多普勒
速度 100 cm/s（1 m/s）
舒张期逆向血流
   提示主动脉瓣关闭不全（AI）
   观察到的降主动脉逆向血流的
   位置越远离心脏，AI 越严重

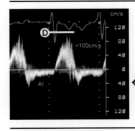

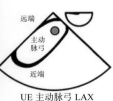

UE 主动脉弓 LAX

主动脉弓远端
使用 UE 主动脉弓 LAX 切面
收缩期血流
PW 多普勒
基线上多普勒
速度 100 cm/s（1 m/s）
舒张期逆流提示主动脉瓣关闭
不全（AI）

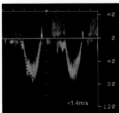

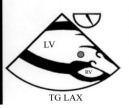

TG LAX

左室流出道
使用 TG LAX 切面
收缩期血流
LVOT 处用 PW 多普勒
基线下多普勒
最大速度 1.4 m/s
VTI 用于连续性方程

肝静脉血流

- 肝静脉血流是通过 0 ～ 30° 经胃下腔静脉切面（TG IVC）切面获得的（见第 31 页）。调整探头尖端和换能器角度来获得与肝静脉平行的 PW 多普勒方向和清晰的频谱描记。
- 由于 IVC 和肝静脉之间没有静脉瓣，这代表右心房（RA）流入血流。
- 波形受呼吸影响，在自主呼吸时应在吸气末进行记录。
- 波形分为四相：A、S、V 和 D，见下。
- "C" 波是 "A" 波之后的逆向血流，且是 RV 收缩时，由于对抗关闭 PV 的压力，TV 膨入 RA 产生的正常变异。
- 异常肝静脉血流（hepatic vein flow，HVF）：
  - ↓ HVF：↑ RAP，肝疾病，↑ 腹腔内 P
  - 逆转 "S"：严重 TR。圆钝 "S"：RV 功能不全
  - ↑ "A" 波：三尖瓣狭窄，完全心脏传导阻滞
  - 不规则形态：心律失常（AF）
  - 缩窄性心包炎："D" 波和 "A" 波之间出现逆向波

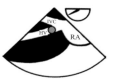

肝静脉

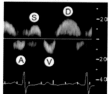

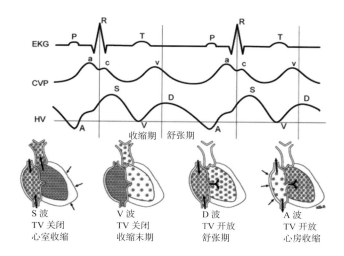

EKG			
CVP			
HV			

S 波
TV 关闭
心室收缩

V 波
TV 关闭
收缩末期

D 波
TV 开放
舒张期

A 波
TV 开放
心房收缩

S（收缩）波	V 波	D（舒张）波	A 波
心室收缩时的前向峰血流，此时 TV 瓣环下降＋血流从 IVC 吸入 RA	收缩末期闭合 TV 回到正常位置时的过渡血流，可为正向、逆向或中立	当 TV 开放，血流从 IVC 被动流出时的前向舒张期血流	心房收缩时的逆向峰血流
如果 D ＞ S 则为异常 逆向 S：严重 TR 圆钝 S：RV 功能不全		D 波一直存在，正常情况下 D ＜ S	↑ A 波： 三尖瓣狭窄 完全心脏传导阻滞

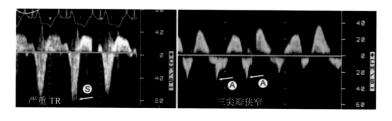

严重 TR

三尖瓣狭窄

51

肺静脉频谱多普勒

- TEE 可显示所有四根肺静脉
- LUPV（ME 2C）和 RUPV（改良双腔静脉切面）的多普勒角度最好。
- 将 PWD 取样框置于距静脉开口 1 ~ 2 cm 可获得清楚的描记。
- 肺静脉血流（PVF）代表 LA 充盈。
- 三相或四相模式
- 影响 PVF 的因素：
  - LA 收缩和舒张
  - LV 舒张
  - MV 病变
  - 心律
- 诊断项目：
  - 逆向 S 波（MR）
  - 舒张功能障碍（见第 120 页）

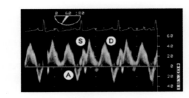

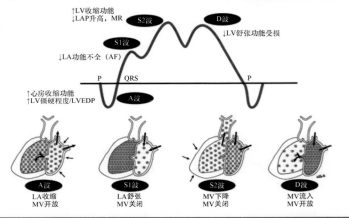

A（心房）波（14 ~ 25 cm/s）	S（收缩）波（28 ~ 82 cm/s）	D（舒张）波（27 ~ 72 cm/s）
心房收缩所致 对抗心房前向血流， "A"波改变 速度＋时间	双相 S1 与心房舒张相关 S2 代表二尖瓣环下降	与 LV 舒张相关 MV 开放时 LV 流入血流 与 MV E 波对应
↑ A 速度： ↑ LVEDP（如果 A ≥ 35 cm/s） 二尖瓣狭窄 完全心脏传导阻滞 ↓ A 速度：房性心律失常 ↑ A 波时间（与 MVA 波相比）， ↑ LVEDP（如 Δ > 20 ~ 30 ms）	↑ S1： LA 功能不全 心房颤动 ↑ S2：LV 收缩功能改善 ↑ LAP"钝化"S 血流（S/D＜1） MR 可能导致逆向 S 波	↓ D：LV 舒张功能不全

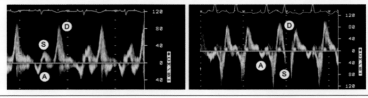

圆钝波形	收缩期逆流
S 与 D 峰值比＜1	S 与 D 峰值比＜0
- 对中度 MR 不特异	收缩中/晚期逆流
- 舒张功能	- 对重度 MR 有高特异性
- S＜D：假正常化	
- S＜＜D：充盈受限	

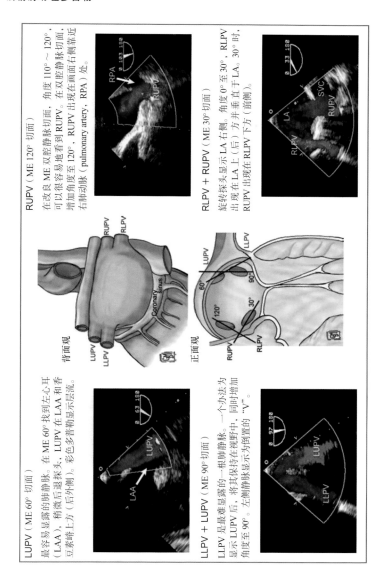

RUPV（ME 120° 切面）

在改良 ME 双腔静脉切面，角度110°～120°，可以很容易地看到 RUPV。在双腔静脉切面，增加角度至 120°，RUPV 出现在画面右侧靠近右肺动脉（pulmonary artery, RPA）处。

RLPV + RUPV（ME 30° 切面）

旋转探头显示 LA 右侧，角度0°至30°，RLPV 出现在 LA 上（后）方并垂直于 LA，30°时，RUPV 出现在 RLPV 下方（前面）。

LUPV（ME 60° 切面）

最容易显露的肺静脉。在 ME 60° 找到左心耳（LAA），稍微后退探头，LUPV 在 LAA 和香豆素嵴上方（后外侧）。彩色多普勒显示层流。

LLPV + LUPV（ME 90° 切面）

LLPV 是最难显露的一根肺静脉。一个办法为显示 LUPV 后，将其保持在视野中，同时增加角度至 90°。左侧静脉显示为倒置的 "V"。

肺静脉湍流

肺静脉吻合
肺移植中左上肺静脉（LUPV）吻合狭窄处前向湍流图像（箭头所示）。其峰速增加。注意设置为高流速标尺并存在血流加速。

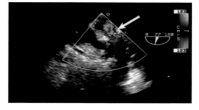

组织多普勒显像（TDI）

组织多普勒显像（TDI）
- TDI 记录并显示组织运动产生的多普勒信号。
- 结构性运动或心肌变形分析可反映：位移、速度、应变、应变率。
- 与正常血流相比（60～100 cm/s），TDI 的速度信号小得多（−20 到＋20 cm/s）。TDI 可以通过频谱或彩色多普勒显示。

彩色 TDI
- 提供组织（心肌）的平均实时彩色编码，叠加在 2D 图像之上，其 Nyquist 标尺较小（12 cm/s）。
- 蓝色代表运动背离探头，红色代表运动朝向探头（与血流一样为 BART 原则）。
- 评估整个左心室具有出色的空间分辨率，但时间分辨率较差。
- 在彩色 TDI 增加 M-型指针，方向从基底段（顶部）到心尖（底部）可以改善时间分辨率，但缺乏 2D 图像。
- 线下对多部位心肌的进一步处理可以在频谱影像中显示平均速度、变形、应变、应变率。

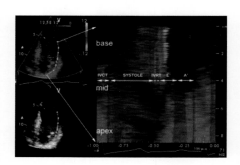

频谱 TDI
- 低流速标尺（12 cm/s）可测量和显示心肌峰速度，时间分辨率高，但由于只有一个区域被取样，空间分辨率低。
- 使用频谱 TDI 评估心肌时会显示下标"m"，如 Sm′、Am′和 Em′。区别于二尖瓣（MV）瓣环 TDI，后者为 Sa′、Ea′、Aa′。
- 以 ECG 时间为准，二尖瓣瓣环 TDI 频谱图形包括一个收缩期速度（S′）和两个方向相反的速度，分别出现在舒张早期 MV

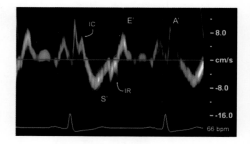

开放之前（E′）和心房收缩之后（A′）。这个描记曲线与 PW 频谱多普勒下 MV 流入血流描记曲线方向相反，这是由于心室肌在舒张时向上移动。E′发生在 MV 流入 E 峰稍前。在等容收缩期（IC）和等容舒张期（IR）时，双相低速度信号的出现最可能与局部形变和心脏旋转变形相关。舒张停滞期记录不到速度。
- 使用 TDI 提供的最有意义的测量包括峰速度 E′、A′、S′（cm/s），时间间隔（ms），以及 E′/A′比率。

获得频谱 TDI 描记
- TDI 设置：使用 PW 取样框置于任何心肌节段，高 FR（＞100），但不使用高壁滤波，以此记录低速波。
- 在 ME 4C 切面 LV 节段上最大化 FR，缩窄扇面＋减少深度。
- 激活 TDI 设置来显示心肌多普勒色彩位移（Nyquist±15 cm/s）。在 TDI 取样容积下赋予色彩的组织能更好地辨别组织边界。
- 调整探头角度来使组织方向与观察方向平行。
- 激活游标，放置取样框（3～5 mm）。
- 激活 PW 多普勒来获得组织峰速度。
- 调整标尺（20 cm/s），多普勒增益，以及扫描速度 50～100 mm/s 来优化频谱描记。

组织多普勒图像

组织多普勒图像（TDI）的应用

左心室
　整体收缩期功能：S′速度估算 EF，正常 S′：> 5.4 cm/s（ME 侧壁）
　节段收缩功能：发现心内膜下缺血
　多巴酚丁胺应激试验时出现缺血反应诊断 CAD
　舒张功能：舒张功能障碍分期，E′不依赖前负荷
　估算 LV 充盈压力
瓣膜病
　发现亚临床心室功能不全
　容量受损（AI，MR）时 E′↑
心肌病
　鉴别限制型心肌病（E′↓）和缩窄性心包炎
　收缩性心力衰竭预后评价
右心室
　整体收缩功能：三尖瓣瓣环正常 S′> 10 ～ 11.5 cm/s

心肌 TDI

- 心肌细胞是由不同方向的心肌层平行排列而成的：
　周向（中层），纵向（心内膜和心外膜）。
- 收缩期心脏通过三种运动收缩（见第 64 页）：
　– 心内膜从基底到心尖纵向收缩（ME 切面）
　– 心外膜向内放射状增厚（40%）（TG 切面）
　– 基底部顺时针＋心尖部逆时针周向变形（TG 切面）

TG 切面横向 TDI（轴向纤维）时，LV 前壁和下壁节段朝向相反方向运动，因此表现为镜像速度	纵向 TDI（纵向纤维）是通过 ME 切面下不同的 LV 壁获得的。拉长是在舒张期发生的，缩短发生于收缩期

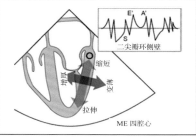

影响 TDI 速度的因素

- 收缩心肌细胞的数量多和心肌 α - 肾上腺素能受体密度大则 S′和 E′高。这两项指标在室间隔最低，并从基底段到中远端逐步减小。右侧瓣速度高于左侧。
- 人工瓣环和瓣环钙化存在时瓣环速度是无效的。
- 心率快导致 S′↑。
- 随年龄增大，纤维化组织变多，因此 A′↑，S′↓，以及 E′速度↓。
- S′和 E′速度直接受前负荷影响，A′受影响较小。
- 急性后负荷增加导致 E′速度↑，慢性后负荷增加导致 S′↓和 E′↓。
- 心包切开以及机械通气影响不大。

TDI 速度的局限性
- TTE 和 TEE 所得 TDI 数值是不可比的（TEE 速度较低）。
- TDI 要求多普勒方向与组织运动方向平行。
- 频谱 TDI 可记录心脏的纵向和轴向移动，但不能进行区分（低空间分辨率）。
- TDI 不能区分主动运动或被动运动（牵拉）。

心肺压力估算

- 超声心动图不直接测量压力，但通过测量血流速度，应用 Bernoulli 方程将两者建立对应关系。
- 可以使用多普勒测量跨瓣反流束的流速，并应用改良 Bernoulli 方程 $[\Delta P = P_1 - P_2 = 4(V_2^2 - V_1^2)]$ 来测定心腔间压力梯度，进一步测量心腔内压。
- 这种测量方法的局限性包括：
  - 需要有跨瓣反流束
  - 需要最大反流速度信号（获得完整的频谱描记）
  - 需要精确多普勒测量（多普勒波束与血流成角 < 30°）
  - 不存在瓣膜或瓣膜下梗阻

通过三尖瓣反流（TR）计算 RVSP（PASP）

三尖瓣关闭时 RV（P1）和 RA（P2）间存在收缩期压力梯度。压力差可通过 TR 峰速估算。

- $P_1 - P_2 = 4v^2 \rightarrow P_1 = 4v^2 + P_2 \rightarrow RVSP = 4(TR_{峰速})^2 + RAP$

RAP 是由 CVP 估算，或经验性地估计为 5 ～ 10 mmHg。

作为无创估算 PASP，反映肺动脉高压严重程度（无并存肺动脉瓣狭窄或 RVOT 梗阻时）的方法，此法临床上非常重要。

通过肺动脉瓣关闭不全（Pulmonic Insufficiency，PI）
来估算 PA 舒张期压力（PA Diastolic Pressure，PADP）

PI 时，肺动脉瓣关闭，PA 和 RV 间存在压力梯度。测量舒张末期 PI 速度，即得出舒张末期 PA 和 RV 间压力梯度，加上 RAP 即可估算 PADP。

- $PADP = 4 \times (PI\ 舒张末期流速)^2 + RAP$
- 平均 $PAP = 4 \times (PI\ 峰流速)^2$

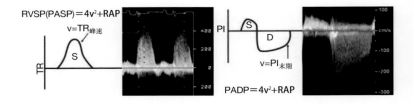

通过主动脉瓣关闭不全（Aortic Insufficiency，AI）来估算 LVEDP

AI 时，当主动脉瓣关闭，主动脉和 LV 间存在压力梯度。测量舒张末期 AI 峰流速。已知主动脉舒张压，利用 AI 舒张末期峰流速来估算 LVEDP。

- $P_1 - P_2 = 4v^2 \rightarrow$ 主动脉 $_{DBP}$ － LVEDP $= 4(AI_{末期}V)^2$
- LVEDP $=$ 主动脉 $_{DBP}$ － $4(AI_{末期}V)^2$

通过二尖瓣反流（Mitral Regurgitation，MR）来计算 LAP

MR 峰流速代表收缩期跨过闭合 MV 的 LV 和 LA 压力梯度。假设不存在 AV 病变或 LVOT 梗阻，主动脉收缩期血压代表 LV 收缩期压力，并能用于计算 LAP。

- $P_1 - P_2 = 4v^2 \rightarrow$ 主动脉 $_{SBP}$ － LAP $= 4(峰\ V_{MR})^2$
- LAP $=$ 主动脉 $_{SBP}$ － $4(峰\ V_{MR})^2$

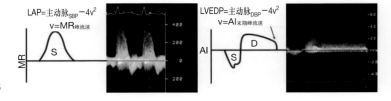

主动脉瓣：连续性方程和压力减半时间

主动脉瓣面积（Aortic Valve Area，AVA）连续性方程

$$A2 = \frac{V1 \cdot A1}{V2} = \frac{VTI_{LVOT} \cdot 0.785 \, d^2_{LVOT}}{VTI_{AV}} = AVA$$

- 理论上可以通过峰速，平均速度，或 VTI 的比值乘 LVOT CSA 来计算 AVA。
- 收缩中期，在 ME AV LAX（120°）切面测量紧邻主动脉瓣下（非 AV 瓣环）的直径来获得 LVOT "d"，也可以估算 LVOT 直径为 2.0 cm（±0.2 cm）。测量面积（A）：
    A = πr² = π（d/2）² = 0.785d²。
- 在 TG LAX（120°）切面，将 CW 取样框置于 LVOT/AV/主动脉根部连线，描记波形获得 VTI。
- 在 TG LAX（120°）切面，将 PW 取样框置于 LVOT 水平（AV 下），描记频谱边缘来获得 VTI。在 AV 流出道开始 PW，向 LVOT 方向后退，直到获得边界清晰且平滑的流速轨迹和较小的光谱增宽。

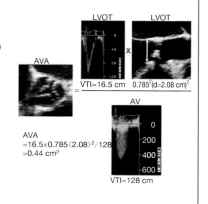

VTI=16.5 cm   0.785(d=2.08 cm)²

AVA
=16.5×0.785(2.08)²/128
=0.44 cm²

VTI=128 cm

主动脉瓣压力减半时间（Pressure Half-Time，PHT 或 PT1/2）

- AI 速度下降的速率是由主动脉和 LV 间的压力差决定的。反流越严重（反流口越大），主动脉压力下降及 LV 压力上升越快，使反流减速斜率变陡。
- 舒张期衰减斜率是通过减速斜率（m/s）或压力梯度减半时间（毫秒，ms）（PT1/2 或 PHT）来计算的。
- 减速时间（deceleration time，DT）是 V峰减至 0 的时间，根据 Bernoulli 方程，当压力减半时，速度等于跨瓣峰流速（V峰）除以 2 的平方根（= 1.4），或速度下降 0.7 V峰。
- 压力下降速度受 LV 顺应性及压力、后负荷、主动脉直径大小及顺应性影响很大，不受反流口大小影响。

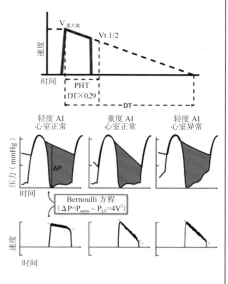

缓斜率	陡斜率
轻度 AI	重度 AI
高 SVR	低 SVR
主动脉扩张	LVEDP 升高

二尖瓣面积：压力减半时间和 PISA

二尖瓣面积：压力减半时间（PT1/2，PHT）法
- MS 时，血流经 LA 经狭窄的 MV 缓慢排空，随之 LAP 升高。CW 多普勒显示：
  - 减速斜率（E 波后）减小，或变平。
  - 由于 LAP 持续上升，舒张停滞期消失，E 波和 A 波融合。
- 从峰压力降至一半压力的时间为压力减半时间（PHT）。
- 根据 Bernoulli 方程，当压力减半时，速度等于跨瓣峰流速（V$_{最大峰值}$除以 2 的平方根（= 1.4），或速度下降 0.7 V$_{最大峰值}$。
- 自体瓣膜 MS 的 MVA 可通过经验公式获得。

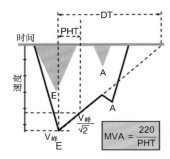

压力减半时间（PT1/2，PHT）法
1. 优化 PW/CW MV 流入血流（于 MV 瓣尖位置取样）
2. 增加扫描速度至 100 m/s
3. 按"分析"键 → MVA Pt$_{1/2}$
   - 卡尺按钮：将卡尺置于 E 波峰值（+"确认"键）
   - 将卡尺沿 E 波斜坡置于基线（+"确认"键）
   - 显示计算所得 MVA

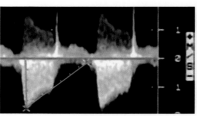

在正常自体 MV，PHT 主要代表 LV 顺应性，不适用于评估 MVA。
MS 时利用 PHT 计算 MVA 的局限性：
- 低估：球囊瓣膜扩张术后，LV 舒张功能受损
- 高估：AI，高 CO，MR，心动过速，LV 充盈受限
- 不可靠：人工瓣膜，房室传导阻滞
- EROA 是反流束流经瓣膜对合处的间隙

最大速度（m/s）
时间（s）
最大压力（mmHg）
PHT（ms）
MVA（cm^2）

近端等速面积（Proximal Isovelocity Area，PISA）法
PISA 法基于舒张期左心房彩色多普勒所见半球形汇聚区域计算二尖瓣血流。以单位时间内二尖瓣血流量除以二尖瓣血流最大速度来计算 MVA。

$$MV \text{ 面积（cm}^2） = \frac{\text{血流速度（cc/s）}}{V_{ms}\text{（cm/s）}}$$

- 单位时间血流量通过以下方法计算：

$$\text{单位时间血流量（ml/s）} = 2\pi r^2 \times \frac{\text{角度 } \alpha}{180°} \times V_{混叠}$$

r（cm）= 血流汇聚区域半径
V$_{混叠}$（cm/s）= 混叠速度

$$\frac{\text{角度 } \alpha}{180} = \text{校正角度}$$

当半球 < 180° 时测量校正角度

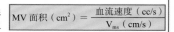

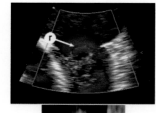

- V$_{ms}$ 为 MV 流入道 PW/CW 多普勒峰速度，单位是 cm/s

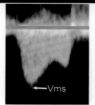

PISA 法的优势
尽管不是最确切的测量 MVA 的方法，当存在 AI、MR、人工瓣膜，或心律不齐时较为有效。受 LA 和 LV 顺应性影响较小。

有效反流口面积（EROA）

- EROA 与缩流颈横截面对应，是反流束最窄的部分，略小于解剖反流口。
- EROA 反映瓣膜反流缺损（主动脉瓣，二尖瓣，三尖瓣）的独特信息，并与反流严重程度相关。
- 可以通过连续性方程或 PISA 法计算 EROA，或用 3D 彩色多普勒直接测量。
- EROA 的属性：
  - 中央型反流时更准确
  - 偏心型反流适用性较差
  - 不适用于多处反流
  - "r" 测量误差会被平方

EROA（cm^2）	MR	TR	AI
轻度	< 0.20	< 0.2	< 0.1
中度	0.20 ～ 0.39	0.20 ～ 0.40	0.1 ～ 0.29
重度	≥ 0.4	>0.4	≥ 0.3

PISA 法测量 MR EROA
1. 优化 MV 反流口的 2D 图像（放大）
2. 优化汇聚区颜色
3. 上调彩色血流基线来↑ MR 半球表面大小
4. 注意降低混叠速度（Vr）
5. 在收缩中期测量混叠区域到反流口的 "r"（cm）
6. 用 CW 测量反流峰速度（V_{MR}）并描记 VTI
7. 计算血流$_{MR}$

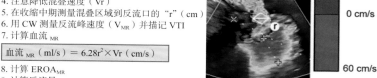

$$血流_{MR}（ml/s）= 6.28 r^2 × Vr（cm/s）$$

8. 计算 $EROA_{MR}$
9. 计算反流量

$$EROA_{MR}（cm^2）= 血流_{MR}（ml/s）/V_{MR}（cm/s）$$

$$RV（ml）= ERO_{MR}（cm^2）× VTI_{MR}（cm）$$

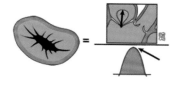

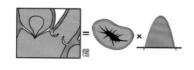

PISA 简化版		
$$EROA = 2\pi r^2 × \dfrac{V_r}{V_{MR}} × \alpha /180$$	假设： MR 峰流速 = 400 cm/s Vr 为 40 cm/s	简化方程： $EROA = \alpha\, r^2/2$

PISA 法计算主动脉瓣关闭不全（AI）EROA
1. 优化汇聚区颜色（深 TG 切面）
2. 上调彩色血流基线来降低彩色血流混叠速度（Vr），增大半球
3. 在收缩中期测量混叠区域到反流口的 "r"（cm）
4. 用 CW 测量反流峰速度（V_{AI}）并描记 VTI
5. 计算血流$_{AI}$（ml/s）= $6.28 r^2 × V_r$（cm/s）
6. 计算 ERO_{AI} = 血流$_{AI}$（ml/s）/V_{AI}（cm/s）

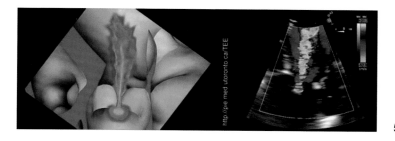

反流量及反流分数

反流量（Regurgitant Volume，RegV）：从功能不全瓣膜反流的血液容量。即通过一个功能正常瓣膜和一个功能不全瓣膜的每搏量（stroke volume，SV）的差值。利用 PISA 法（见上页）或连续性方程法（如下）可计算。

$$Reg_V（ml）= SV_{MV} - SV_{AV}（ml）$$

轻度 < 40 ml
中度 40 ～ 60 ml
重度 > 60 ml

反流分数（Regurgitant Fraction，RF）：通过功能不全瓣膜反流的容量所占每搏量的比例或百分数。

$$RF（\%）= \frac{SV_{MV} - SV_{AV}}{SV_{MV}} = \frac{RegV_{MV}}{SV_{MV}}$$

正常 / 微量 < 20%
轻度 20 ～ 30%
中度 30 ～ 50%
重度 > 50%

收缩期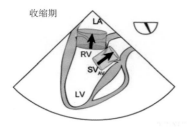

舒张期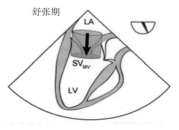

$SV_{AV}（ml）= VTI_{AV}（cm）\times CSA（cm^2）$
1. CSA AV $= \pi r^2 = 0.785d^2$ 在 ME AV LAX（120°）测量 AV 瓣环直径（cm）或在 AV SAX 用面积描记获得，正常 AV_d 1.8 ～ 2.2 cm
2. 描记通过主动脉瓣流出道（TG 切面）CW 的轮廓获得 VTI AV 并得到每搏距离（cm），正常 VTI 为 18 ～ 22 cm
3. 以上两项相乘得出通过 AV 的每搏量

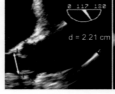 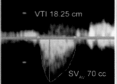

$SV_{MV} = VTI_{MV}（cm）\times CSA（cm^2）$
1. CSA MV $= \pi r^2 = 0.785d^2$ 在舒张中期 ME 2C/4C/LAX 切面测量 MV 瓣环直径（cm），正常 MV_d 为 3.0 ～ 3.5 cm
2. 在 ME 切面，描记通过二尖瓣瓣环 PW 轮廓并获得 VTI MV 并得到每搏距离（cm），正常 VTI 为 10 ～ 13 cm。
3. 以上两项相乘获得通过 MV 的每搏量。

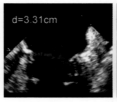 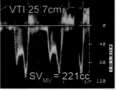

$RegV_{MR}（ml）= 221 - 70 = 151\ ml$ $RF_{MR}（\%）= 151/221 = 68\%$

使用容积法的误区：
- PW 取样容积位置：MV 瓣环而不是瓣尖 /LVOT
- 直径测量：位置，时机，任何误差将被乘方
- 心律不齐：取 5 次均值
- 多瓣膜病变 / 分流：如果存在明显分流或非测量瓣存在大于轻度的反流，则公式无效

分流分数

- 通过计算代表总肺循环血流（Qp）与总体循环血流（Qs）两处心内每搏量（SV）之比得出心内分流分数。
- 测量分流处近端和远端的血流，取样位置如下所列。
- 分流量由缺损的位置和大小，以及缺损两侧对血流的相对阻力决定。

  Qp：Qs 正常值为 1
  Qp：Qs > 1 是左向右分流
  Qp：Qs < 1 是右向左分流

> 显著分流 Qp：Qs > 1.5：1

分流取样位置			
分流	Qp	Qs	分流血流
	分流流入远端位置	分流流出远端位置	血流方向的决定因素
ASD： LA → RA	TV 瓣环 RVOT 主 PA	MV 瓣环 LVOT 升主动脉	RAP，LAP RV/LV 顺应性 Valsalva
VSD： LV → RV	RVOT 主 PA MV 瓣环	LVOT 升主动脉 TV 瓣环	RVSP，LVSP PVR，SVR
PDA：主动脉→ PA	MV 瓣环 LVOT 升主动脉	TV 瓣环 RVOT 主 PA	AoP，PAP SVR，PVR

- 计算每搏量误区：
  - 需要精确地测量横截面积，如非圆形缺损则较困难
  - 假设为层流，空间上呈"平的"血流速度特征
  - 为了获得理想的频谱曲线，多普勒方向需平行于血流
  - 速度和直径测量在同一解剖位置

分流比（ASD）
Qp ＝跨肺动脉瓣血流量＝ CSA×VTI PA Qs ＝ LVOT 血流量＝ CSA×VTI LVOT

$SV_{LVOT} = VTI_{LVOT}$（cm）$\times CSA$（cm^2） 1. CSA LVOT ＝ $\pi r^2 = 0.785d^2$ 在 ME AV LAX（120°）AV 瓣环 1 cm 以内测量 LVOT 直径（cm） 2. 在 TG 切面描记通过主动脉流出道 PW 的轮廓（VTI）来获得每搏距离（cm），得到 VTI LVOT 3. 以上两项相乘得出通过 LVOT 的每搏量	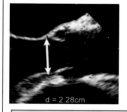 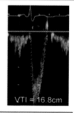 d = 2.28cm　　VTI = 16.8cm
	$SV_{LVOT} ＝（2.28）^2 \times 0.785 \times 16.8 = 68.5\ ml$
$SV_{PA} = VTI_{PA}$（cm）$\times CSA$（cm^2） 1. CSA PA ＝ $\pi r^2 = 0.785d^2$ 在 ME RVOT 切面测量 PA 直径 2. 获取通过 PA 的 PW 多普勒轮廓（VTI）获得每搏距离（cm），得到 VTI PA 3. 以上两项相乘得出通过 PA 的每搏量 $SV_{PA} ＝（3.0）^2 \times 0.785 \times 22.3$ 　　　$= 157.5\ ml$ 分流分数（Qp/Qs）＝ 157.5/68.5 　　　　　＝ 2.3：1	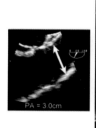 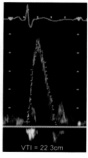 PA = 3.0cm VTI = 22.3cm

3

左心室

（闫琦 译 鞠辉 校）

左心室解剖和功能

- 在正常心脏中，左心室（LV）是最大的心腔。
- 超声心动检查的核心是评价 LV 大小及功能。
- 用多种不同的参数评估左心室大小（心室腔大小，容量），质量（室壁厚度），以及收缩和舒张功能。

LV 解剖

- 正常的左心室是子弹状的，包括较宽的流入道（二尖瓣），布满肌小梁的心尖，和较窄的流出道。
- LV 室壁包括三层：心外膜（外），心肌层（中间层），心内膜（内）。心外膜为心包浆膜层的脏层。心内膜由内皮细胞构成，除流出道外，其他地方均有小梁肌束。心肌层最厚，由心肌细胞组成复杂的纤维束构成，来完成左心室功能。
- 心外膜下层（25% 厚度）由斜形心肌纤维呈左螺旋排列延伸到右心室。中间层（50% ～ 60% 厚度）由心肌细胞构成环状心肌，形成较厚的基底部和较薄的心尖。心内膜下（20% 厚度）心肌纤维呈右螺旋排列。两个主要的乳头肌支撑二尖瓣，是左心室前外侧壁和后内侧壁的组成部分。
- 左心室血供见第 5 章。
- 正常的 LV 形状是对称的，具有短圆周轴和从基底部到心尖部较长的长轴。顶点是圆形的，更像半椭圆；心底是环形的，更像一个圆柱体。各种简化公式可以描述心室几何结构。

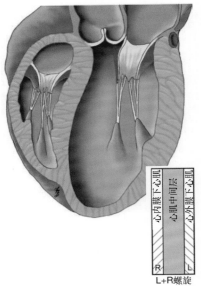

心内膜下心肌 心肌中间层 心外膜下心肌

L+R螺旋

LV 功能

- LV 功能取决于收缩期的收缩能力和舒张期的舒张功能（见第 6 章）。心动周期任何时段的功能不全均会损害 LV 功能。不同心肌层的肌纤维排列使心脏在充盈和射血时形成复杂的血供涡流。为有效射血，收缩期正常心脏收缩有 3 个动作：
  1）从心底到心尖部，包括心内膜下层，长轴缩短 15 ～ 20 mm（10% ～ 15% 缩短）
  2）心肌沿长轴向内收缩增厚（环周缩短 25%）
  3）心底（心外膜下层）顺时针及心尖部（心内膜下层）逆时针环周扭转（旋转或扭曲）
  舒张期心肌则为相反的运动，使心脏舒张。
- 目前，超声心动检查可以评估心肌运动的不同成分。
- LV 收缩功能受负荷状态（前负荷，后负荷）影响。

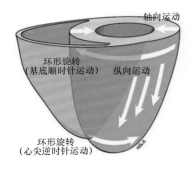

轴向运动
环形旋转（基底顺时针运动）
纵向运动
环形旋转（心尖逆时针运动）

左心室模型

- 左心室模型依据冠状动脉解剖人为地将 LV 分割成段，以更精确地描述节段性室壁运动异常（RWMA）。大部分心室模型将心腔按长轴三等分：心底部，中部，心尖部。
- 16 个 LV 节段模型（ASE1989）并不包括真正的心尖段。2002 年 AHA 专家共识指南描述了 **17 个节段 LV 模型**，适用于所有心脏影像检查，包括超声心动图、CT 以及 MRI。LV 基底部以及中部均分为 6 个节段，心尖部分为 4 个节段，以及不形成心腔的心尖部为第 17 个节段。

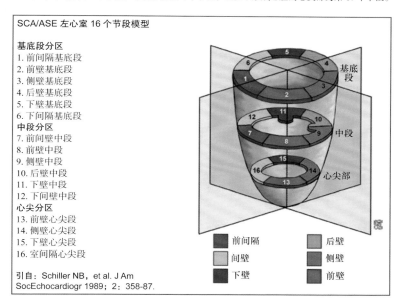

SCA/ASE 左心室 16 个节段模型

基底段分区
1. 前间隔基底段
2. 前壁基底段
3. 侧壁基底段
4. 后壁基底段
5. 下壁基底段
6. 下间隔基底段

中段分区
7. 前间壁中段
8. 前壁中段
9. 侧壁中段
10. 后壁中段
11. 下壁中段
12. 下间壁中段

心尖分区
13. 前壁心尖段
14. 侧壁心尖段
15. 下壁心尖段
16. 室间隔心尖段

基底段

中段

心尖部

前间隔　　后壁
间壁　　　侧壁
下壁　　　前壁

引自：Schiller NB，et al. J Am SocEchocardiogr 1989；2：358-87.

SCA/ASE 左心室 17 个节段模型

基底段
1. 前壁基底段
2. 前间隔基底段
3. 下间隔基底段
4. 下壁基底段
5. 下侧壁基底段
6. 前侧壁基底段

中段
7. 前壁中段
8. 前间隔中段
9. 下间隔中段
10. 下壁中段
11. 下侧壁中段
12. 前侧壁中段

心尖段
13. 前壁心尖段
14. 室间隔心尖段
15. 下壁心尖段
16. 侧壁心尖段
17. 心尖

基底段

中段

心尖部

前间隔　　下侧壁
下间隔　　前侧壁
下壁　　　前壁
间壁　　　侧壁
心尖

引自：Cerqueira M，et al. Circulation 2002；105：539-42.

左心室 TEE 切面

- 标准食管中段切面（ME 4C，2C 和 LAX）和经胃切面（TG 基底 SAX，TG 中段 SAX，TG 心尖 SAX，TG 2C，TG LAX）可从长轴和短轴观察 LV 形态。当 TG 或 ME 切面因伪像（超声脱失或遮挡）或解剖异常（LV 扩张，裂孔疝）而图像质量较差时，可以从其他切面找到补充信息。
- 每一个 LV 室壁节段都应被仔细识别并检查。

ME 切面

- ME 切面，从 ME 4C 切面开始，不用移动探头，仅调整超声束角度 0 ～ 160° 即可观察到左心室。探头尖端后曲以避免缩短 LV。在 ME 2C 切面，调整至合适的深度以优化心尖的显示。由于超声束平行于左心室壁可导致超声脱失，心内膜的显影较差。调整总增益以确保可见完整的左心室壁，心内膜边界清晰。

经胃切面

- TG SAX 切面可从基底部到心尖部逐一节段显示 LV 形态。为避免在中段 SAX 切面对左心室壁进行斜切，可将其与 TG 2C 切面进行比较，其屏幕上的心室壁应水平显示。在心内膜显示最佳且垂直左心室的切面上测量左心室内径。
- SAX 切面尤其有价值，因为可同时显示所有 6 个节段。经胃长轴切面能显示二尖瓣瓣下附属器，包括左心室的腱索和乳头肌。长轴切面还可用于多普勒测量 LVOT 和 AV 流速。

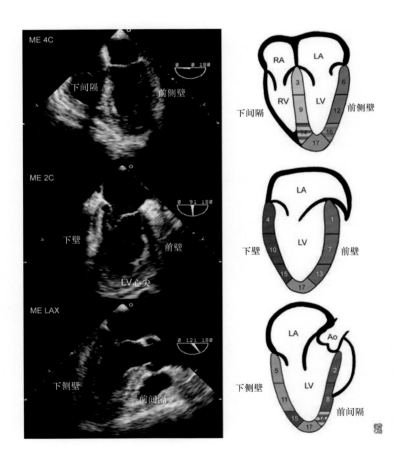

左心室 TEE 切面

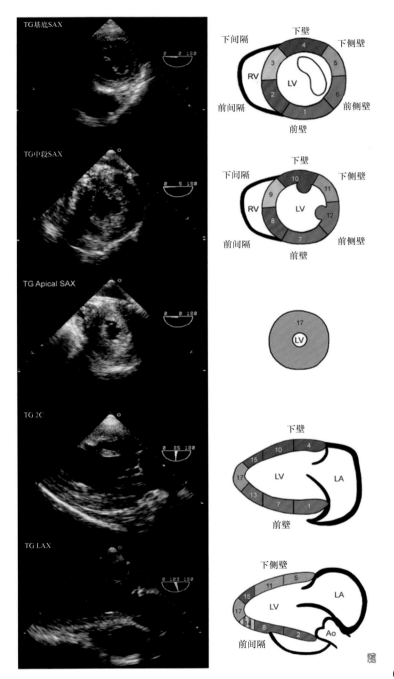

TG基底SAX

下间隔　下壁　下侧壁
3　4　5
RV　LV
2　6
前间隔　1　前侧壁
前壁

TG中段SAX

下壁
下间隔　10　下侧壁
9　11
RV　LV
8　12
前间隔　7　前侧壁
前壁

TG Apical SAX

17
LV

TG 2C

下壁
15　10　4
17　LV　LA
13　7　1
前壁

TG LAX

下侧壁
11　5
15　LV　LA
17　8　2　Ao
前间隔

左心室大小

- LV 大小可通过舒张末期和收缩末期的径线和容积测量进行评估。这些测量因性别有所差异，因此用体表面积（BSA）进行校正。TTE 与 TEE 测量值基本一致。

正常左心室大小	男性		女性	
	平均值+标准差	2 个标准差范围	平均值+标准差	2 个标准差范围
左心室直径（LVD）				
舒张期，mm	50.2±4.1	42.0～58.4	45.0±3.6	37.8～52.2
收缩期，mm	32.4±3.7	25.0～39.8	28.2±3.3	21.6～34.8
LV 容积				
舒张期容积，ml	106±22	62～150	76±15	46～106
舒张期容积/BSA，ml/m²	54±10	34～74	45±8	29～16
收缩期容积，ml	41±10	21～61	28±7	14～42
收缩期容积/BSA，ml/m²	21±5	11～31	16±4	8～24
引自：Lang R, et al. J Am Soc Echocardiogr 2015；28：1-39				

- 测量 LV 大小的最佳 TEE 切面存在争议。
- 经胃切面（TG 2C，TG 长轴）比 ME 切面（ME 2C）更好，侧壁超声脱失可能会牺牲左心室心内膜的显像。
- 垂直于左心室长轴测量左心室短轴直径。TG 短轴切面时，首先确定测量在轴线上并垂直于 LV 长轴，可通过 TG 2C 切面或应用同步多平面图像确定。
- 舒张末期测量 LV 长度（L）和内径（LVD）。用 2D 超声在左心室中段和基底段连接处测量前壁和下壁心内膜间的 LVD。

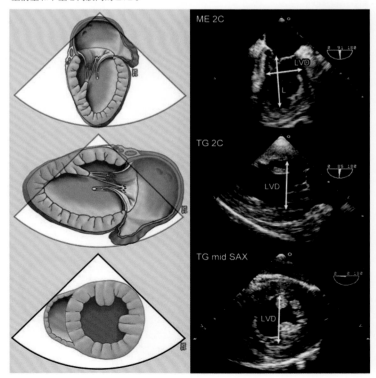

左心室扩张

左心室大小	男性				女性			
左心室内径 (LVD)	参考范围	轻度异常	中度异常	重度异常	参考范围	轻度异常	中度异常	重度异常
舒张末期内径, cm	3.8～5.2	5.3～5.6	5.7～6.1	> 6.2	4.2～5.8	5.9～6.3	6.4～6.8	> 6.8
舒张末期内径/BSA, cm/m²	2.2～3.1	3.2～3.4	3.5～3.7	> 3.7	2.2～3.0	3.1～3.3	3.4～3.6	> 3.6
收缩末期内径, cm	2.2～3.5	3.6～3.8	3.9～4.1	> 4.1	2.5～4.0	4.1～4.3	4.4～4.5	> 4.5
收缩末期内径/BSA, cm/m²	1.3～2.1	2.2～2.3	2.4～2.6	> 2.6	1.3～2.1	2.2～2.3	2.4～2.5	> 2.5
左心室容积								
舒张末期容积, ml	46～106	107～120	121～130	> 130	62～150	151～174	175～200	> 200
舒张末期容量/BSA, ml/m²	29～61	62～70	71～80	> 80	34～74	75～89	90～100	> 100
收缩末期容积, ml	14～42	43～55	56～67	> 67	21～61	62～73	74～85	> 85
收缩末期容积/BSA, ml/m²	8～24	25～32	33～40	> 40	11～31	32～38	39～45	> 45

BSA, 体表面积
引自: Lang R, et al. J Am Soc Echocardiogr 2015；28：1-39

LV 全心室扩张

- 左心室心腔扩大，常伴有心肌变薄以及不同原因导致的收缩功能减退（见下）。
- 左心室容量扩大导致乳头肌功能障碍，二尖瓣环和三尖瓣环的扩张导致功能性瓣膜反流。
- LV 血液停滞可表现为自发显影，血栓形成的风险较大。

左心室扩张原因
缺血性心脏病
瓣膜病（二尖瓣反流，主动脉瓣关闭不全，主动脉瓣狭窄）
心肌病（特发性）
中毒（酒精，可卡因）
药物（阿霉素，曲妥单抗）
代谢性疾病（脚气病，甲状腺毒症，肢端肥大症，嗜铬细胞瘤）
金属病（铁，钴，铅，汞）
传染病（HIV，HCV，锥虫病）
怀孕

LV 功能不全 TEE 表现
LV 增大
LA 增大
节段心肌变薄
收缩功能减退
自发显影
MV、AV VTIs 减少
±MV/TV 瓣膜反流

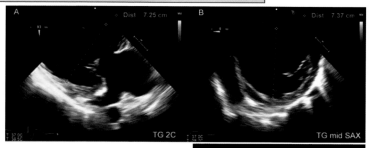

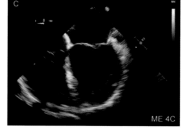

（A）TG 2C 和（B）TG 中段 SAX 切面提示 LV 扩张，舒张末期 EDD > 70 mm。在 TG 2C 切面，要垂直于左心室壁进行测量避免斜切导致高估左心室大小。TG SAX 切面显示心肌层变薄以及 LV 自发显影（"烟雾"征）。（C）在舒张末期，ME 4C 切面显示左心室扩张，二尖瓣瓣叶对合欠佳。

左心室室壁质量

LV 壁厚度

- TG 中段 SAX 切面（0 ~ 30°），于舒张末期（ED）测量 LV 室间隔厚度（SWT），后壁厚度（PWT），除外乳头肌。
- LV 室壁厚度（ED）
  - LV 室壁正常厚度 < 12 mm
  - LV 肥厚（LVH）> 12 mm

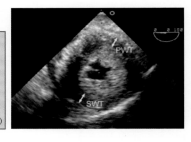

对称性 LVH 的鉴别诊断

高血压
主动脉瓣狭窄
浸润性病变（淀粉样变，肉瘤，Fabry 病）
代谢疾病（库欣，糖尿病）
肾疾病
运动员心脏，肥胖
先天异常（Noonan 综合征，Friedrich 共济失调）

LV 室壁质量（LVM）

- LVM 为心肌总质量，通过估计心肌容量乘以特定心肌密度来计算。
- 舒张末期测量室间隔厚度、后壁心肌厚度以及 LV 内径（LVID），带入公式并加上一个校正因子进行计算。除以体表面积可计算质量指数

LV 质量=	$0.8 \times \{1.04 [(LVIDd + PWTd + SWTd)^3 - (LVIDd)^3] \} + 0.6 \, g$
正常质量：男性 88 ~ 224 g（49 ~ 115 g/m²），女性 67 ~ 162 g（43 ~ 95 g/m²）	
RWT =	$(2 \times PWTd) / LVIDd$

左心室重塑

- 左心室重塑指左心室大小、几何形态、功能随时间的改变。左心室质量（LVM）和相对室壁厚度（RWT）有助于区分向心性或离心性 LVM。
- **向心性肥厚**
  LVM ↑ 和 RWT ↑，LV 心腔不增大，表现为压力过负荷，LV 功能可无改变（高血压，AS）。
- **离心性肥厚**
  LVM ↑，RWT 正常，LV 心腔增大，LV 功能可无改变（MR，AI）。
- **向心性重塑**
  LVM 正常，RWT ↑，病因多为外周阻力增高，心指数降低，动脉硬化，多为压力过负荷的早期表现（高血压，AS）。

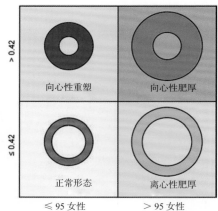

室壁应力

- 室壁应力是指作用于单位心肌的力，取决于心室大小、压力以及室壁厚度。
- 室壁应力的测量多用于压力或容量过负荷（高血压，AS，AI，MR）时评估收缩功能。计算室壁应力的优点在于该参数理论上而言对负荷状态的依赖较其他指数小（EF，FAC）。临床常计算收缩末期圆周应力和纵向应力。

左心室收缩功能

整体收缩功能
- LV 收缩功能的评估是超声心动检查的主要内容。
- 定性评估较为容易，可通过肉眼评估射血分数（EF）。LV 收缩功能的定量评估可因测量方法不同而难易程度不同。测量参数包括通过测量每搏量判断 LV 容量的变化来计算 EF。因可能存在心内膜显示不清以及 LV 斜切缩短，用 TEE 精确测量 LV 容量存在一定困难。
- 单纯径线和面积测量经换算可获得评估 LV 收缩功能的相关参数，但不应与测量 EF 混淆。这些参数存在一定局限性，它们的计算是基于以下假设：（a）LV 功能整体协调，无局部室壁运动异常（RWMA），（b）LV 形态对称，（c）负荷依赖（前负荷以及后负荷）。
- TEE 参数没有规范的参考值，下面的参数来源于 TTE。

LV 收缩相关参数
大小
- 径线测量
  缩短分数（FS）
- 面积测量
  面积改变分数（FAC）
- 容量计算，射血分数
  Teicholz 法
  Quinones 法
  面积-长度法
  圆盘叠加法（MOD）
  3-D 容量
- 二尖瓣环运动
  二尖瓣环平面收缩位移（MAPSE）
频谱多普勒
- 每搏量（SV）/心输出量（CO）
- 心肌性能指数（MPI）
- 压力上升速度（dP/dt）
- 圆周缩短速度（Vcf）
组织多普勒
- 收缩期二尖瓣环移动速度（Sm）
- 应变
  整体长轴收缩期应变峰值（GLPSS）
- 应变速率

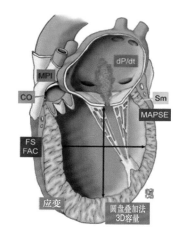

LV 收缩功能测量参数小结		正常	异常
FS[a]（M 超）	$\%FS = 100 \times \dfrac{(LVIDd - LVIDs)}{LVIDd}$	> 26% ~ 45%（33±7）	< 25%
FAC（2D）	$\%FAC = 100 \times \dfrac{(EDA - ESA)}{EDA}$	> 40% ~ 60%（57±20）	< 40%
EF[1]	$\%EF = 100 \times \dfrac{(EDV - ESV)}{EDV}$	> 55%（62±7）	< 55%
MAPSE	瓣环侧壁位移	12±2 mm	< 8 mm
Sm	瓣环侧壁位移速度 S′	> 8 cm/s	< 5 cm/s
MPI	$MPI = \dfrac{(ICT + IRT)}{ET}$	0.39±0.05	> 0.50
dP/dt	$dP/dt = \dfrac{32 \ mmHg}{时间}$	> 1200 mmHg/s	< 800 mmHg/s
Vcf	$Vcf = \dfrac{FS}{LVET}$	1.09±0.3 周/秒	—
GLPSS[b]	斑点追踪 依赖超声机及软件	> −20（更负值）	< −20（更正值）

[a] Lang R，et al. J Am Soc Echocardiogr 2005；18：1440-63
[b] Lang R，et al. J Am Soc Echocardiogr 2015；28：1-39

FS，FAC，dP/dt

缩短分数（FS）

- FS 是线性测量法测量 LV 收缩功能，通过测量舒张末期 LV 内径（LVIDd）和收缩末期内径（LVIDs）而得。用 2D 超声或 M 超声，在 TG 中段短轴切面进行测量。
- FS 仅能反映 LV 中段或基底段收缩功能，不能确切反映左室整体的功能，当存在 RWMA 或心室形态异常时，准确性更差。
- 并非 ASE 推荐的评估 LV 功能的方法。

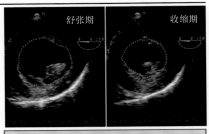

$$FS（\%）= \frac{LVID_d - LVID_s}{LVID_d} \times 100\%$$

正常 FS > 26 ～ 45%（Lang 2005）
男性：25% ～ 43%，女性：27% ～ 45%

面积改变分数（FAC）

- FAC 是用面积描记法测量 LV 收缩功能。它与射血分数不同，并非一个容量指标。在 TG 中段短轴切面进行测量，描记心内膜，忽略乳头肌，分别找到舒张末最大面积（EDA）与收缩末最小面积（ESA）。在 LV 不同水平，FAC 变化不大，从基底到心尖略有上升。
- 与 FS 相同，假定测量时不存在节段性室壁运动异常（RWMA）。FAC 过度升高（> 80%）可能存在明显的病变（低 SVR，AI，MR，VSD），其 EDA 常正常，ESA 缩小，可与 EDA 和 ESA 均小的低血容量状态相鉴别。

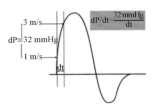

舒张期　　收缩期

$$FAC（\%）= \frac{LVD \ 面积 \ LVS \ 面积}{LVD \ 面积} \times 100\%$$

FAC 正常值 45 ～ 80%
基底段：> 40%，中段：> 50%，心尖 > 60%
男性：56 ～ 62%，女性：59 ～ 65%

FAC < 20%：LV 衰竭
FAC > 80%：低血容量，SVR 低，AI，MR

dP/dt

- 通过 CW 多普勒追踪二尖瓣反流，可获得收缩期心室腔内压力上升的速率（dP/dt）。它是代表在等容收缩期左心室心肌收缩力的一个参数，且它与 FAC 或 EF 不同，该参数较少受心室负荷大小的影响。
- dt 为流速从 1 m/s 增加到 3 m/s 的时间，此时压力阶差为 36 mmHg（3 m/s）－ 4 mmHg（1 m/s）= 32 mmHg。计算可得 dP/dt。适用于存在严重 MR 的患者，不适用于轻微 MR，存在偏心性喷流束，或存在 RWMA 的患者。
- 将标尺置于 MR 反流束上升支 1 m/s，3 m/s 处，测量其时间。超声机自动进行计算。

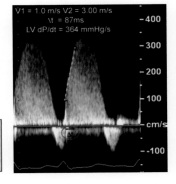

正常：> 1200 mmHg/s（dt < 26 ms）
边缘：800 ～ 1200 mmHg/s
LV 功能减退：< 800 mmHg/s（dt > 40 ms）
LV 功能严重减退：< 500 mmHg/s（dt > 64 ms）

MPI，Vcf，S′

心肌性能指数（MPI）或 Tei 指数

- 通过多普勒测量左心室 MPI 以及收缩和舒张时间，评估收缩和舒张功能。
- 等容收缩时间（ICT）与等容舒张时间（IRT）之和除以射血时间（ET）。
- 数值不受动脉压、HR、心室形态、房室瓣反流、后负荷、前负荷的影响。ICT ↑，IRT ↑，ET ↓，导致 MPI > 0.50 提示收缩功能不全。

> LV MPI 正常值：0.39±0.05
> 异常 LV MPI > 0.50

- PW 频谱多普勒描记 MV 流入和 LVOT 流出血流获得 TEI 指数时间。

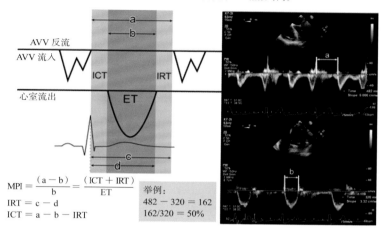

$$MPI = \frac{(a-b)}{b} = \frac{(ICT + IRT)}{ET}$$

$$IRT = c - d$$

$$ICT = a - b - IRT$$

举例：
482 − 320 = 162
162/320 = 50%

圆周纤维缩短速度（Vcf）

- 该指数反映了心室随时间（LVET，左室射血时间）在短轴上的平均圆周缩短速度，计算公式如下。
- Vcf 是由左室缩短分数要除以 LVOT 频谱多普勒获得的 LV 射血时间而得。该值对前负荷的依赖小于 EF。

平均 Vcf $= \dfrac{FS}{LVET} = \dfrac{LVID_d^2 - LVID_s^2}{LVID_d \times LVET}$	正常值 1.09±0.3 周 / 秒

二尖瓣环位移速度（S′）

- MV 瓣环侧壁组织多普勒图像（TDI）可反映 LV 长轴心肌运动速度（见第 54、55 页）。当存在二尖瓣环钙化（MAC）、RWMA 以及多普勒对线不良时，该法应用受限。
- S′ 波可评估整体 EF，但不能代表心肌收缩力的测量。

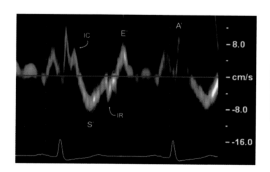

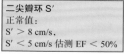

二尖瓣环 S′
正常值：
S′ > 8 cm/s，
S′ < 5 cm/s 估测 EF < 50%

心室容量

心室容量
- LV 形态相对对称，因此可在 2D 图像和 M 超时采用数学模型计算收缩及舒张时的心室容量。
- 计算基于以下假设：（a）左心室为椭圆形（b）长轴等于短轴的两倍，（c）室壁运动协调。

射血分数（EF）
- 这是 LV 在收缩期将舒张末容积射出的百分比。可以用每搏量（SV）除以舒张末容积（EDV）计算得出。SV = EDV - ESV。虽然都是从 SV 计算而来，但 EF 与 CO 不同。

$$EF\% = \frac{EDV - ESV}{EDV} \times 100\%$$

EF%	正常	轻度	中度	重度
男性	52 ~ 72	41 ~ 51	30 ~ 40	< 30
女性	54 ~ 74	41 ~ 53	30 ~ 40	< 30

Lang R, et al. J Am Soc Echocardiogr 2015；28：1-39

Teicholz 法
- TG 中段 SAX 切面
- M 超经中心测量 EDD、ESD 直径
- 计算 EDV 和 ESV，然后得出 EF

$$EF\% = \frac{EDD^3 - ESD^3}{EDD^3} \times 100\%$$

- 容量 = D³，假定左心室长轴是短轴的 2 倍。

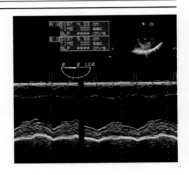

改良 Teicholz 法
当 LV 形态为球形时使用

$$LV \text{ 容量} = \frac{(7)}{2.4 + EDD} \times EDD^3$$

Quinones
- 计算轴向 EF%，从而估算整体 EF%，但会兼顾长轴 EF% 进行校正。
- 长轴校正因子（EF%）= 常数 ×（100 - 轴向 EF%）

$$\text{轴向 } EF\% = \frac{EDD^2 - ESD^2}{EDD^2} \times 100\%$$

所有的径线测量应注意：
- 任何一个都不是 ASE 推荐的方法
- 假设：整体功能正常；LV 形态正常
- 局限性：心内膜描记不清，RWMA

Quinones 常数
正常 0.1
运动减低 0.05
无运动 0
反向运动 - 0.05

面积-长度法
- 用单个切面（ME 4C 或 ME 2C）描记 ES 与 ED 时心内膜内缘
- 起止于二尖瓣瓣环，超声机会自动闭合形成面积环
- 确定左心室心尖（避免左心室斜切缩短）
- 计算

$$SV = \frac{0.85 \text{（左心室短轴面积）}^2}{\text{左心室长轴长度}}$$

- 正常 SV = EDV - ESV
  ME 4C = 57±13（37 ~ 94）ml/m²
  ME 2C = 63±13（37 ~ 101）ml/m²
[译者注：此正常值为每搏量指数（SVI），即 SV/BSA]

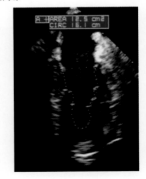

射血分数

圆盘叠加法或改良 Simpson 法

- 该法将心室分为 20 个圆盘，分别测量每个圆盘的 EDV 和 ESV 再总和而得。
- 在 ME 4C 与 2C 切面，根据超声机所用软件不同，有不同圆盘分割的方法。描记 ED 与 ES 时心内膜缘，在二尖瓣瓣环处起止自动形成闭环，确定心尖并计算容量。或者，在 MV 瓣环边缘和 LV 心尖处定点，心内膜边缘被自动描记，经修饰后计算容量。
- 计算：SV = EDV − ESV
- 计算 EF（%）= SV/EDV
- 这是 ASE 推荐的测量方法
- 在左心室形态不规则或存在 RWMA 时仍可用。

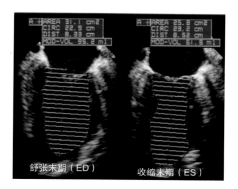

舒张末期（ED）　　收缩末期（ES）

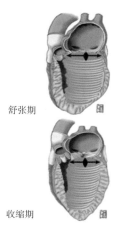

舒张期

收缩期

自动测量射血分数（EF）

- Epiq 7 超声机（Philips Healthcare，Andover，MA）可通过解剖智能软件，经 2D 超声自动心脏参数定量计算（a2DQ），这是一种半自动化的方法，通过斑点追踪快速测量 LV 容量、EF、射血时间与早期充盈分数。
- （a）使用标准的 2 维 ME 4C 或 2C 切面，通过在二尖瓣瓣环和心尖放置点确定感兴趣区域（ROI）。（b）无需手动追踪，每个心动周期可通过斑点追踪自动确定心内膜缘。为了获得更好的一致性，可以手动编辑心内膜边界。
- 每个视图中的 LV 容量可通过 Simpson 圆盘叠加法测算。测量 ED 时最大容量和 ES 的最小容量，可计算得出 EF。

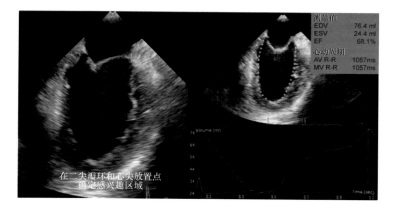

在二尖瓣瓣环和心尖放置点
确定感兴趣区域

3D TEE 测量左心室收缩功能

3D 心室容量

LV 容量可用实时 3 维 TEE 测量，有 2 种方法：3D 引导的双平面法或直接容量分析法。这两种方法均应用 LV 全容量（FV）法采集数据，输出至定量分析软件（3DQ QLab, Philips Medical Systems）。

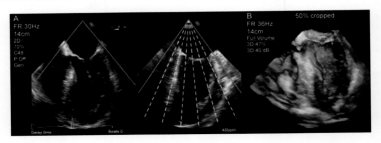

3D 引导双平面法

（A）在该软件中，FV 3D 数据集由三个 MPRs（多平面重建，绿、红、蓝）展示。（B）红色和绿色切面在真正的心尖处沿 LV 长轴进行切割。理想的 ME 4C（C）和 ME 2C 切面（D）应最大限度避免 LV 斜切短缩。手动描记舒张期和收缩期心内膜、心外膜。自动测量值和计算值包括：每搏量、射血分数、舒张末以及收缩末容积，LV 质量。

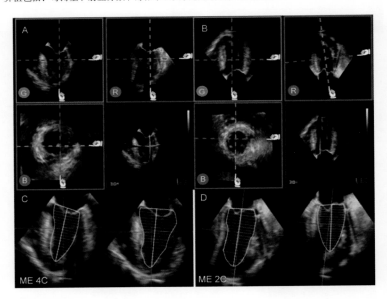

3D 直接容量分析

- 可以通过一种半自动的方法直接测量左心室容量来评估整体收缩功能。
- 按程序进行分析，3D 心内膜壳是根据识别的表面给出一个左心室容量图形，每一帧代表每一个心动周期（见下页）。
- 测量 EDV 和 ESV，可自动计算并显示 SV 和 EF。最大和最小心室容积分别用蓝点和红点表示。EDV 和 ESV 是通过 3 维像素计数来确定的，因此不同于单帧圆盘叠加法（见第 75 页）。
- 该法会轻度高估心室容量，但仍然是目前 ASE 推荐的测量左心室容量的方法。

3D TEE 测量左心室收缩功能

将 3D FV 数据集导入分析软件（3DQA、QLab、飞利浦医疗系统），以生成动态左心室心内膜模型，分析如下：
1. 确定舒张末期帧
2. 在 2C 和 4C 切面中通过左心尖对齐 MPR 轴（红色和绿色线）
3. 使用黄色箭头标识蓝色平面中的 IVS 中部
4. 在左心室壁（4C S + L，2C I + A）和心尖处添加参考点
5. 对收缩期结束帧重复操作

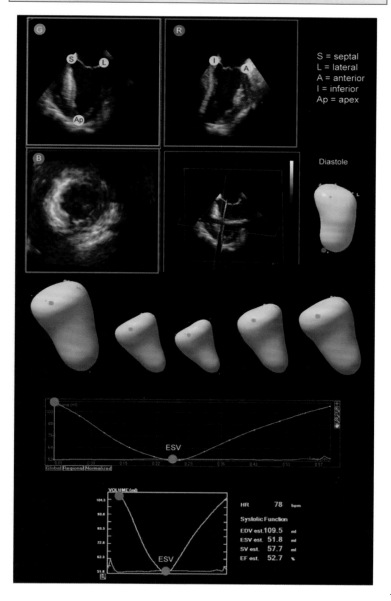

心输出量

多普勒法
- 通过瓣膜的每搏量（SV），不论是舒张期还是收缩期，都可以通过频谱多普勒测量瓣环直径和速度时间积分（VTI）计算而得。
- 横断面面积（CSA）按圆形计算公式得出
  $$CSA = \pi r^2 = 0.785d^2.$$
- VTI 是指通过频谱多普勒测量的红细胞经过的累计距离（每搏距离，单位是 cm）。
- 每搏量是指收缩期由心室射出的血量，包括前向和逆向血流。通过多普勒测量而得的SV，不受对 LV 心腔形态假设的影响，因此对于非对称心室更有用。

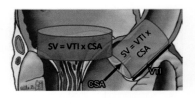

$$SV = CSA \times VTI \ (cm^3)$$
$$= (cm^2) \times (cm)$$

- 心输出量（CO）是指单位时间通过体循环的血液总量，计算如下：

$$心输出量（CO）＝每搏量（SV）\times 心率（HR）$$

- 心输出量并非 LVEF，二者数值可能因不同的疾病状态有不同的意义。二尖瓣反流或低血容量时，LV 几乎将血液全部射出，EF 可能很好，但 CO 可能减小，因为并非所有的血液都流向外周循环。主动脉瓣关闭不全时，CO 很高，血液在舒张期仍然回流向左心室，但EF 很低，因并非所有舒张末容量均被射出。

右心室每搏量
$SV_{RV} = VTI \times CSA$，VTI ＝肺动脉 PW/CW，CSA ＝ $0.785d^2$，d ＝ PA 或 PV 直径

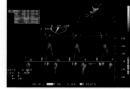
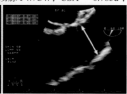

VTI ＝ 10.8 cm
CSA ＝ 0.785（3 cm）^{2}
SV ＝ 10.8×9
　　 ＝ 97 ml

经主动脉每搏量
$SV_{AV} = VTI \times CSA$，VTI ＝主动脉瓣 CW，CSA ＝ $0.785d^2$，d ＝长轴上 AV 直径

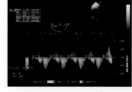
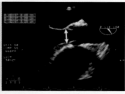

VTI ＝ 22.1 cm
CSA ＝ 0.785（2.3 cm）^{2}
SV ＝ 22.1×4.15
　　 ＝ 92 ml

LVOT 每搏量
$SV_{LVOT} = VTI \times CSA$，VTI ＝用 PW 测 LVOT VTI，CSA ＝ $0.785d^2$，d ＝经胃切面测 LVOT 直径

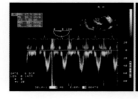
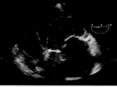

VTI ＝ 16.8 cm
CSA ＝ 0.785（2 cm）^{2}
SV ＝ 16.8×3.14
　　 ＝ 53 ml

二尖瓣环运动

二尖瓣环收缩期位移（MAPSE）

- MAPSE 与 TAPSE 类似，在 MV 瓣环侧方用 M 超测量。
- MAPSE 仅可评估 LV 长轴运动，LV 正常或扩张时，与收缩期 EF 高度相关。
- 该技术时间分辨率高，对 2D 超声图像的质量要求不高。M 超对线不良、前/后负荷、RWMA 时应用受限。
- 尽管有一定局限性，MAPSE 可发现某些心脏病变而 EF 正常时的早期长轴运动减弱（高血压，急性心肌梗死，主动脉瓣狭窄）。

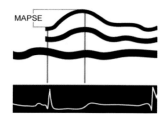

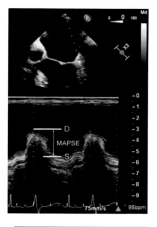

正常 MAPSE：12±2 mm
MAPSE ＜ 8 mm → EF ＜ 50%

组织二尖瓣环位移（TMAD）

- 心动周期中的二尖瓣移位（MAD）可通过不同的超声心动图技术测量：M 超（见上文），彩色 TDI，2D 斑点追踪（STE），不能互相替代。
- 使用 MAD 评估左心室纵向收缩功能可以补充 LVEF 提供的信息。缺血、瓣膜病变和 HCM 导致的 TMAD 降低，可提示 LVEF 正常的早期亚临床长轴收缩期功能减退。
- 在标准 ME2C、4C 切面，通过 2D STE 测量 TMAD 是一种较为简便的方法。自动化的 2D 心脏定量测量软件（Philips Medical Systems），将目标点放于 3 个感兴趣区域，二尖瓣环（瓣叶/LV 水平）、心尖（心外膜）。在心动周期测量向心尖位移的 MAD（mm）：
  - TMAD MV 1（下方）
  - TMAD MV 2（前侧）
  - TMAD MV 正中

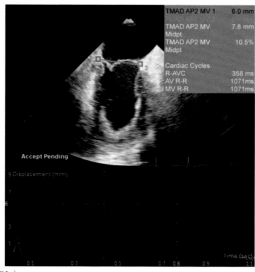

- TMAD MV 中点可与 LV 长轴进行标准化，作为心腔长度的比值（EDL-ESL/EDL）。
- 通过二次方程式，TMAD 中点可评估 LVEF，其结果与 MRI 相关性很好。

心肌变形

心肌变形

- 心室收缩包括心动周期中一系列的复杂运动。心肌组织的实际体积是不变的，但心肌可在3 个维度上改变形状：纵向、径向和圆周（参见第 64 页）。应变和应变速率能更准确地分析心室变形，量化整体和局部心室功能。
- 应变（ε）观察心肌壁两点间的运动变形。应变可区分被动运动（牵拉或平移）与真实收缩，前者与朝向传感器的运动无关。所有维度上的变形可用与起始长度（L0）的百分比 a% 表示：应变（ε）＝（L－L0）/L。应变是单一维度的参数。当肌纤维缩短（环周＋长轴）或变薄（径向）的时候为负应变。当肌纤维增厚（径向）或延长（环周＋长轴）时为正应变。在收缩末期测量应变可评估射血分数。
- 应变速率（SR）为单位时间的应变速度（1/s），SR ＝ Δ 应变 /Δ 时间 ＝ Δ 速度 / 长度 L（L 为给定区域的起始长度）。收缩期 SR 峰值可评估心肌收缩力。

心肌变形成像

- 评估心肌变形有两种方法：
  - （A）**组织多普勒成像（TDI）**是对不同心肌区域使用组织多普勒速度离线分析以获得应变和应变速度描记。当多普勒对线不良或数据集不完整（混叠，超声缺失）时，应用受限。
  - （B）**2D 斑点追踪超声心动图（STE）**追踪不同形状和亮度的斑点，形成灰阶心肌图像。STE 包括对某个区域的斑点运动（非个别斑点）进行逐帧分析，得出组织运动的方向和速度（随时间变化）。帧频（FR）对于斑点追踪非常重要；最佳 FR 60 ～ 100/s。如果 FR 过高，斑点仅运动了很小的距离，难以分辨，若帧频太低，又可能错失运动。虽然 STE 仍然存在混叠和缺失的问题，STE 不依赖于超声角度，且受伪像影响较小。

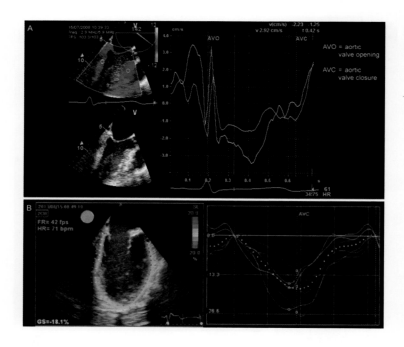

心肌变形

STE 技术问题

- 目前，很多超声仪器的软件都可以通过存储的 2D 图像用斑点追踪的方法获得应变和应变率。先获得高质量的 2D 图像，ME（4C，2C，LAX），TG SAX（基底，中段，心尖），再用半自动化的软件进行分析。
- 高质量的 2D 图像要（a）调至适当的深度，能显示整个 LV，包括心尖，避免左心室缩短，（b）调整增益，显示清楚的心内膜，（c）心率稳定（变化 < 10%），（d）FR 70 ~ 100/s。在手术室，最好能尽早在稳定的 FR 和 HR 的情况下，获得最佳切面，避免电刀干扰。
- 对每个切面的**分析**都是半自动化的，仅需要确定 MV 瓣叶插入点和 LV 心尖部来定义感兴趣区域以及心室壁。（A）在心动周期过程中，整个心室壁被自动分段，标记，追踪。可通过手动调节保证整个 LV 壁被追踪。最好能从 ME 长轴切面开始扫查，确定主动脉瓣关闭的时机。
- **显示步骤：**（1）对每个室壁用一种颜色（红/蓝，红/绿）的图像进行层叠加分析（A），计算应变（C）和应变率（D），（2）每个室壁节段随时间变化的应变（C）和（D）应变率图形，（3）牛眼图（B）显示每个室壁节段的峰应变、峰应变速率。图中白色虚线代表整体功能。主动脉瓣关闭（AVC）用于确定达到应变峰值和收缩后应变指数峰值的时间（见第 104 页）。

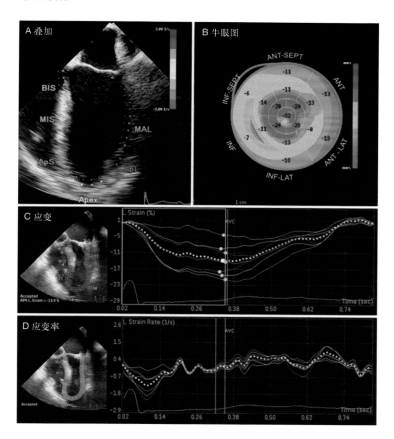

心肌应变

心肌应变随时间变化的曲线图。
- 在整个心动周期中，**应变**为负，在主动脉瓣关闭（AVC）时最小（心肌长度最短）。舒张期，应变仍为负，但绝对值较小，应变在3个时间点会回到0，在舒张停滞期（diastasis）形成平台，在心房收缩时在基线水平。
- **应变率**在心动周期可正可负。收缩期，主动脉瓣开放（AVO）后出现SR峰值，AVC前降低。舒张期，有2个正峰值。
- 时间点对于曲线分析非常重要。
  - 一般情况下，心肌收缩结束于AVC。
  - MVO时开始舒张。

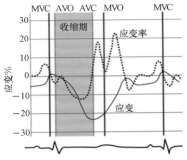

LV 收缩功能

- 长轴（ME切面）、环周（TG切面）和旋转（TG切面）应变可通过供应商软件进行评估。（A）环周应变分析包括：峰应变（收缩期，收缩期后），峰应变速率，多个TG切面分析而得的达到峰应变时间（SAX B，基底；SAX M，中部；SAX A，心尖）。（B）旋转应变分析同样在TG切面进行，可测峰旋转度（°），峰旋转速率（°/s），峰扭转（°/S），即心尖和基底部旋转的差值。

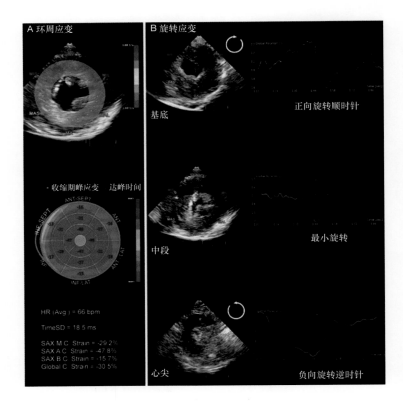

心肌应变

- **整体长轴收缩期峰值应变（GLPSS）**可评估整体的收缩功能。从 3 个 ME 切面（4C，2C，LAX）获得 6 个 LV 室壁的 GLPSS 指数。
- 通过斑点追踪对收缩峰应变（PSS）进行分析，以其均值代表每个室壁节段的收缩功能。每个室壁的 PSS 常以不同颜色显示为牛眼样靶心图，GLPSS 是由所有心室壁的 PSS 值平均而来。
- 峰 GLPSS 的测量因供应商和软件版本不同而不同。
- 依据现有指南，GLPSS 约 20 % 为正常，绝对值小于该值，提示异常。
- 在缺血期间，收缩延迟并延长超过 AVC 时点，会出现一个特征性的收缩后峰值。检测收缩后心缩短是实时监测缺血的一个强有力的工具。这可以在应变曲线上显示，也可以用区域分布的彩色牛眼图显示（见第 105 页）。
- 正常应变牛眼图上，所有 LV 节段应为深红色和－ 20 或以下。

异常牛眼图如下。（A）高血压患者，左心室肥厚，基底段粉色，心尖段红色，GLPSS 正常－ 20.7%，EF 62%。（B）冠心病患者，因 LAD 堵塞导致广泛前壁心肌梗死，前壁以及前间壁区域应变减小。GLPSS 仅为－ 16.7%，EF 值为 52.8%。（C）非缺血性心肌病患者，弥漫性室壁运动异常，且与冠状动脉解剖不明显关联。GLPSS 为－ 16.9%，EF 为 47.9%。

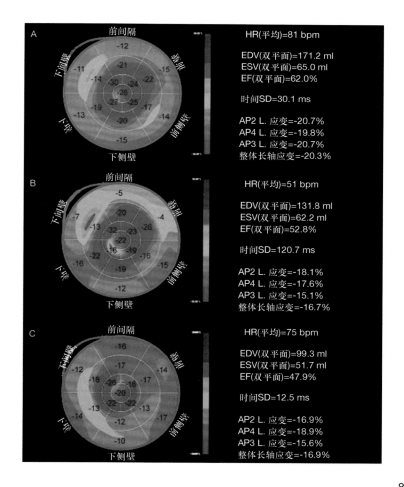

4

右心室

（辛 玲 译 鞠 辉 校）

右心室解剖

右心室解剖

- 正常右心室（RV）呈新月形，包绕左心室。
- 根据胚胎起源不同，右心室可划分为流入道（窦部）、流出道（漏斗部）和右心室心尖部。右心室流入道小梁部起始于三尖瓣后下方。右室流出道光滑，位于右心室漏斗部（动脉圆锥）前上方，止于肺动脉瓣（PV）。
- 右心室由四个环绕的肌束结构分区（壁束、室上嵴、隔束、调节束）。调节束是位于前乳头肌和隔壁间的强回声结构，可以帮助区分左心室和右心室。
- 右心室由游离壁、室间隔和心尖组成。右心室游离壁分为右心室前、下、侧壁，和左心室相同，分为基底段、中段和心尖段。
- 右心室有三条乳头肌：前乳头肌（位于前壁）、后乳头肌（位于后壁），以及一系列位于隔壁的隔乳头肌。

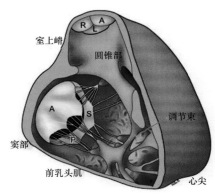

冠状动脉血流

- 右冠状动脉发出的锐缘支供应右心室的大部分血流（见第100页）。在左冠优势型（占10%）中，由左回旋支动脉发出的后降动脉供应右心室下壁。
- 调节束由右冠状动脉的第一间隔支供血，室间隔下（后）1/3 由后间隔支供血。有 30% 患者的右心室漏斗部由独立的动脉圆锥支供血。

右心室功能

- 右心室收缩运动包括从右心室入口到心尖再到漏斗部的顺序蠕动性收缩。通过心肌纤维的内部纵向收缩，右心室基底段朝向心尖部短缩，是右心室射血的重要机制。另外通过横向心肌纤维的轴向短缩，右心室游离壁背向室间隔进行"风箱样"运动。与左心室不同，扭动和旋转运动对右心室收缩压贡献不大。

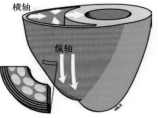

- 右心室结构和机械功能与左心室不同，在病理情况下的应变也不同。右心室与左心室在很多方面相互联系，一个心室的输出量是另一个心室的流入量。右心室是容量泵，左心室是压力泵。
- 右心室射血与顺应性极好的肺血管系统密切相关，随着肺动脉压力的增加，RVEF下降。与左心室相比，同样的后负荷改变会导致右心室搏出量明显减少。与此相反，右心室对容量负荷更容易适应和调节。
- 室间隔位置能够明显影响右心室形状和功能，特别是在任一心室受异常负荷影响时。随时间进展，收缩功能不良导致右心室扩张。右心室游离壁做功增加，最终出现衰竭。右心衰竭加重三尖瓣反流，导致肝静脉高压，造成肝缺氧以及肝功能不良。

右心室功能

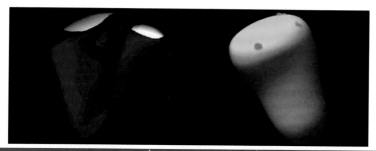

正常参数	右心室	左心室
EDV，ml/m^2	75±13	65±12
质量，g/m^2	26±5	87±12
室壁厚度，mm	2～5	7～11
心室压力，mmHg	25/4	130/8
PVR 与 SVR，dynes·s·cm^{-5}	70	1100
射血分数，%	40～45	50～55
EDV，舒张末期容积 PVR，肺循环阻力 SVR，体循环阻力	右心室容积大于左心室 右心室质量为左心室 1/6 RVEF 低于左心室	

心室依赖性

- 某一心室形状、大小和顺应性的改变对另一心室造成的直接机械性影响。收缩期相互依赖性由室间隔进行调节，舒张期由心包调节。
- 正常情况下，室间隔运动由占据更大体积的左心室中部心肌控制，功能上是左心室的一部分。右心室功能不良通常由于压力过负荷、容量过负荷或缺血导致。室间隔出现异常运动模式常为右心室压力或容量过负荷的首要表现。
- **右心室压力过负荷**，整个心动周期室间隔均偏向左侧，收缩末期左心室扭曲最为明显，此时右心室后负荷达峰值。
- **右心室容量过负荷**，室间隔偏移、变平主要出现在右心室充盈峰值的舒张中晚期。收缩期可逆，不会造成收缩末期左心室变形，但会导致收缩期室间隔朝向右心室心腔反常运动。
- 心室依赖性增加（心脏压塞和缩窄性心包炎）对吸气时 TV 和 MV 流入速度，以及右心室和左心室大小的影响更明显。

偏心指数（EI）

- EI 是不同心动周期时左心室形状的测量指标，反映不同右心室过负荷类型时的异常室间隔运动。
- 计算 EI 需要测量舒张末期（ED）和收缩末期（ES）的左心室前后径（A）和左右径（B）。
- 正常心脏 EI 值为 1。
- 右心室容量过负荷时，舒张末期室间隔左移，因此 EI ＞ 1。
- 右心室压力过负荷时，收缩末期和舒张末期室间隔均左移，EI ＞ 1。

正常

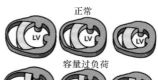

容量过负荷

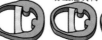

压力过负荷

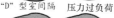

"D" 型室间隔

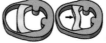

舒张末期　　舒张中期

"S" 型室间隔
收缩末期

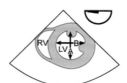

偏心指数（EI）＝A/B

偏心指数 ＝ A/B
正常值＝1，收缩末期和舒张末期均为 1
右心室容量过负荷（舒张末期），EI ＞ 1
右心室压力过负荷（收缩末期），EI ＞ 1

右心室 TEE 切面

多个 TG 和 ME 切面可评估右心室。很多评估右心室的切面由标准 TEE 切面改良而来，横断甚至斜切右心室，即使定性评估也具有一定挑战性。其他 TEE 切面用来判断右心室流入道（肝静脉、右心房）、右室流出道（肺动脉瓣、肺动脉），通过三尖瓣反流（TR）估算右心室收缩压（RVSP）（见第 56 页）。区分左右心室是评估右心室的首要步骤。这依靠判断右心室的解剖特征，而非心腔大小和室壁厚度，因为病理情况下二者都可以增加。

右心室解剖特征
1. 房室瓣的隔侧瓣叶向心尖偏移
2. 有调节束
3. 多于 2 条乳头肌
4. 房室瓣 3 叶
5. 流入 / 流出道分离

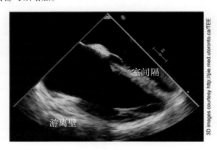 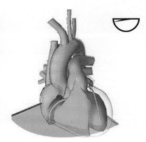

轻轻向右侧旋转探头可获得改良 ME 4C 切面（0°）（见第 7 页），右心室位于图像中心。切面可观察到右心室游离壁和室间隔，对于判断右心室解剖特征、右心室大小和功能（TAPSE 或 FAC）十分重要。

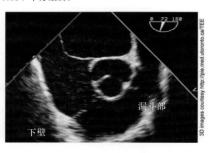 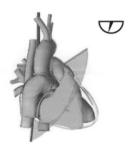

标准**右室流入–流出道切面**（60°～80°）（见第 16 页）可显示右心室漏斗部、TV、肺动脉瓣，以及右心室下壁。可测量右室流出道（RVOT）和肺动脉（PA）径线（见第 90 页），评估 RVOT 室壁运动。

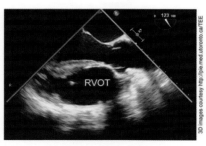 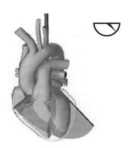

标准 **ME LAX 切面**（120°）（见第 10 页）显示 RVOT 的一部分，偶尔可在短轴切面显示肺动脉瓣（PV）。如图所示，右心室扩张时可见室间隔凸向左室流出道。

右心室 TEE 切面

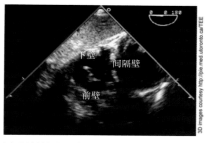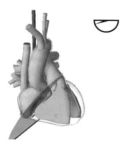

通过向右旋转探头，将 TV 短轴和右心室壁显示于图像中央，可获得改良 TG 基底段 SAX 切面（0°）。室间隔与左心室相连，下壁位于图像近场，前侧游离壁位于远场。

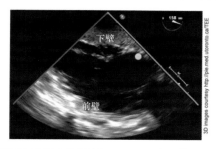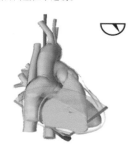

标准 TG RV 流入道切面（120°～150°）（见第 23 页）显示右心室前壁和下壁。该切面能够较好显示右心室下壁基底段，可在 M 超下测量 TAPSE，并在 TV 瓣环侧壁使用 TDI 测量 S′ 速度（黄点所示）。

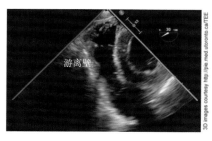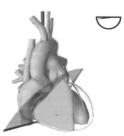

在改良 TG 基底段短轴切面操纵探头同时显示 TV 和 PV，可获得标准 TG RV 基底段切面（0°～30°）（见第 25 页）。

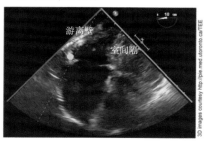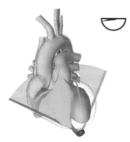

改良**深 TG 切面**（0°～10°）可通过旋转探头获得 RV 长轴图像，并可在 TV 瓣环侧壁使用 TDI 测量 S′ 速度。

89

右心室大小

- 可通过径线、面积和容积测量右心室大小。
- 在 ME 4C 切面，左心室呈椭圆形，右心室呈三角形，且长度为左心室的 2/3。正常心脏的心尖由左心室而非右心室构成。
- 舒张末期心室最大时，可在 ME 4C 切面和 ME RVOT 切面测量右心室径线。呼吸时右心室大小也会改变，因此应在呼气末期测量。
- 虽然右心室看起来比左心室小，但由于形状特殊，RVED 容积（75±13 ml/m²）实际上比 LVED 容积（65±13 ml/m²）大。

右心室和肺动脉大小						
舒张末期测量，结果以 mm 表示	参考范围	轻度异常	中度异常	重度异常	平均值	正常范围
右心室径线	图 1					
右心室基底段内径（RVD 1）	20～28	29～33	34～38	≥39	33±4	25～41
右心室中段内径（RVD 2）	27～33	34～37	38～41	≥42	27±4	19～35
基底–尖段长度（RVD 3）	71～79	80～85	86～91	≥92	71±6	59～83
RVOT 直径	图 2					
PV 下（RVOT 1）	25～29	30～32	33～35	≥36	28±3.5	21～35
PV 上（RVOT 2）	17～23	24～27	28～31	≥32	22±2.5	17～27
PA 直径	图 2					
PV 上（PA 1）	15～21	22～25	26～29	≥30	—	—

RVOT，右室流出道；PA，肺动脉；PV，肺动脉瓣
引自：Lang RM, et al. J Am SocEchocardiogr 2005；18：1440-63
来源：Lang RM, et al. J Am SocEchocardiogr 2015；28：1-39

图 1 示 TEE 下经 ME 4C 切面测量右心室内径，切面可从 0°～20°，寻找到右心室最大内径后进行测量。在舒张末期和吸气末，经基底段（TV 下 1 cm）测量 RVD 1，在 RV 基底段到心尖中点处测量 RVD 2。若 RVD 1 > 41 mm，RVD 2 > 35 mm，说明右心室扩张。

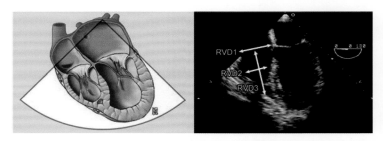

图 2 在 ME 右室流入–流出道切面，测量右室流出道直径（RVOT1）、在 PV 瓣环水平测量 RVOT 2，以及主肺动脉直径（PA 1）。

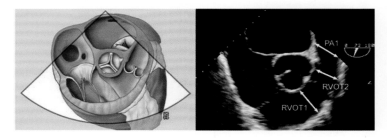

右心室大小

右心室整体扩张

- 右心室扩张时形态变圆，组成心尖。通常由横断切面进行右心室定性评估。可能由于径线测量存在明显差异，导致高估／低估右心室大小。舒张末期和收缩末期可测量右心室面积。
- 右心室扩大可由以下因素导致：(1) 容量过负荷；(2) 压力过负荷，或 (3) 存在心脏疾病。右心室扩大需要整体右心室进行评估，包括：扩大的右心房，三尖瓣反流（TR）程度，通过 TR 反流束估算 PAP（见第 56 页），对房间隔（ASD）、室间隔（VSD）、二尖瓣（MR）和肺动脉瓣（PS，PI）进行彩色多普勒评估。

> **右心室扩张的原因**
> 容量过负荷
> ASD/VSD
> 肺动脉瓣关闭不全
> TR（原发性或继发性）
> 先天性心脏病
> 压力过负荷
> 肺动脉高压
> 肺栓塞
> 缺氧（肺源性心脏病）
> 左心疾病
> 心脏病
> 冠心病（心肌梗死）
> 心肌病（ARVD）

在这个 ME 4C 切面，心尖由右心室构成
轻度：右心室面积为左心室面积的 60%
中度：右心室面积＝左心室面积
重度：右心室面积＞左心室面积

正常值	右心室舒张末期面积		右心室收缩末期面积	
	cm²	cm²/m²	cm²	cm²/m²
男性	17±3.5	8.8±1.9	9±3.0	4.7±1.35
女性	14±3.0	8.0	7±2.0	4.7±1.20

引自：Lang RM，et al. J Am SocEchocardiogr 2015；28：1-39

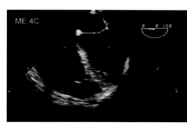

ME 4C

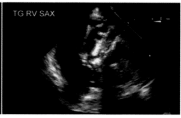

TG RV SAX

右心室壁肥厚

- 正常右心室厚度＜5 mm，为左心室壁厚度的一半，在舒张末期用下壁或后侧游离壁测量。避免测量前侧游离壁，因其心外膜脂肪较多。
- 右心室壁厚度＞6 mm 为右心室肥厚（RVH），右心室壁＞10 mm 为重度肥厚。右心室肥厚时心室内肌小梁在心尖部更为显著。压力过负荷或浸润性疾病会导致 RVH。
- TG 中段短轴切面，压力过负荷时，整个心动周期内室间隔均呈 D 型。

> **右心室肥厚病因**
> 压力过负荷
> 肺动脉高压
> 肺栓塞
> 缺氧（肺源性心脏病）
> 左心疾病
> RVOT 梗阻
> 瓣膜下（TOF）
> 瓣膜（PS）
> 瓣膜上
> 心源性
> 渗出性病变（淀粉样变）

> **右心室肥厚**
> TG 切面（EDD）
> 正常：＜5 mm
> 中度：＞6 mm
> 重度：＞10 mm

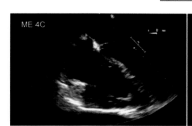

ME 4C

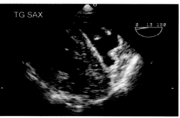

TG SAX

右心室收缩功能

右心室整体收缩功能

- 虽然右心室功能对心肺疾病患者的发病率和死亡率有重要影响，但对右心功能的评估通常并不如左心评估那样全面。由于形状复杂，肌性结构少，顺序性收缩，使用超声对右心室整体和局部室壁运动只能进行简单定性评估。尽管如此，所有 TEE 检查应利用多切面和各种定量参数来测量右心室大小和功能。
- 目前 ASE 指南提示仅通过目测法进行右心室评估是不够的。由于右心室形态不规则，随负荷量变化形状发生改变，缺乏几何学形态模型，定量评估右心室收缩功能具有一定困难。
- 评估右心室收缩功能有若干方法。TAPSE、2D FAC、S′，以及 RIMP 最具临床价值。3D EF 似乎更可靠，但因需 3D 数据库进行线下分析比较费时。上述这些参数还很少在 TEE 或机械通气或麻醉患者进行验证。
- 右心室功能障碍时，需对右心房大小、三尖瓣反流（以及 RVSP）、右心房高压导致的房间隔上凸、室间隔位置，以及肝静脉血流进行测量。

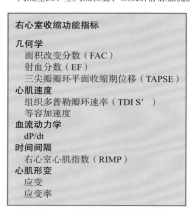
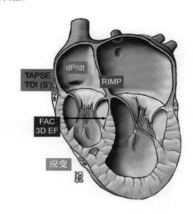

右心室收缩功能指标

几何学
　面积改变分数（FAC）
　射血分数（EF）
　三尖瓣瓣环平面收缩期位移（TAPSE）
心肌速度
　组织多普勒瓣环速率（TDI S′）
　等容加速度
血流动力学
　dP/dt
时间间隔
　右心室心肌指数（RIMP）
心肌形变
　应变
　应变率

表中所列数值与之前的推荐数据有所不同。这些数据取自样本量更大的正常非心脏病人群，排除了先心病患者，但未与 BSA/ 身高匹配，因此位于两个极端的患者数据可能被错误分类。使用某些方法对异常数据进行分类时尚缺乏证据。

右室收缩功能指标总结		正常	异常
FAC[a]（2D）	$\%FAC = 100 \times \dfrac{(EDA - ESA)}{EDA}$	> 42% ～ 56% 49±7	< 35%
EF[a]（3D）	$\%EF = 100 \times \dfrac{(EDV - ESV)}{EDV}$	> 51.5% ～ 64.5% 58±6.5	< 45%
TAPSE[a]（M 超）	瓣环侧壁运动	21 ～ 27 mm 24±3.5	> 17 mm
S′[a]（TDI）	瓣环侧壁 S′ 速度	> 9.8 ～ 16.4 cm/s 14.1±2.3	< 9.5 cm/s
IVA	等容加速度	1.4±0.5 m/s	
RIMP[a]	$MPI = \dfrac{(IVRT + IVCT)}{ET}$	0.26±0.085（PW） 0.38±0.08（TDI）	> 0.43 > 0.54
dP/dt	$dP/dt = \dfrac{12\,mmHg}{时间}$	> 400 mmHg/s	< 400 mmHg/s
GLPSS[a]	斑点追踪 游离壁 2D 应变	>－29±4.5 （阴性结果更多）	<－20 （阳性结果更多）

PW，脉冲多普勒；TDI，组织多普勒

引自：Lang RM，et al. J Am SocEchocardiogr 2015；28：1-39

面积改变分数，射血分数，dP/dt

面积改变分数（FAC）

- 在 ME 4C 切面描绘收缩期和舒张期右心室内膜边界，包含 TV 瓣叶、肌小梁和乳头肌。
- 若不存在局部室壁运动异常，右心室 FAC 与 RVEF 具有相关性。
- ASE 推荐使用此方法评估右心室收缩功能。

$$FAC（\%）= \frac{（RVD 面积 - RVS 面积 \times 100\%）}{RVD 面积}$$

FAC 42% ～ 56% 为正常
FAC < 35% 为异常

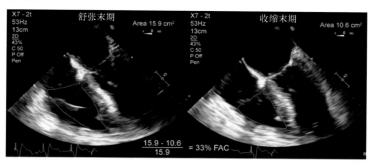

舒张末期　　Area 15.9 cm²　　收缩末期　　Area 10.6 cm²

$$\frac{15.9 - 10.6}{15.9} = 33\%\ FAC$$

射血分数（EF）

- 在舒张末期和收缩末期，使用与左心室测量相似的圆盘法描绘心内膜边界，进行容量测量。
- 可评估右心室主体，但不包括漏斗部。2D 测量 RVEF 不是评估右心室收缩功能的推荐方法。
- 右心室 3D 模型能够更好地估算右心室容量和 EF（见第96 页）。

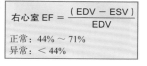

$$右心室 EF = \frac{（EDV - ESV）}{EDV}$$

正常：44% ～ 71%
异常：< 44%

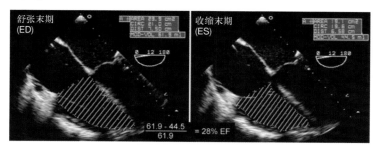

舒张末期（ED）　　收缩末期（ES）

$$\frac{61.9 - 44.5}{61.9} = 28\%\ EF$$

dP/dt

- 收缩期心室内压力增加率（dP/dt）可通过三尖瓣反流（TR）的 CW 多普勒波形进行测量。测量流速从 1 m/s 增加到 2 m/s 的时间（dt）。计算出 dP = 16 mmHg（2 m/s）- 4 mmHg（1 m/s）= 12 mmHg，再除以 dt 得到 dP/dt 值。
- 当测量 0.5 m/s 到 2 m/s 的时间、代表 15 mmHg 压差改变时，超声与有创压力监测的数值更接近。
- 微量或重度 TR、偏心性 TR 反流束，或 RWMA 时 dP/dt 不准确。
- 常规使用此方法评估右心室功能尚缺乏证据支持。

$$dP/dt = \frac{15\ mmHg}{dt}$$

正常 > 400 mmHg/s（dt ≤ 37.5 ms）
右心室功能减弱：< 400 mmHg/s（dt > 37.5 ms）

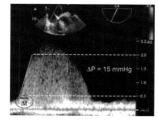

ΔP = 15 mmHg

三尖瓣瓣环平面收缩期位移，三尖瓣瓣环速度（S′）

三尖瓣瓣环平面收缩期位移（Tricuspid Annular Velocity，TAPSE）

- 这是在收缩期 TV 瓣环侧壁沿纵轴位移的距离。TAPSE 是一种简单、可重复的测量整体右心室功能的方法，与血管造影、双平面圆盘法和 FAC 具有相关性。TAPSE 假设右心室基底段位移代表整体右心室功能，存在右心室梗死或肺栓塞导致的右心室 RWMA 时该方法无效。
- M 超测量 TV 瓣环侧壁运动具有角度依赖性。

图 A 示与 TTE 切面相比，在 ME 4C 切面使用 M 超测量具有一定困难❶。ME RVOT 切面（图 B）和 TG RV 流入道切面（图 C）更适合进行 M 超测量。图 D 示某些超声机器具有解剖学 M 超功能，可调节 M 超指示线至任意角度，❷使指示线平行于瓣环运动，以改善成角问题。

> **TAPSE**
> 正常：17 ～ 30 mm（23 mm）
> 异常 TAPSE ＜ 17 mm

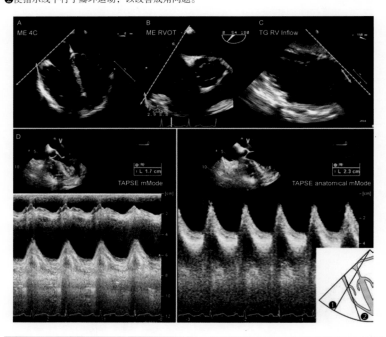

三尖瓣瓣环速率（S′）

- 可通过组织多普勒（TDI）对 TV 瓣环侧壁进行测量获得右心室心肌长轴速率。利用基底段（或右心室游离壁）容易进行测量，可重复，但在中段和心尖段可靠性降低。不应测量室间隔，因其不单独反映右心室功能。
- S′ 波速率可估算整体收缩功能，但不代表收缩力，其有效性已被 RVEF 心肌核素显像证实。
- 二尖瓣瓣环钙化（MAC）、RWMA（由于缺血或肺栓塞所致）和多普勒成线不佳时，该方法受限。开胸手术后、肺动脉血栓内膜剥脱术后或心脏移植后患者此方法可靠性下降。
- 在 TG 长轴切面（TV 瓣环后侧）或 ME RVOT 切面（TV 瓣环下方）利用 TV 瓣环进行测量。采用 TDI 模式，将多普勒采样容积置于侧壁瓣环以获得清晰的光谱踪迹（见第 95 页）。测量 S′ 峰速。注意，S′ 波位于基线以上还是以下取决于所使用的切面。

> 正常 S′ ＞ 9.8 ～ 16.4 cm/s
> 异常 S′ ＜ 9.5 cm/s

右心室心肌性能指数

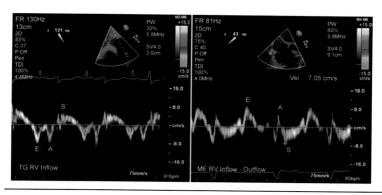

右心室心肌性能指数（RIMP）或 Tei 指数

- 右心室 MPI 包含收缩期和舒张期时间间隔，多普勒超声测量右心室 MPI 可对右心室收缩和舒张功能进行总体评估。
- 等容收缩时间（IVCT）和等容舒张时间（IVRT）的总和除以射血时间（ET）。
- RIMP 值不依赖动脉压、心率（HR）、心室几何结构、房室瓣反流、后负荷以及前负荷。右心房压（RAP）增加（快速压力平衡缩短 IVRT，MPI 值较小）、心律失常或房室传导阻滞时，RIMP 不准确。
- RIMP 在正常个体和各种病理情况下均被证实有效。
- 可通过频谱多普勒或组织多普勒测量 RIMP。

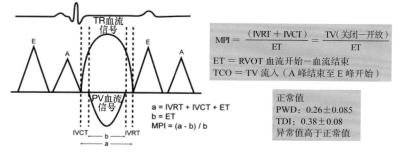

$$MPI = \frac{(IVRT + IVCT)}{ET} = \frac{TV(关闭-开放)}{ET}$$

ET = RVOT 血流开始-血流结束
TCO = TV 流入（A 峰结束至 E 峰开始）

正常值
PWD：0.26 ± 0.085
TDI：0.38 ± 0.08
异常值高于正常值

脉冲多普勒（PWD）
获取 RR 间期相似的三尖瓣（TV）和肺动脉瓣（PV）射血的多普勒血流图。测量以下时间间隔： 1. ET：通过 PV 的血流 2. TCO：A 峰结束至 E 峰开始的 TV 血流或 TR 时间
组织多普勒（TDI）
获取 TV 瓣环侧壁的 TDI，测量： 1. ET 2. TCO

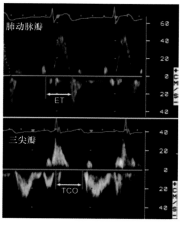

肺动脉瓣

三尖瓣

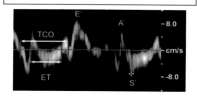

右心室容量 3D TEE

- 需要获得整个右心室足够多的 3D 数据（20 ～ 25vol/s），以及第三方线下分析软件（Tom Tec，Munich，Germany）才能够进行 3D 容量评估。软件能够跟踪心内膜边缘，测量右心室容量并计算射血分数（RVEF）。
- 此方法的优势在于右心室总体大小的测量不依赖几何学假设。已经 MRI（目前测量右心室容量的金标准）得到了有效性验证。
- 3D RVEF 的主要不足之处在于需要特定软件利用高质量 3D 数据进行线下分析。
- 与 MRI 相比，TTE 会略微低估 3D 容量和 RVEF，女性稍高，随年龄衰减。

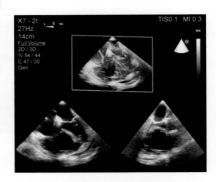

3D RVEF
正常 > 51.5% ～ 64.5%（58±6.5）
年龄及性别依赖
　女性：60% ～ 71%
　男性：56% ～ 65%
RV 减小：< 45%

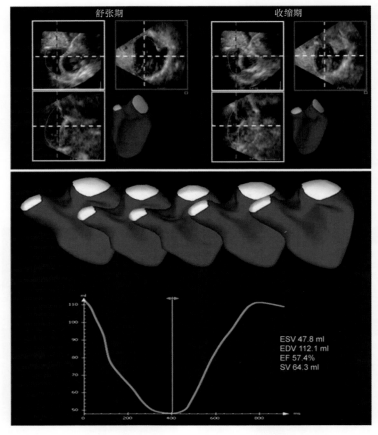

	舒张期		收缩期

ESV 47.8 ml
EDV 112.1 ml
EF 57.4%
SV 64.3 ml

96

右心室应变

- 利用超声机的斑点追踪技术很容易评估及显示右心室应变。与左心室相似,应变是指心肌形变的百分比,应变率是指心肌形变与时间的比值。用来估算整体和局部的右心室功能。
- 节段应变信息可以叠加或以频谱示踪。一般情况下,在 ME 4C 切面测量整体长轴收缩期峰应变(GLPSS),取右心室游离壁各节段(基底段/中段+/-心尖)的平均值,或游离壁和室间隔的平均值。
- 异常右心室游离壁 GLPSS <- 20%,但不同超声机厂家的正常值范围略有不同。与室间隔和游离壁节段均值应变相比,右心室游离壁 GLPSS(绝对值)明显增高。

> **右心室游离壁 GLS**
> 正常>- 29±4.5
> 右室减小: <- 20

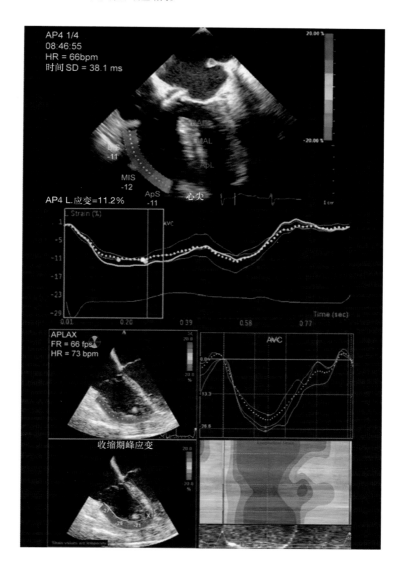

5

冠状动脉疾病

（海艇 译 鞠辉 校）

冠状动脉解剖

冠状动脉分布

- 冠状动脉循环是由右冠状动脉（RCA），左冠状动脉（LCA）及多个分支所构成的。冠状动脉优势取决于支配下间隔的后室间支（PIV）或后降支（PDA）的血供（源于 RCA 或回旋支）。大多数心脏都是右冠优势型（85% 由 RCA 供血），剩余的回旋支占 8%，共同支配占 7%。
- LCA 供血给左侧心脏，包括左心房和左心室。左主干很早就分出左前降支（LAD），回旋支（Cx）和中间支（15% 的患者）。LAD 走行于前室间沟，供血给左心室前壁和侧壁（对角支）、前间隔（间隔穿支）和房室束。回旋支走行于左侧房室沟绕至心脏后侧供血给左心室下侧壁（钝缘支）。10% ～ 15% 的患者的 Cx 最终走行成为后室间支。
- 右心室大多数血供都是来源于 RCA 分出的锐缘支。第一间隔穿支供血给调节束，RCA 分出后间隔穿支供血给下（后）1/3 室间隔。30% 的患者的动脉圆锥是由单独的圆锥支供血。正常状态下，收缩期及舒张期右心室血供都非常良好。

左冠状动脉循环	右冠状动脉循环
左冠状动脉（LCA）	右冠状动脉（RCA）
● 左前降支	● 圆锥支（50% ～ 60%）：RVOT
－间隔穿支（S1，S2）：前间隔	● 窦房结（60%）
－对角支（D1，D2）：左室前壁	● 锐缘支（AM）：右心室侧壁
－ ± 圆锥支：右心室游离壁	● 对角支：右心室前壁
● 中间支	● 后降支（PDA）85%：左心室下壁、下侧壁
● 回旋支（Cx）	回旋支乳头肌血供：
－钝缘支（OM）：左室前 / 下侧壁，左心房	－前外侧（AL）：双支（钝缘支＋对角支）
－后降支（PDA）15%：左心室下壁，室间隔、	－后内侧（PM）：单支（RCA 或钝缘支）

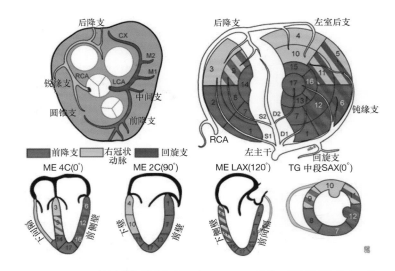

AHA 左心室 17 个节段模型		
基底段	中段	心尖段
1. 前壁基底段（D1）	7. 前壁中段（D1）	13. 前壁心尖段（D2）
2. 前间隔基底段（S1）	8. 前间隔中段（S1）	14. 室间隔心尖段（S1）
3. 下间隔基底段（PDA）	9. 下间隔中段（PDA）	15. 下壁心尖段（PDA）
4. 下壁基底段（PB）	10. 下壁中段（PB）	16. 侧壁心尖段（OM）
5. 下侧壁基底段（OM）	11. 下侧壁中段（OM）	17. 心尖（D2）
6. 前侧壁基底段（OM）	12. 前侧壁中段（OM）	

冠状动脉 TEE 切面

冠状动脉成像

- 尽管 TEE 可以看到冠状动脉,但不是很理想,因为冠状动脉迂曲,只有近端一小部分能被显示出来。
- 在经食管中段主动脉瓣短轴切面可见 LCA 近端,并可以看到其分为 LAD 及 Cx;其中 Cx 向后走行,最靠近探头。在经食管中段两腔心切面左心耳附近可以看到回旋支短轴。在经食管中段主动脉瓣短轴切面及主动脉瓣长轴切面 6 点钟方位可以看到位于心脏前面的 RCA。
- 可以测量冠状动脉直径(5 mm)。
- 彩色多普勒低 Nyquist 限值(30 cm/s)可以看见冠状动脉血流。超声心动难以评估冠状动脉梗阻。极少数情况可以看到靠近梗阻部位舒张期血流峰流速升高。
- PWD 显示连续的双时相血流信号,舒张期流速更快。

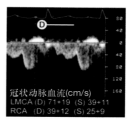

冠状动脉血流(cm/s)
LMCA (D) 71+19 (S) 39+11
RCA (D) 39+12 (S) 25+9

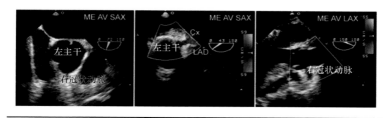

改良的经食管中段主动脉瓣长轴切面(110°)可以追踪回旋支的走行。(A)先缓慢向左(逆时针)旋转探头找到起源于主动脉的左主干(LMCA)。(B)进一步向左旋转探头寻找 LMCA 分出 LAD 和 Cx 的分叉处。(C)在短轴切面上确定冠状静脉窦和上方 Cx 的短轴交叉点。(D)远端 Cx 和冠状静脉窦在房室沟内相互平行。

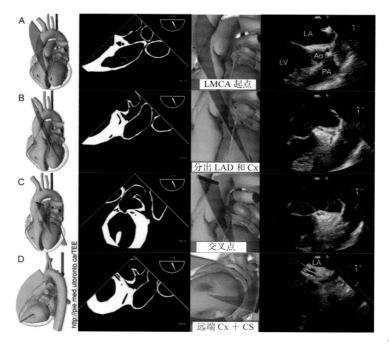

冠状动脉 TEE 切面

冠状动脉畸形

- 冠状动脉畸形不太常见，发病率为 1%。
- 没有统一的分类方法，但是可以将它们区分为（1）起点异常、（2）走行异常及（3）终止异常。
- 冠状动脉起点异常最常见，也是最有可能导致心源性猝死的类型。如果单一的冠状动脉位于主动脉和肺动脉之间，则会特别容易受到挤压。
- 肌桥是指心外膜动脉的某个节段被浅层心肌覆盖，因此在心肌收缩时可能会导致冠状动脉受到动态性挤压。
- 先天性冠状动脉瘘是指冠状动脉分支和心腔、冠状静脉窦、上腔静脉、肺动脉或肺静脉直接相通。这会导致慢性心脏容量过负荷。

左冠状动脉异常起源于肺动脉（ALCAPA）

- 此病在成人被称为 Bland Garland White 综合征。
- 患者常在婴儿期死亡，如果在 RCA 与 LCA 之间形成侧支可能会存活至成年。LCA（内嵌箭头）存在逆向血流至肺动脉，导致左心室前壁缺血。
- 左主干（LMCA）开口于主肺动脉。
- 经食管中段主动脉瓣长轴及短轴切面可见粗大的 RCA。
- 丰富的侧支循环导致多处心肌内血流湍流，使心肌表现出"着火"征象。
- LMCA 在左侧 Valsalva 窦的开口缺失，但是可能在主肺动脉上找到开口。
- 脉冲多普勒（PW）显示 LCA 血流主要分布在收缩期，而正常情况下应该是舒张期。彩色或 PW 多普勒可发现 LMCA 舒张期逆向血流流向肺动脉。

冠状动脉异常
异常开口
肺动脉
单支冠状动脉
无冠状瓣
异常走行
心肌桥
重复畸形
异常终止
冠状动脉瘘

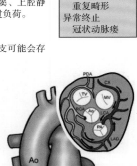

（A）经食管中段主动脉瓣长轴彩色多普勒显示收缩期及舒张期充盈且粗大的 RCA（箭头）。（B）TTE 胸骨旁左心室短轴切面显示心肌内的侧支循环血流，心脏出现"着火"征。（C）TTE 胸骨旁右室流入流出道切面显示冠状动脉血流起源于主肺动脉（箭头），并且走行于肺动脉和主动脉之间。

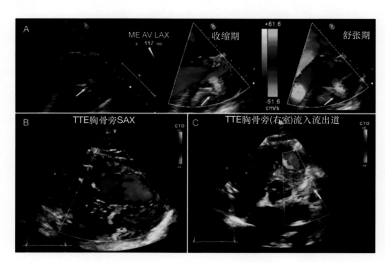

局部室壁运动

- 将左心室分为 17 节段是为了能更好地表述局部室壁运动异常（RWMA）。
- 发现 RWMA 主要取决于对收缩期每一个节段的运动及增厚情况进行定性评估及分级评分。运动功能减退是指心肌在收缩期增厚及向内运动减低，无运动指无心肌增厚及运动，反向运动指收缩期心肌变薄且反向向外运动（如室壁瘤）。
- RWMA 提示心肌缺血。TEE 常常可在出现冠状动脉梗阻后几秒内甚至早于心电图 ST 段或血流动力学改变发现心肌缺血表现。首先出现改变的是舒张功能受损进而出现收缩力降低（室壁增厚情况更敏感）。透壁血流降低 20% 即可导致局部心肌功能受损。

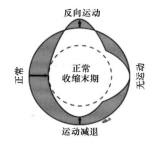

- 并非所有的 RWMA 均是因为急性心肌梗死导致的，因为不同的因素可能会影响 RWMA 的评估。这些因素会降低心肌增厚异常作为缺血标志物的特异性。
  - 经食管中段左心室长轴切面常因为未完全穿过心尖导致超声图像中左心室短缩从而影响判断。
  - 假性增厚可发生在正常的边对边运动，会产生室壁增厚异常的假象。
  - 传导（LBBB 而不是 RBBB）或者起搏异常会导致室间隔运动不协调，出现收缩期室间隔矛盾向外运动。
  - 其他病理改变，如心肌炎、结节病及应激诱导的心肌病（Takotsubo）也会导致 RWMA。
- 对所观察到的每一节段室壁运动进行半定量评估评分，最终所有节段评分的平均分即为整体左心室室壁运动评分指数。目前 ASE 指南中建议进行 4 个室壁评分分级，取代之前的 5 个评分分级（取消室壁瘤的单独评分）。

室壁评分		室壁运动	半径改变 %		室壁增厚
1	正常 / 过度运动	向内	> 30%	+++	30% ～ 50%
2	运动减退	向内	10% ～ 30%	++	30% ～ 50%
3	无运动	无	无	0	< 10%
4	反向运动	向外	无	0	无
来源：Lang R，et al. J Am Soc Echocardiogr 2015；28：1-39					

$$室壁运动评分指数（WMSI）= \frac{室壁运动评分之和}{所观察的节段数目之和}$$

正常 WMSI = 1，WMSI > 1.7 提示灌注缺损 > 20%

慢性节段功能异常

- 心肌梗死（MI）是长时间冠状动脉血流减少导致心肌不可逆损伤。心肌最初可表现为无运动但室壁厚度正常，4 ～ 6 周后室壁开始变薄且回声增强。透壁 MI 有明确的无运动并且变薄的心肌区域。非透壁 MI 则表现为室壁运动减弱且少有室壁变薄。
- 超声心动图不能区分急性 MI 与心肌进行性缺血。缺血心肌的范围常常被过度评估，因为邻近区域的心肌运动会受到牵拉、局部负荷状态及心肌顿抑的影响。
- 顿抑心肌的功能损伤是可逆的，常在重建冠状动脉血供（手术或支架）后逐渐恢复。
- 冬眠心肌是冠状动脉血供减少后造成的持续性节段心肌功能受损，但可在恢复冠状动脉血供后有所改善。可运用多巴酚丁胺应激超声心动检查（DSE）来评估，小剂量时改善室壁运动，大剂量时室壁运动障碍恶化。

心肌重塑

- 心肌缺血时导致缺血及邻近心肌收缩力降低同时出现心肌重塑。缺血及梗死心肌组织收缩速度、应变、应变率都相应降低。缺血节段在早期 5 秒内 S′ 速度即出现减低，但是这不能鉴别活动性缺血及再灌注导致的收缩功能异常。因为牵拉的因素，组织运动速度不能精确反映局部室壁运动功能。

- 对比非缺血区域，有以下三个特征可以确定缺血心肌收缩期速度模式：
  （1）早期正向峰应变（PPS）
  （2）收缩期峰应变（PS）减低
  （3）收缩期后缩短（PSS）

- PSS 定义为由于心肌节段舒张延迟导致在收缩末期（主动脉瓣关闭）后发生的心肌收缩，可在局部收缩功能异常的心肌中看到。

- PSS 在发现急性心肌缺血和诊断 CAD 方面优于收缩期应变峰值（PS）或室壁增厚。PSS 可以持续到恢复重要缺血区域血供后，尽管此时 PS 已经快速恢复。但是 PSS 也可以在正常患者心肌中出现，所以它并不都提示出现心肌缺血。

下图显示前壁基底段心肌缺血后 RWMA（红色曲线），特征性改变（1）PPS，（2）PS（在－12 区域）及（3）PSS。

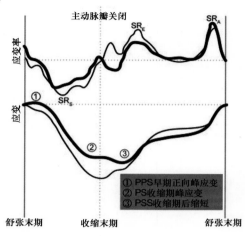

① PPS早期正向峰应变
② PS收缩期峰应变
③ PSS收缩期后缩短

主动脉瓣关闭

应变率

应变

舒张末期　　　　　收缩末期　　　　　舒张末期

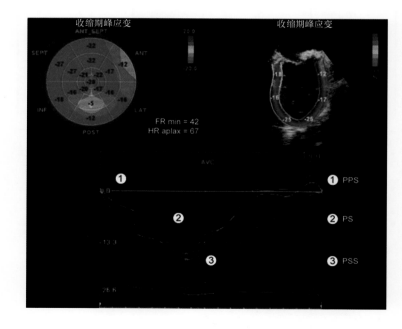

局部应变

● 应变牛眼图可以帮助确认冠状动脉疾病累及的局部区域，表现为粉红色或蓝色节段。极度
  低应变值（较低的负值或正值）提示这些节段无存活心肌。
（A）牛眼图可以和冠状动脉分布区域重叠来看。异常牛眼图可见于（B）前降支病变、（C）
右冠病变及（D）前降支及回旋支病变。

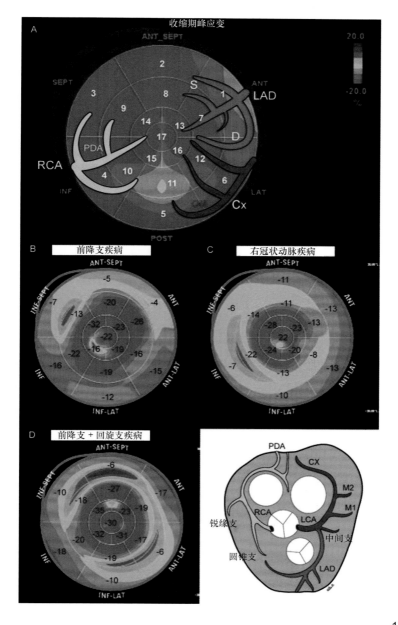

缺血性并发症

- 超声心动图对诊断心肌梗死（MI）有很高的敏感性，但是它更有价值的地方在于预测和风险分级。
- 围术期出现冠状动脉阻塞后局部室壁运动异常会增加发病率及死亡率。
- MI后死亡率的最重要预测因素是左心室功能异常及心源性休克，这些因素用超声心动图很容易进行评估。
- 心源性休克可能很快在MI后1～7天内出现，其原因为严重心肌功能减退和一些少见的急性机械性并发症，如室间隔穿孔、游离壁破裂、急性二尖瓣反流及LVOT动力性梗阻。
- 如出现慢性机械性并发症，如室壁瘤及血栓，预后较差。

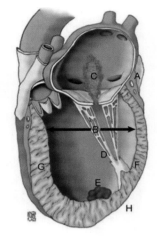

缺血性并发症
A. 慢性节段性功能异常
B. 心室扩张
C. 二尖瓣反流
D. 乳头肌功能异常或断裂
E. 血栓
F. 室壁瘤
G. 室间隔穿孔
H. 心包积液

慢性节段性功能异常

- RWMA是由心肌缺血导致的（见第103页）。透壁MI导致心肌形成瘢痕组织、节段性变薄、回声增强。非透壁性MI表现为运动减退及较少出现室壁变薄。
- 超声心动图并不能区分急性心肌梗死和正在发生的心肌缺血、顿抑或心肌冬眠，它们均能导致RWMA。
- 经胃左室中段短轴切面是评估左心室中段各个节段室壁运动及左心室大小的经典"甜甜圈"切面。在收缩期及舒张期检查RWMA和收缩期室壁增厚情况。

经胃左室短轴切面M超，对比右侧正常图像，可以看到RWMA：前壁（运动减退）+下壁（无运动）。

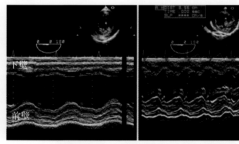

左心室扩张

- 累及多根冠状动脉的心肌缺血可以导致心室功能减退及扩张，称为缺血性心肌病。左心室室壁在舒张期变薄、乳头肌移位。血流缓慢导致心室烟雾状改变。
- 室间隔向右突出，使左心室呈球形。可用球形指数来描述左心室几何形态改变，可以通过经食管中段或经胃底切面获得舒张末期及收缩末期左心室大小来计算。

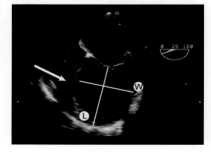

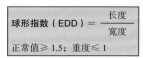

$$球形指数（EDD）= \frac{长度}{宽度}$$

正常值≥1.5；重度≤1

106

右心室衰竭

右心室衰竭

- 右心功能异常与左心室整体功能关系不大，更取决于 MI 的位置及范围。轻度（发病率 40%）至重度（10%）的右心室功能异常可见于下壁或下侧壁 MI，但是在左心室前壁 MI 时并不常见。
- 孤立的右心室梗死很罕见（3%），除非存在分出锐缘支之前的 RCA 近端梗阻。
- 心肌缺血时右心室有很多保护性因素:（1）右心室肌肉总量较少，氧需较低，（2）整个心动周期都有冠状动脉供血，（3）氧扩散快。
- 患者 MI 后，右心室功能是死亡及发展成心力衰竭的独立预测因素。

> **RV 功能障碍**
> 见于 10% ～ 40%MI
> 左心室下＋后壁 MI
> 锐缘支（RCA）
> 左心室下壁 SWMA
> RV 扩张
> RV 功能低下
> 功能性 TR

（A）经食管中段四腔心，（B）经食管中段右室流入流出道或经胃底切面提示右心室扩张伴局部或整体功能减退。第 4 章描述右心室收缩功能的评估方法。可能存在左心室下壁 RWMA。因右心室乳头肌断裂导致彩色多普勒发现严重三尖瓣反流（TR）比较少见。

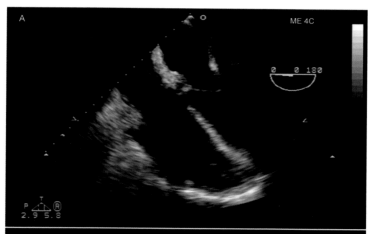

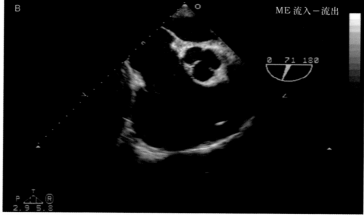

缺血性二尖瓣反流（IMR）

- 45% 的急性 MI 患者（前壁 MI 15%，下壁 MI 40%）会出现轻-中度二尖瓣反流，提示预后不良。
- 乳头肌缺血或断裂（后内侧乳头肌只有单支冠状动脉供血）或左心室功能异常导致舒张压过高会引起急性二尖瓣反流。
- 左心室重塑会使二尖瓣附属结构扭曲导致慢性缺血性二尖瓣反流（CIMR）。瓣环扩张导致瓣环高度降低，乳头肌向外移位牵拉腱索并使二尖瓣瓣叶被牵向心尖，这被称为"帐篷样"隆起。瓣叶隆起可以通过距离、面积和体积参数进行定量评估。
- 二尖瓣瓣叶牵拉导致瓣叶不能完全对合。对称牵拉影响两个瓣叶产生中心性反流。不对称牵拉对于某一瓣叶的牵拉力量大，经常是后叶受影响，导致偏心性反流，反流程度更重。
- CIMR 属于功能性二尖瓣反流（Carpentier Ⅲ B 型，见第 152 页），是左心室心肌损伤导致的问题，此时二尖瓣瓣叶结构正常，但是活动受限。

> **CIMR 的 TEE 表现**
> A. 二尖瓣反流：中心性、偏心性、严重程度
> B. 左心室：扩张、RWMA，球形指数
> C. 二尖瓣：瓣环直径、扁平
> D. 后内侧乳头肌向后及心尖处移位
> E. 二尖瓣瓣叶和瓣环平面之间的牵拉角度
> F. 二尖瓣瓣叶受牵拉（收缩中期）：高度、面积、容积

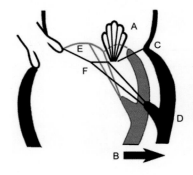

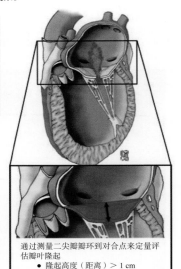

通过测量二尖瓣瓣环到对合点来定量评估瓣叶隆起

- 隆起高度（距离）> 1 cm
- 隆起面积 > 1 cm^2
- 隆起容积 > 3.9 cm^3

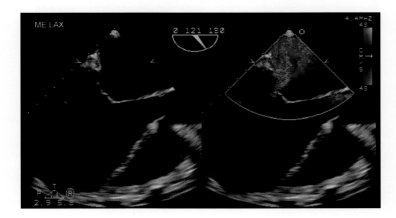

缺血性二尖瓣反流（IMR）

功能性 MR

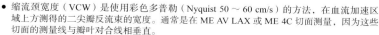

- 2014 年 ACC/AHA 指南中建议和原发性器质性 MR 比（见第 153 页），支持功能性 MR 采用更低的有效反流口面积（EROA）和反流量界限值。这与中心性反流的反流口是狭长形有关。2017 年 ASE 指南中指出使用 EROA 评估 MR 严重程度时并不区分原发性和继发性 MR。
- 对比原发性 MR 的界限值为 0.4 cm²，EROA ≥ 0.2 cm² 即可诊断重度 CIMR。
- 使用反流量来进行风险预测的界限值也是不同的，器质性原发性 MR 反流量 > 60 ml，功能性继发性 MR 反流量 > 30 ml。
- CIMR 收缩期 PISA 半径存在早期 + 晚期峰值，而收缩期有降低。所以在使用 PISA 法计算 EROA 时应注意。
- 缩流颈宽度（VCW）是使用彩色多普勒（Nyquist 50 ～ 60 cm/s）的方法，在血流加速区域上方测得的二尖瓣反流束的宽度。通常是在 ME AV LAX 或 ME 4C 切面测量，因为这些切面的测量线与瓣叶对合线相垂直。
- 早期进行再血管化治疗有助于预防 CIMR。尽管二尖瓣的手术种类有很多种，但是对于慢性心力衰竭长期预后来说，没有证据能证实其优于药物治疗。下面列出了能预测 CIMR 二尖瓣修复失败的因素，同时建议对于重度 CIMR 患者应进行二尖瓣置换。

IMR 严重程度			
A 期	**B 期**	**C 期**	**D 期**
有风险	进行性	无症状	有症状
参数			
EROA（cm²）| < 0.2	< 0.2	≥ 0.2	≥ 0.2
缩流颈宽度（cm）| < 0.3		≥ 0.7	≥ 0.7
反流分数（%）|	< 50	≥ 50	≥ 50
反流量（ml）|	< 30	≥ 30	≥ 30

EROA：有效反流口面积
来源：Nishimura RA，et al. AHA/ACC Guidelines. JACC 2014；63（22）：e57-188

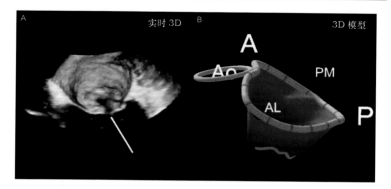

预测 CIMR 二尖瓣修复失败的因素
复杂二尖瓣反流束
侧壁运动异常
隆起高度 ≥ 11 mm
二尖瓣瓣环直径（ME 4C）≥ 3.7 cm
隆起面积（ME LAX）≥ 1.6 cm²
二尖瓣反流分级 > 3.5

（A）实时 3 维 TEE 左心房面观察缺血性扩张型心肌病患者二尖瓣瓣叶活动受限及中心性对合不良（箭头）。（B）重建的静态二尖瓣 3D 模型提示两个瓣叶重度受限和隆起。

乳头肌和心室破裂

乳头肌断裂（PMR）

- PMR 比较少见，发生率为 1%，可能出现在溶栓后早期（2～7 天），死亡率为 50%。PMR 首选急诊手术修复，药物治疗预后很差。
- 由于后内侧乳头肌单由后降支（RCA > Cx）供血，所以它最常出现断裂。因为后内侧乳头肌发出的腱索同时连接两个瓣叶，所以前叶和后叶都有可能出现连枷征，伴随重度偏心性 MR（血流背离连枷）。
- 同时可能存在小面积的下壁 MI，出现下壁 RWMA，周围正常心肌出现过度收缩。
- PMR 在 2D 食管中段（A）及经胃切面（B）的典型表现是连枷二尖瓣瓣叶脱垂，收缩期脱垂到左心房的瓣叶上连有小块肿物（箭头）。（C）彩色多普勒显示重度 MR。反流束面积可能会比较小，因为急剧升高的左心房压会导致左心房及左心室压差变小。

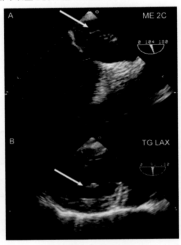

乳头肌断裂的 TEE 表现
食管中段及经胃切面
后内侧乳头肌断裂风险＞前外侧乳头肌
活动性肿物穿过二尖瓣
下壁 RWMA
左心室高动力状态

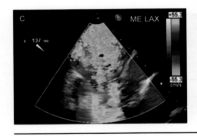

游离壁破裂

- 急性 MI 患者发生游离壁破裂的发生率为 1%～3%，常在 5 天（50%）至 2 周（90%）内，占 MI 后死亡的 10%。只有发生透壁型 MI 的患者会出现游离壁破裂，而且大多数是侧壁（回旋支）。
- 分为 3 个病理亚型
  - Ⅰ型（前 24 小时）溶栓后出现全层破裂
  - Ⅱ型（1～3 天）梗死位置心肌出现侵蚀
  - Ⅲ型（晚期）破裂位置在 MI 和正常心肌的交界处
- 食管中段或经胃切面显示弥漫或局限性的心包积液内含血栓。可能会发现 RWMA。彩色多普勒很难发现血流从心室流入心包腔。
- 尽管心包积血可能是溶栓导致的，造影剂增强超声心动图对于诊断心脏破裂具有很高的敏感性，但特异性不是 100%。

食管中段四腔心切面显示该患者在 MI 后 1 周出现心包积液（箭头）

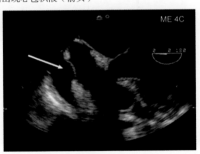

游离壁破裂的 TEE 表现
食管中段及经胃切面，透壁 MI
侧壁 RWMA（回旋支）
心包积液
心脏压塞

室间隔穿孔（VSR）

- 溶栓后 VSR 发病率为 0.2%，常发生在急性 MI 后 2～5 天，死亡率 50%。
- 穿孔位置在正常心肌与透壁 MI 心肌交界处，导致左右心室连通。
  - 心尖（前壁 MI，LAD）>>后间隔基底段（下壁 MI，RCA + Cx）
  - 单一直接的孔洞；30%～40% 出现复杂的匐行的网状破损
- 导致左向右分流，右心室容量过负荷，肺血流增加和继发性左心房和左心室容量过多。
- 彩色多普勒是诊断 VSR 的最有效方法，可以看到在右心室侧出现收缩期湍流血流，单一或多个孔洞。食管中段主动脉瓣长轴／四腔心或深胃底切面可以发现心尖／前壁 VSR，食管中段四腔心和经胃左室基底／中段短轴切面可以发现基底／下后侧 VSR。
- 2D 图像可见心肌变薄，RWMA 伴周围正常心肌呈高动力状态。测量缺损大小（mm 或 cm）。
- CW 频谱多普勒可以发现左心室向右心室的高速分流血流。分流分数（Qp/Qs）通过测量通过肺动脉瓣和主动脉瓣的血流计算获得。

（A）食管中段四腔心和经胃切面发现一个匐行的心尖前间隔 VSD，血流流向右心室。（B）心室补片修复后血流在左心室侧未穿过室间隔。（C）经胃左室中段切面显示该患者下间隔存在一个大的缺损，彩色多普勒（Nyquist 59 cm/s）显示湍流血流。

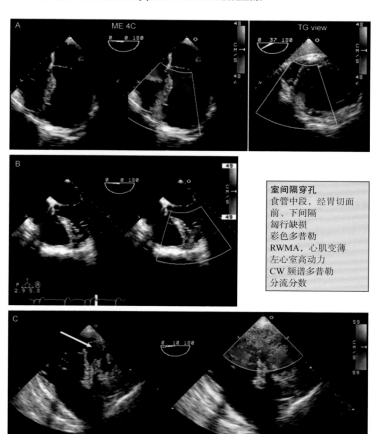

室间隔穿孔
食管中段，经胃切面
前、下间隔
匐行缺损
彩色多普勒
RWMA，心肌变薄
左心室高动力
CW 频谱多普勒
分流分数

111

室壁瘤和假性室壁瘤

室壁瘤

- 室壁瘤包含所有的 3 层心肌，通过一个宽颈与心室相连。该并发症在透壁 MI 中的发病率为 12% ～ 15%，尤其是（A）前壁和（B）心尖梗死（LAD）风险最高，然后是（C）下壁基底段梗死。40% ～ 50% 会出现附壁血栓，需要抗凝治疗。
- 手术切除指征：难治性心力衰竭，反复出现血栓及恶性室性心律失常。
- 2D 图像表现为 RWMA，左心室室壁变薄或向外膨出，瘤颈宽。附壁血栓可能会导致室壁瘤壁看起来很厚。

> **室壁瘤 TEE 表示**
> ME 2C，TG SAX，TG LAX.
> 前壁＋ LV 心尖（LAD），下壁基底段（Cx）
> 心室壁平滑过渡到变薄的瘤壁
> 宽颈口，瘤颈 / 室壁瘤直径＞ 0.5
> 收缩期和舒张期都有 LV 室壁变形
> RWMA 无伸缩性
> 血栓

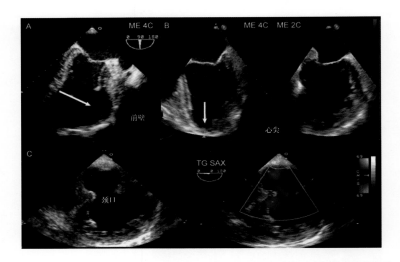

假性室壁瘤

- 假性室壁瘤包含破裂的左心室游离壁及向外膨出的由心包及附壁血栓形成的室壁瘤。连接左心室的颈口很窄，根据定义，假性室壁瘤的瘤颈小于室壁瘤直径的 50%。
- 假性室壁瘤可以保持很小或者进行性扩大。建议所有患者不管有无症状或室壁瘤尺寸，均应外科手术干预，以防破裂猝死。
- 食管中段或经胃切面可以发现假性室壁瘤。RWMA 伴有正常心肌突然转变为变薄的室壁瘤壁（锐角）表现。窄颈，瘤颈 / 室壁瘤直径＜ 0.5。假性室壁瘤内可能部分被血栓填充。
- 彩色多普勒显示低速的双向血流。

> **假性室壁瘤**
> 食管中段、经胃 TEE 切面
> 心包＋血凝块
> 窄颈
> 收缩期扩大
> 彩色多普勒提示双向血流

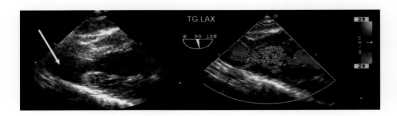

血栓和栓塞

血栓和栓塞

- MI 后出现附壁血栓的总发病率为 15% ～ 60%，再灌注后发生率降低。
- 左心室局部室壁运动异常（和面积相关）、室壁瘤及严重左心室功能障碍导致血液淤滞、形成血栓。最常见于大面积前壁 MI，其次是下壁或侧壁 MI。
- 急性 MI 后 10 天内出现临床可见的卒中、肢体缺血、肾梗死或消化道缺血比较少见（＜ 2%）。需立即抗凝治疗且持续 3 ～ 6 个月。
- 超声心动图可以精确地发现并描述血栓，因此是诊断性检查之一。诊断心室内血栓最好是做 TTE 检查，因为 TTE 探头距离左心室心尖最近。食管中段和经胃切面可以发现左心室心尖因显得增厚，以及存在的局部室壁运动异常。早期血栓可能带蒂并且是活动性的，因此能导致更高的栓塞概率（35%）。彩色多普勒显示血栓内无血流信号。

（A）TTE 心尖四腔心切面提示左心室心尖增厚，提示存在血栓。（B，C）食管中段四腔心切面及左心室心尖放大切面显示巨大的心尖血栓。血栓与周围心肌的回声信号强度相似。（D，E）改良的深胃底及食管中段左室长轴切面可见该前壁 MI 患者左心室沿着室壁形成了巨大血栓。

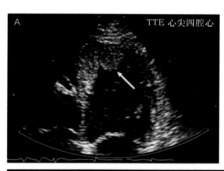

左心室血栓超声表现
TTE 是金标准
TEE 使用食管中段、经胃切面
前壁、心尖、下壁 RWMA（无运动或反向运动）
心肌增厚
早期带蒂
后期呈片状
自发显影
彩色多普勒显示血栓内无血流信号

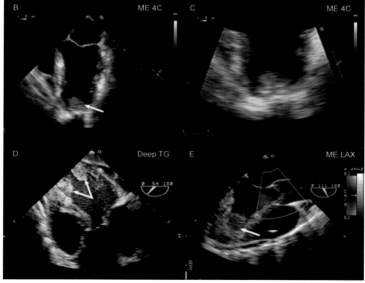

6

舒张功能

（刘怡昭 译 鞠辉 校）

舒张功能

舒张期生理学

- 舒张期是（心室）收缩后心室充盈的时期。临床上从主动脉瓣关闭到二尖瓣关闭，生理上对应着心肌舒张的一段时程（尽管心肌舒张实际上始于收缩末期）。
- 舒张期包括能量依赖的相互影响的细胞和机械过程，使得心脏得以放松和充盈。充分的舒张期充盈对心室的正常收缩功能至关重要。在静息心率下，舒张期占心脏周期的 2/3，心率增快时，其所占比例缩短。
- 舒张期分为 4 个阶段。

心室舒张期分期

❶ 等容舒张期（IVRT）： 始于主动脉瓣关闭，止于二尖瓣开放。当主动脉压超过左心室压时，主动脉瓣关闭，随后左心室压迅速下降低于左心房压时，二尖瓣开放，等容舒张期结束。

❷ 快速充盈期（E 波速度）： 始于二尖瓣开放，此时左心房压大于左心室压；随着左心室的进一步放松，血液迅速被"吸入"进左心室，使得左室压增加。

❸ 静止期（减慢充盈期）： 左心室舒张于舒张期的前 1/3 结束。当左心室压上升至与左心房压相同时，左心室顺应性减缓了左心室的充盈速度。当 LAP = LVP 时，没有血流经过开放的二尖瓣，这段时期称为静止期。

❹ 心房收缩期（A 波速度）： 发生在舒张末期，完成左心室前负荷。当左心房压超过左心室压时，使得二尖瓣进一步开放，从而使左心室进一步充盈。心房收缩期左心室充盈的血量通常占左心室前负荷的 15% ～ 20%，在舒张功能障碍时可占 50%。房颤时心房收缩期消失。

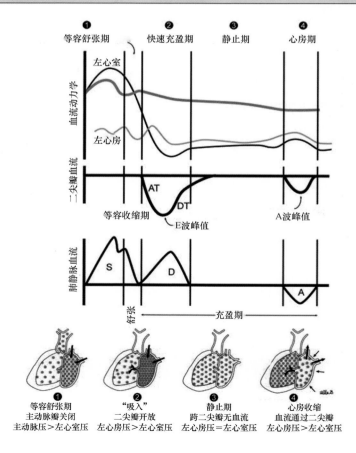

舒张功能

舒张功能的决定因素

- 随着心腔体积的增加，心肌纤维呈非线性拉伸；压力以几何级数增长，称为左心室刚度（顺应性）。左心室刚度的曲线斜率随心肌纤维膨胀性、结缔组织弹性、心腔直径、室壁厚度和心包约束效应的不同而不同。在正常的心室，舒张刚度低（顺应性高），大容量只导致小幅的压力增加。
- 左心房是左心室舒张功能的关键决定因素，因为它可以作为血液蓄水池、通道和在舒张末期还有主动的泵功能。这里列出了一些正常舒张功能的决定因素。
- 评价舒张功能的金标准是使用特定的高仿真压力导管来同时测量左心室容量、左心室压力和刚度。
- 有创性舒张功能评价措施包括左心室压力下降时的瞬时峰值速度（− dP/dt），左心室舒张的时间常数（tau，t）和刚度系数。t值小提示快速松弛。

舒张功能的决定因素
心肌舒张
心肌刚度
左心房功能
心包约束
右心室大小和功能
胸内压
心率、房室传导
二尖瓣功能
神经内分泌
前负荷
后负荷

正常舒张值	
− dP/dt	− 2000 mmHg/s
tau，t	25 ～ 40 ms
IVRT	60 ～ 90 ms

超声心动图评估心脏舒张功能

- 首先检查心脏结构异常。左心室大小异常，室壁厚度异常，心功能减退，左心房增大，提示可能存在舒张功能障碍（DD）。
  - 舒张功能障碍不太可能发生在正常的心脏。
  - 舒张功能障碍可发生于收缩功能正常的心脏。
- 排除是否存在二尖瓣疾病、心律失常如房颤、心脏阻滞、心室起搏十分重要，因为在上述情况不能使用一些多普勒参数来评估舒张功能。
- 多普勒超声心动图可以无创性评价舒张功能障碍，可以确定诊断、评估预后并指导治疗。左心室舒张功能的多普勒评估相关的检查参数包括：(1)心室舒张，(2)心室顺应性，(3)充盈压。
- 指南建议使用多个参数来评估舒张功能。
  - 正常值与舒张功能障碍时的参数之间存在重叠。
  - 没有一个参数是最优的。
  - 多普勒参数可能不一致；测量参数的一致性越高，存在舒张功能障碍的可能性就越大。
  - 这些指标中有许多是与前负荷、后负荷、心率和节律相关的，使围术期评估存在一定困难。

初步评估
心脏结构疾病
左心室大小，室壁厚度，心功能
左心房大小

排除
心律失常
二尖瓣疾病

测量
二尖瓣前向血流（PW）
二尖瓣环组织多普勒成像 TDI
肺静脉血流（PW）

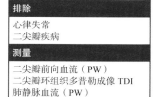

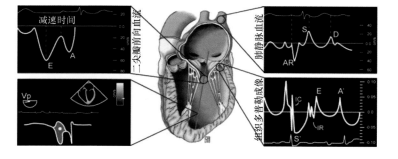

二尖瓣前向血流（MVI）	
<ul><li>在食管中段四腔心／主动脉瓣长轴切面，使用脉冲多普勒（PW），1～3 mm 的取样框置于二尖瓣瓣叶间（而非瓣环处）</li><li>呼吸暂停时扫描速度50～100 mm/s，调整基线和刻度，使频谱波形充满空间</li><li>测量 E 波和 A 波的峰速度，以及 E 波从波峰到基线的衰减时间（DT）</li><li>反映左心房到左心室的压力梯度和通过二尖瓣的左心室充盈情况</li></ul>	<ul><li>受舒张变化（E 波）和顺应性的影响</li><li>收缩功能正常时可信性差</li><li>非常依赖前负荷 – 前负荷↓或间歇正压通气→E↓，DT↑</li><li>节律＋传导 – 心率↑，1 度 HB，起搏心律：E＋A 融合 – 心率↓：静止期小"L"波 – 房颤：A 波消失</li><li>以下情况不能用于评价舒张功能：房颤，二尖瓣病变，左心辅助，左束支传导阻滞，心室起搏</li></ul>

评估左室充盈	正常值
舒张早期峰速度（E 波）	50～80 cm/s
舒张晚期峰速度（A 波）	30～50 cm/s
E/A 比	1～2：1
E 波减速时间（DT）	140～240 ms
等容舒张期时间（IVRT）	60～90 ms

正常
- 左心室充分舒张使早期吸入（足够容量）形成 E 波峰值
  - E/A＞0.8～1.2
  - 减速时间、等容舒张时间正常
- 年龄相关（E/A↓，减速时间↑）

舒张功能受损
- 舒张期吸入不足使二尖瓣开放延迟，早期二尖瓣血流减少，但心动周期晚期从左心房涌入的容量增加
  - E 波速度↓
  - E/A＜1
  - 减速时间↑
  - 等容舒张时间↑
  - A 波↑

假性正常
- 升高的左心房压代偿了充盈不足，使得描绘的"二尖瓣血流"趋于正常
- 单凭二尖瓣血流无法区分"正常"还是"假性正常的舒张功能障碍"
- Valsalva 动作时 E/A 比值下降50%导致舒张受损，所以 A 波＞E 波

限制性
- 左心室顺应性下降时，为了保证左心室充盈导致左心房压升高
  - E 波速度↑↑
  - E/A＞＞2
  - 减速时间↓
  - 等容舒张时间↓

L 波
- 舒张中期的波，代表持续的肺静脉血流经由二尖瓣由左心房进入左心室
- 见于伴有舒张功能受损和左心房压升高的心动过缓患者
- 与预后相关

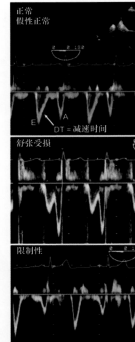

多普勒评估

二尖瓣环组织多普勒成像（TDI）	
<ul><li>在食管中段 4 腔心切面使用脉冲多普勒进行组织多普勒成像，将 5～10 mm 的取样框置于二尖瓣叶插入侧壁或间隔 1 cm 处。尽可能缩小成角。</li><li>扫描速度呼气末 50～100 mm/s</li><li>确认 S′ E′ A′ 波</li><li>评价心脏收缩和舒张时的心肌速度</li></ul>	<ul><li>反映心肌舒张的固有速度</li><li>E′ 和舒张功能呈负相关</li><li>E′ 受下列因素影响 　－ 局部心肌功能（间隔、侧壁） 　－ 年龄 　－ 位置（侧壁或间隔） 　－ 相对依赖前负荷</li><li>二尖瓣环钙化或二尖瓣疾病时不准</li><li>区别正常 / 假性正常舒张功能障碍</li></ul>

评估左心房充盈	正常值
早期（e′，Ea，Em，E′）波	10～15 cm/s（室间隔）13～20 cm/s（侧壁）
与顺应性无关，仅与舒张有关	< 8 cm/s 时舒张功能异常
晚期（a′，A′）波	11.3±2.9 cm/s 左心室收缩力增加时↑，左心室舒张末压（LVEDP）增加时↓

评估左心室充盈压	正常和异常
二尖瓣 E/E′ 比值	< 8 时左心房压正常
与左心室充盈压有关	> 15 →左心房压和左心室舒张末压↑
Valsalva 动作时 E′ /A′。	0.9～3.1 cm/s（侧壁） 持续异常是假性正常

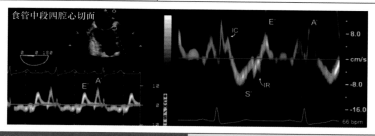

食管中段四腔心切面

等容舒张时间（IVRT）	正常值 60～90 ms
<ul><li>时程从主动脉瓣关闭到二尖瓣开放</li><li>应用脉冲多普勒或组织多普勒成像评估</li><li>经胃长轴切面，脉冲波在二尖瓣流入和左室流出道之间取样。箭头所指为从主动脉瓣关闭到二尖瓣开放，代表等容舒张时间</li><li>侧壁二尖瓣环组织多普勒成像确认收缩期（S′）和 E′ 波之间的倾斜时程</li></ul>	<ul><li>受主动脉舒张压和左心房压的影响</li><li>与年龄相关</li><li>舒张功能受损：等容舒张时间延长</li><li>充盈受限：等容舒张时间缩短</li></ul>

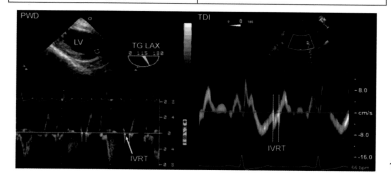

多普勒评估

肺静脉血流（PVF）	
• 反映了肺静脉和左心房之间压力变化时左心房的充盈状态 • 肺静脉内无瓣膜：随着左心房收缩，前向血流进入左心室（MVI A波），反向血流进入肺静脉（A波） • 脉冲多普勒食管中段两腔心切面于左上肺静脉 0.5 cm 处取样，样本量 2～3 mm	• 任何增加左心房压的因素都会降低肺静脉血流进入左心房，反之亦然 • 容量依赖性 • 大的肺静脉 A 波可见于二尖瓣狭窄和完全心脏阻滞 • S 波下降（＜40%）与左心房顺应性下降，平均左心房压升高有关 • 舒张功能障碍恶化时 A 波时程延长

评估左心房充盈	正常值
收缩波（S）	28～82 cm/s
舒张波（D）	27～72 cm/s
S/D	S＞D
心房反向波峰值（PV AR）	A 速度 15～35 cm/s
心房反向波持续时间（ARdur）	AR dur 60～120 ms
MV A 波和 AR 的时程差	＜20 ms
D 波减速时间	＞275 ms

正常 S＞D

• 正常肺静脉血流模式（S，D）可见于舒张功能正常者。

假性正常或限制性舒张功能障碍

• S＜D，如果＜40%，左心房压升高（15 mmHg）。
• PV AR 和 MV A 波时程的差值＞30 ms
  – 增大的 AR 与左心室舒张末压增高有关。
• 限制性舒张功能障碍：由于左心房机械性衰竭，可能出现较小的 A 波。

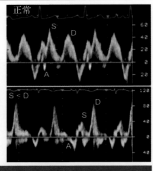

传播速度（Vp）	
• 食管中段 4 腔心切面彩色多普勒，M 超扫描线自二尖瓣至心尖部，通过左心室流入血流的中心，Nyquist 极限＜40 cm/s 或 E MVI 速度的 75% • 在充盈早期测量 Vp，即第一个混叠速度斜率。测量从二尖瓣至瓣下左心室 4 cm 处，或者测量从无色到有色的变化斜率	• 前负荷对 Vp 的影响较大，尽管对舒张功能障碍的影响不大 • 左心室容量和射血分数正常，但是充盈压升高时可以误导测出正常 Vp 值 • Vp 随 EF 值的下降而减小

评估左室舒张功能	正常值和异常值
传播速度（Vp）	＞50 cm/s
MVI E 波峰值/Vp 比值 左心室充盈压伴随 EF 下降	E/Vp＞2.5 → PCWP＞15 mmHg

彩色 M 超经二尖瓣血流（Vp）

• 左心室基底部舒张早于心尖部，形成从左心房到左心室的血流波阵面。
• 与单点测量二尖瓣血流（MVI）相比，Vp 评估舒张早期左心室抽吸能力，能更好地评估左心室舒张功能。
• 二尖瓣到心尖 Vp 的减慢与心尖部吸入减少是一致的，提示舒张功能异常，但无法评估其严重程度。

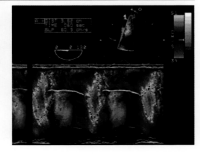

压力升高

压力升高的算法

- 超声心动图不能直接测量左心房压和左心室压，但可以通过不同的参数来估算。
- 正常的左心房压提示正常的舒张功能。
- 根据 EF 正常与否，首先选择的诊断性检查手段不同
  - 异常 EF：跨二尖瓣血流（MVI）
  - 正常 EF：侧壁组织多普勒成像 E/E′

TTE 估计值	↑左心房压	↑左心室压
MV E/A 比值	> 2	> 2
MV 减速时间	< 140 ms	< 160 ms
E/e′（侧壁）	> 15	> 10
PVF S/D 比值	< 1	< 40%
PVF A 波速度	> 35 cm/s	> 25 cm/s
PVF A 波持续时间 -MV A 波持续时间	> 20 ms	> 30 ms
肺动脉收缩压	> 35 mmHg	
室腔	左心房扩大	左心房扩大，左心室肥厚

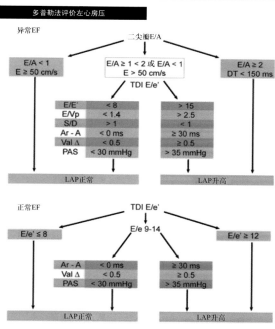

舒张功能不全的算法

- 存在评估舒张功能的算法，根据不同技术（TTE 或 TEE）和心室功能而异。
- TTE 指南建议使用多普勒指数、评估左心房大小、应用 TR 速度评估舒张功能。
- 由于很困难，TEE 不专门测量左心房大小。

正常 EF		TTE 评价舒张功能不全	
1. 平均 E/e′	> 14	舒张功能正常	< 50% 阳性
2. 间隔 e′	< 7 cm/s	舒张功能中等	50% 阳性
侧壁 e′	< 10 cm/s	舒张功能异常	> 50% 阳性
3. 三尖瓣反流（TR）速率	2.8 m/s	舒张功能障碍的严重程度取决于阳性发现的	
4. 左心房容量指数	> 34 ml/m²	数目（#/4）	

摘自：Nagueh SF，et al. ASE Guidelines J Am Soc Echocardiogr 2016；29：277-314

舒张功能障碍分级

舒张功能障碍
- 舒张功能障碍（DD）是指在休息或运动时，如果没有异常的舒张末期压力（EDP）增加，左心室充盈到正常舒张末期容积受限的一种情况。DD 可定义为需要不恰当地增加心脏内压以获得足够的左心室充盈来维持心输出量。早期 DD 可因舒张功能受损导致左心房压升高，而晚期 DD 可引起 LVEDP 的增加。
- 由于心律、心肌本身病变、心室相互作用和心包约束引起心肌舒张和顺应性改变时，左心室充盈受阻，会发生舒张功能障碍。

舒张功能障碍的分级
- 舒张充盈始于血液快速流入左心室（MVI，E 波），随着 LVP 逐渐上升超过 LAP（MVI 减速时间），这一过程减慢。在稳态期，没有血流进入左心室。心房收缩（MVI，A 波）使左心室进一步充盈。
- 正常人存在左心室快速舒张，心脏僵硬度低（顺应性正常）和正常充盈压，心房收缩对左心室充盈的贡献较小。

正常	
二尖瓣前向血流	高 E（> 0.8 m/s），E/A > 1，DT < 220 ms，IVRT < 100 ms
组织多普勒成像 e′	> 10 cm/s（年轻人），> 8 cm/s（老年人）
肺静脉血流	S/D > 1（S/D < 1 见于运动员）
彩色 M 超 Vp	> 55 cm/s（年轻人），> 45 cm/s（老年人）

下文示舒张功能障碍的分级进展。

（Ⅰ）舒张功能受损	
二尖瓣前向血流（MVI）	↓ E 波，↑ DT（> 220 ms），↑ A 波（A 波峰速更高，VTI 更大，A 波时程延长），E/A < 1.0
组织多普勒成像（TDI e′）	↓ e′（< 8 cm/s），E/e′ > 1
肺静脉血流（PVF）	钝性 D 波（S/D >> 1），Ap < Am 时程

- 最初的舒张功能异常是由于弹性回缩能力的丧失导致左心室无法产生吸力。这就延长了等容舒张时间（IVRT），需要更长的时间使二尖瓣开放。二尖瓣开放后，吸力下降导致 E 峰值速度降低，并延长减速时间 DT（充盈早期时间较长）。LA 容量相对饱满，因此在舒张晚期心房收缩有更多的充盈（> 每搏量的 30%）。此时虽然心脏舒张功能受损，但心脏顺应性和充盈压力保持相对正常。
- 这类患者运动时，随着舒张期充盈时间的缩短会出现症状。这种类型可能出现在前负荷低、后负荷增加、急性缺血、左心室肥厚、肥厚型梗阻性心肌病、应用吸入麻醉药和长时间心肺转流时。

（Ⅱ）伪正常	
二尖瓣前向血流（MVI）	恢复至正常形态，高 E 波，E/A = 1 : 1.5，IVRT < 100 ms，DT < 220 ms，Ap < Am 时程
组织多普勒成像 TDI e′	↓ e′（< 8 cm/s）伴 ↑ E/e′
肺静脉血流（PVF）	钝性 S 波（S/D < 1），Ap > Am 时程

- 在这一阶段，随着舒张期全程左心房压的升高，心脏顺应性和舒张功能异常进一步恶化，以"伪正常"维持左心室充盈（舒张受限生理上可逆）。在此阶段，血液是被"推入"而不是被"吸过"二尖瓣的。

（Ⅲ~Ⅳ）限制性舒张	
二尖瓣前向血流（MVI）	快速早期左心室充盈（高 E 波，短 DT < 150 ms，IVRT < 60 ms）。左心室僵硬程度升高以及心房机械功能衰竭，导致心房对左心室充盈的贡献甚微（小 A 波，时间短），↑↑ E/A 比值（> 1.5 ~ 2）。
TDI e′	表现为持续 ↓ e′ 波，伴随 ↑ E/e′（异常 > 15）
肺静脉血流（PVF）	心房收缩时肺血管入时间延长，导致 S/D < 1，↑ A 波时程延长。如果 APDF > AMV 超过 30 秒，则 LVEDP 增加

- 发生于心脏疾病的终末阶段。
- 随着左心室顺应性的进一步下降，舒张功能也随之进一步恶化，较少的容量即可导致 LVP 的大幅增加，形成限制性充盈模式。如果在处理（应用硝酸盐、利尿剂、IPPV）后仍不可逆，则为Ⅳ级。该模式存在伴有高充盈压舒张功能异常和顺应性异常。
- 引起限制性舒张功能障碍的疾病包括：晚期缺血性心脏病、失代偿的充血性心力衰竭和限制型心肌病。

舒张功能障碍分级

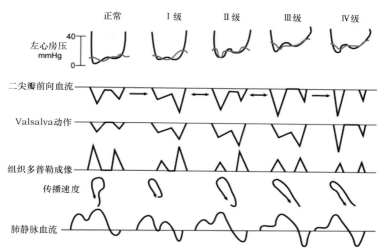

舒张功能不全的阶段	正常[a]		舒张受损	伪正常	充盈受限
	青少年	成人[b]			
E/A	1.88±0.45	1.5～0.96±0.4	< 0.75	0.75～1.5	> 1.5
DT（ms）	142	166～200±29	> 220	150～200	< 150
IVRT（ms）	50±9	67～87±7	> 100	60～100	< 60
S/D	1.8±0.8	0.98～1.39±0.47	1	*< 1*	< 1
Am/Ap 时程		Am ≥ Ap	Am > Ap	*Am < Ap*	Am ≪ Ap
PV AR（cm/s）	16±10	21～25±9	< 35	*≥35[a]*	≥25[a]
Vp（cm/s）	> 55	> 45	< 50	*< 50*	< 50
e'（cm/s）	20.6±3.8	19.8～12.9±2.9	< 8	*< 8*	< 8
E：e'		< 10	< 10	*≥10*	≥ 10
e'/a'		e' > a'	e' < a'	*e' < a'*	e' < a'

斜体字区分了正常与伪正常
二尖瓣流入血流 E/A，舒张早期波峰与心房收缩波峰之比；DT，减速时间；IVRT，等容舒张时间
肺静脉 S/D，收缩－舒张比；AR，心房收缩逆向波峰速
传播速度（Vp）彩色 M 超模式
组织多普勒成像（TDI）e'：二尖瓣瓣环速度
[a] ASE 指南 2009
[b] 年长成人

舒张功能不全的多普勒算法

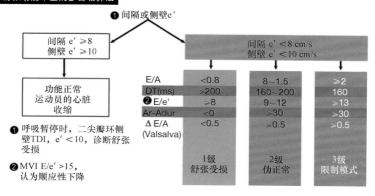

123

临床应用

临床应用

- 舒张功能障碍（DD）的常见原因包括：高血压、冠心病、限制型和扩张型心肌病、缩窄性心包炎和心脏手术患者（30%～75%）。
- 在众多临床情况中，DD是发病率和死亡率的独立因素。
- 舒张性心力衰竭的症状包括心输出量降低和充盈压升高，通常左心室收缩功能正常，但舒张功能受损。
- DD患者通常没有心力衰竭的症状，但当出现心房颤动导致心房功能丧失时，就会出现症状。
- 评估合并心律失常和二尖瓣疾病患者的DD存在挑战。右表列出了一些额外的经过验证的参数。
- 麻醉药物对舒张功能有不同的影响；有些可能影响舒张功能（氟烷、异氟烷、地氟烷）和顺应性（氟烷）。

前负荷

- 前负荷的适度增加不会影响正常的舒张功能。
- 在舒张功能正常的患者中，二尖瓣前向血流、Vp、TDI与前负荷有关，但在DD患者中，Vp和TDI与前负荷无关。

后负荷

- 收缩功能正常时，随着后负荷的增加减速时间DT缩短（更好地松弛），但当收缩功能异常时，后负荷增加使减速时间DT延长。

心房颤动	
E波峰加速	$\geqslant 1900\ cm/s^2$
等容舒张时间	$\leqslant 65\ ms$
肺静脉血流D波减速时间	$\leqslant 220\ ms$
E/Vp	$\geqslant 1.4$
间隔 E/e′	$\geqslant 11$
肥厚型心肌病	
E/e′ 平均值	> 14
Ar-A	$\geqslant 30\ ms$
三尖瓣反流峰速度	$> 2.8\ m/s$
左心房容量	$> 34\ cc/m^2$
限制型心肌病	
DT	$< 140\ ms$
二尖瓣 E/A	> 2.5
IVRT	$< 50\ ms$
E/e′ 平均值	> 14
二尖瓣狭窄	
IVRT	$< 60\ ms$
IVRT/$T_{E-e'}$	< 4.2
二尖瓣 A 波速度	$> 1.5\ m/s$
二尖瓣反流	
Ar-A	$\geqslant 30\ ms$
IVRT	$< 60\ ms$
IVRT/$T_{E-e'}$	< 5.6
E/e′ 平均值	> 14
肺动脉高压	
侧壁 E/e′	> 13 心源性
侧壁 E/e′	< 8 非心源性
窦性心动过速	
MVI E 波	显著
IVRT	$\leqslant 70\ ms$
肺静脉收缩期充盈分数	$\leqslant 40\%$
E/e′ 平均值	> 14

改编自：Nagueh SF, et al. J Am Soc Echocardiogr 2016；29

具体疾病

舒张功能障碍的不同表现形式与相应的病理有关。舒张功能不全可见于任何单一疾病。许多患者一开始会出现舒张受损，而后可发展为充盈受限。

- **冠心病**通过限制能量底物来影响松弛。急性缺血损害左心室舒张功能，而梗死增加了组织间质纤维化和瘢痕的形成，从而使心脏僵硬度增加。
- **限制型心肌病**是一组以心室腔变小、舒张异常和僵硬度增加为特征的疾病（淀粉样变性、放疗后、糖原储存障碍、肌营养不良）。室壁增厚是由于浸润或纤维化而不是心肌细胞肥大造成的，因此，心电图QRS波电压表现为正常或降低。
- **肥厚型心肌病**的特点是心肌纤维排列紊乱造成左心室壁整体或节段性室壁增厚。由于不正常的电传导导致肌纤维的不同步失活，使得左心室僵硬度增加，舒张功能受损。
- **缩窄性心包炎**是引起舒张功能障碍的独特病因，其特征是由于增厚硬化的心包的约束作用使得左心室硬度增加。在这些患者中，舒张期是正常的，右心衰的症状占大多数。在呼吸过程中，胸腔内的压力无法传导到心室，导致流入心脏血流量的极大变化。因此，尽管静息时多普勒指标相似，但呼吸时会有明显的变化。

舒张功能受损
缺血
肥厚
扩张
右心室过负荷
↑肺动脉压
顺应性下降（限制性）
梗死
肥厚
限制型心肌病
缩窄性心包炎
心脏压塞

临床应用

- **亚急性心脏压塞**通常表现为与缩窄性心包炎相似的症状和体征。由于右侧的房室更易于压缩，所以舒张期血液流入受阻。二尖瓣前向血流（MVI）可出现"E"波峰值随呼吸变异率增大（＞30%），并应结合患者的临床情况进行测量。
- **主动脉瓣狭窄**压力过负荷会导致向心性肥厚，这可能使舒张功能受损，并进展为限制性模式。若合并二尖瓣反流（MVI E 更高），二尖瓣环钙化（E′ 更低），或纤维化（顺应性改变）可能干扰舒张功能障碍的评估。
- **主动脉瓣反流**导致偏心性肥厚，最初可容纳增加的容量（顺应性增加，容量增加，左心室压力正常）。随着时间的推移，舒张功能受损，左心室僵硬度增加，导致左心室压升高和肺淤血。
- **二尖瓣狭窄**保护左心室，维持收缩和舒张功能。左心房压升高（↑ A 速度＞1.5 m/s）。
- **二尖瓣反流**由于容量过负荷导致左心房、左心室增大。左心室随着时间的推移会变得更僵硬。评估舒张功能障碍见表（第124页）。

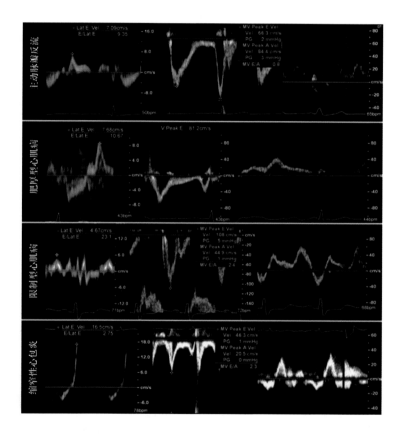

右心室舒张功能

超声心动图评估

- 若存在右心室收缩功能障碍，应评估右心室舒张功能。右心室舒张功能障碍是患者预后不良的标志。
- 评估右心室舒张功能的重要测量包括
  - 三尖瓣前向血流（TVI）
  - 三尖瓣环侧壁的组织多普勒
  - 肝静脉血流（HVF）
  - 下腔静脉大小及易塌陷性
- 三尖瓣血流 E/A 比、E/e′ 比、减速时间（DT）和右心房大小是评价右心室舒张功能最有效的指标。

TTE 右室舒张功能指标	平均值
TVI E 三尖瓣前向血流 E	54 cm/s
TVI A 三尖瓣前向血流 A	40 cm/s
TVI E/A	1.4
TVI DT E 波（三尖瓣前向血流 E 波减速时间）	174 ms
RV-IVRT（右心室-等容舒张时间）	
TV e′	48 ms
TV a′	14 cm/s
E/e′ 比	13 cm/s
E′ /a′ 比	1.2
	4

E 波速度在右心室低于左心室
右心室减速时间较长
源自：Rudeski LG. J Am Soc Echocardiogr 2010；23：685-713

三尖瓣前向血流（TVI）	上表正常值
• 食管中段 4 腔心 / 右室流出道切面使用脉冲多普勒（PW），三尖瓣叶尖之间 1～3 mm 取样。 • 扫描速度 50～100 mm/s 的基线和比例尺，以便在呼气末频谱的波形可以充满整个空间。 • 测量 E 波和 A 波的峰值速度，并从 E 波波峰处测量减速时间（DT）。 • 反映了右心房到右心室的压力梯度及经由三尖瓣的右心室充盈。	• 受心率、年龄、呼吸的影响 • 心动过速：A 波和右心房充盈分数下降，E 波峰值速度不受影响 • 相比于二尖瓣血流，年龄对 A 波峰值速度、右心房充盈分数及 E/A 的影响很小 • 呼吸变异率：吸气时 E ↑ • 如果存在明显的三尖瓣反流，数值无效

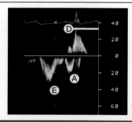 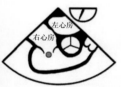

食管中段右室流入－流出道切面

三尖瓣瓣环组织多普勒成像（TDI）	上表正常值
• 脉冲多普勒组织多普勒成像经胃长轴（TG LAX）切面，取样框放置于三尖瓣叶插入侧壁或间隔 1 cm 处，使用 5～10 mm 样本量 • 减少成角 • 扫描速度 50～100 mm/s 呼气末 • 识别：S′，E′，A′ 波	• 评估收缩和舒张时的心肌速度

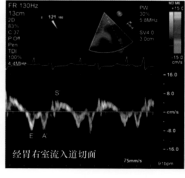 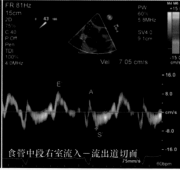

经胃右室流入道切面　　　　　食管中段右室流入－流出道切面

右心室舒张功能

肝静脉血流（HVF）	正常值
• 脉冲多普勒经胃切面中，取肝静脉 1～3 mm 的样本量 • 扫描速度 50～100 mm/s 的基线和刻度，使频谱波形充满空间 • 在呼气末测量 • 反映右心房充盈	• 测量 S、D、A 波速度，A 波时长 • 正常肝静脉血流： 　－ S/D > 1 　－ 心房反转波峰速 　（AR）< 50% S 波峰流速

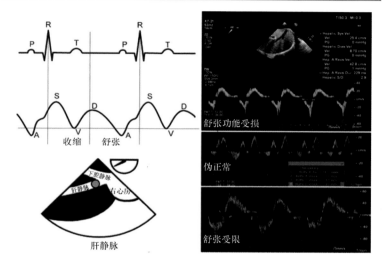

右心房 舒张功能受损

伪正常

舒张受限

下腔静脉　肝静脉　右心房

肝静脉

右心室舒张功能障碍分级			
	舒张功能受损	伪正常	舒张受限
三尖瓣前向血流	E/A < 0.8[a]	E/A 0.8～2.1[a]	E/A > 2.1[a]
三尖瓣组织多普勒	e′ < a′ [b]	E/e′ > 6[a]	DT < 120 ms[a]
肝静脉血流	S/D > 1[b] AR vel > 50% S vel[b]	S/D < 1[a]	S 反转[b]

DT，减速时间；AR，心房反向波
[a] Rudski LG，et al. J Am Soc Echocardiogr 2010；23：685-713
[b] Denault A，et al. Can J Anesth 2006；53：1020-1029

右心室舒张功能障碍

- 相比左心室舒张功能的评估，右心室舒张功能障碍的评估更具挑战性。
- 右心室舒张功能障碍可见于包括右心疾病、肺部疾病、左心室功能障碍和系统性疾病在内的不同疾病中。
- 右心室舒张功能障碍的分级取决于对三尖瓣前向血流、肝静脉血流和三尖瓣瓣环组织多普勒的评估。
- 经胸超声心动：
  轻度右心室舒张功能障碍的定义为三尖瓣 E/A < 2，肝静脉血流 S/D > 1，三尖瓣组织多普勒 E$_t$′ < A$_t$′，或心房反转波超过肝静脉血流收缩波的一半。中度或重度右心室舒张功能障碍时，三尖瓣 E/A > 1，肝静脉血流 S 波降低或逆向。
- 经食管超声心动也可以根据这个方法评估右心室舒张功能障碍，合并心房颤动、起搏心律或非窦性心律、重度三尖瓣反流、三尖瓣环成形术的患者不能应用这个方法。

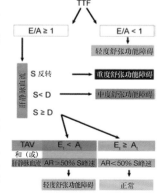

7

自体瓣膜

（闫 琦 译 鞠 辉 校）

主动脉瓣解剖

主动脉根部解剖
- 主动脉瓣（AV）是主动脉根部复合物的一部分，连接左心室和主动脉。圆柱形的主动脉根部，是指膨大的升主动脉近端，从连接于左心室的主动脉瓣基底部，延伸至窦管交界处（STJ）。
- 主动脉根部包括三个主要成分：(1) AV，(2) Valsalva 窦，(3) 瓣间三角。
- 左室流出道（LVOT），包含室间隔（IVS）肌部和二尖瓣前叶，组成了主动脉根部的起始段。瓣间三角的基底部和主动脉瓣叶各占 LVOT 基底部周长的 50%。

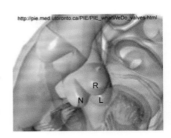

主动脉瓣叶根部
- 无冠瓣：AMVL，IVS 膜部
- 右冠瓣：IVS 膜部，左心室前壁
- 左冠瓣：AMVL，左心室前壁

Valsalva 窦
- 无：左心房，右心房，心包横窦
- 右：右心房，游离心包
- 左：左心房，游离心包

瓣间三角
- 无 / 右：右心房，右心室，三尖瓣（隔叶）
- 右 / 左：主动脉和肺动脉之间的潜在区域
- 左 / 无：左心房，AMVL

引自：Ho S. Eur J Echocard 2009；10：i3-10

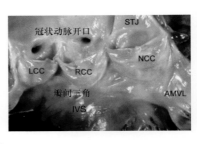

主动脉瓣
- 一般情况下，主动脉瓣包含三个瓣叶。每个瓣叶均为相似的半月形，瓣叶之间难以互相区分。
- 每个瓣叶分为体部、游离缘、基底部，与窦管壁相连。在心脏舒张期，各瓣叶游离缘于半月瓣小结以及相应的弧状凹陷处重叠，从而阻止瓣膜反流。联合部指两个相邻瓣叶边缘在主动脉接合处。
- 各主动脉瓣叶的命名参考其相邻的 Valsalva 窦：左冠瓣靠近肺动脉，右冠瓣位于最前侧，无冠瓣靠近房间隔。

瓣间三角
- 位于主动脉根部，主动脉瓣与左心室连接处的 3 个三角形区域。
- 虽然是主动脉根部的一部分，但他们也被认为是左室流出道的延伸，在结合部与 STJ 相连。在收缩期，这些薄弱的纤维区域受到来自左心室的压力，可能会导致动脉瘤形成。

Valsalva 窦
- 位于 LVOT 和 STJ 之间的近端胸主动脉上的袋状突起，由纤维组织构成。解剖学上来讲，分为前窦（右冠）、左后窦（左冠）、右后窦（无冠），可以通过有无冠状动脉开口的位置辨认。
- Valsalva 窦在舒张期最大（RCS > NCS > LCS），可以帮助分散主动脉瓣关闭时的压力，同时存储血液向冠状动脉供血。

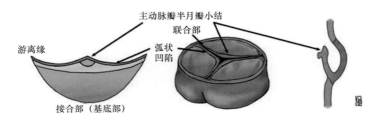

主动脉瓣功能

主动脉根部功能
- 主动脉根部功能正常时，可保证收缩期血流不受限制地、单向地由左心室流向升主动脉。主动脉瓣是一个被动的阀门装置，瓣膜开合是由左心室和主动脉之间的压力差决定的。主动脉根部形态可随着心动周期改变，辅助心脏血流。
- 等容收缩期，二尖瓣关闭。左心室收缩，左心室压力升高，瓣间三角扩张，使主动脉瓣口产生一个微小的中心性三角形小孔，但此时暂无前向血流。
- 收缩期左心室压力快速增高进一步打开主动脉瓣，形成一个较大的三角形开口。前向血流可产生一个更大的类似圆形的主动脉瓣口。接合部扩张（主动脉根部流出道）和瓣环处的左心室心肌收缩（主动脉根部流入道）形成漏斗状通道，使前向血流更加顺畅。左心室压力下降时，主动脉瓣关闭。
- 在等容心室舒张期，左心室压力低于主动脉压力，此时主动脉瓣关闭。
- 在舒张期，主动脉瓣保持关闭。左心室舒张时，主动脉瓣环扩张，接合部回弹，以维持静力平衡。STJ 直径相较瓣环小约 10% ~ 15%，从而形成截锥体。

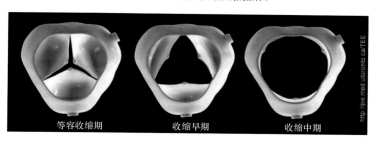

等容收缩期　　　　　收缩早期　　　　　收缩中期

http://pie.med.utoronto.ca/TEE

主动脉根部的环形结构
主动脉根部有 4 个环形结构：3 个圆形环，一个皇冠状环。并无真正意义的主动脉瓣环。

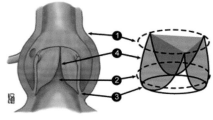

1. 窦管交界处（STJ）
- 构成主动脉根部上缘（或流出道），位于 Valsalva 窦和升主动脉交界处。STJ 并非正圆形，它随着 Valsalva 窦的舒缩而变化。
- STJ 扩张可使主动脉瓣对合不良，导致中心性主动脉瓣关闭不全。

2. 解剖性心室−主动脉瓣环
- 该环位于左心室心肌组织过渡为主动脉壁纤维组织之处。需注意主动脉瓣的接合点（铰点）与此环相连。这是一个圆形环，位于窦管基底部。

3. 主动脉瓣环（真正意义上的基底环）
- 由三个主动脉瓣与左室流出道相连的基底部构成，通常被称为"主动脉瓣环"。该椭圆环的大小随着心动周期而变，收缩期最小。
- 瓣环扩张减少对合高度，但并不导致 AI。

4. 生理性心室−主动脉瓣环
- 为皇冠状，由各主动脉瓣相连处构成。
- 该环代表血流动力学的分界，或可理解为左心室和主动脉窦之间的生理性心室−主动脉交界。
- 主动脉的一部分，瓣间三角，暴露于左心室压力。

主动脉瓣 TEE 切面

- 标准 TEE 切面可轻松观察到主动脉瓣。检查瓣叶和主动脉根部的最佳切面为 ME 切面。
- 可以在 ME 切面使用彩色多普勒检查或在 TG 切面使用频谱多普勒检查主动脉瓣功能是否完好。主动脉瓣相关病理表现为主动脉瓣关闭不全（AI）或主动脉瓣狭窄（AS）。

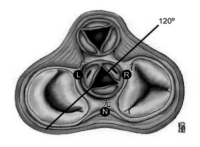

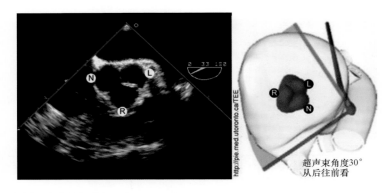

超声束角度30°
从后往前看

食管中段主动脉瓣短轴切面（30°～60°）

主动脉瓣与心脏矢状面成 30°角。调整超声束角度，使主动脉瓣位于屏幕正中，且三个瓣膜大小对称。如图所示，舒张期，可观察到瓣膜、联合部、接合线。主动脉瓣功能正常时，彩色多普勒下可观察到收缩期血流，而舒张期无血流。AI 时，反流束的位置可位于中心或联合部。若要短轴下观察整个主动脉根部，探头应前进至 LVOT 的位置，后退时可观察到冠状动脉。

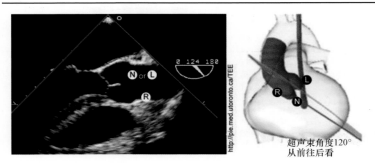

超声束角度120°
从前往后看

食管中段主动脉瓣长轴切面（120°～150°）

将超声束角度调整至 120°～150°，显示主动脉根部长轴。右冠窦永远位于前方，位于后方与探头最近的可能是无冠窦或左冠窦。舒张期，正常主动脉瓣接合位于 Valsalva 窦处的主动脉瓣环上，可使瓣叶有足够的长度重合。该切面可获得主动脉根部测量的相关参数（见第 135 页），可观察瓣叶形态、脱垂，主动脉根部是否存在病变。彩色多普勒可观察到正常情况下左室流出道和升主动脉内的层流。舒张期异常的彩色多普勒血流提示 AI，在这个切面可以明确反流的方向（中心性或偏心性）。收缩期前向湍流提示存在梗阻，可鉴别是瓣下（LVOT）、瓣叶水平（主动脉瓣狭窄）或瓣上梗阻（隔膜）。

主动脉瓣 TEE 切面

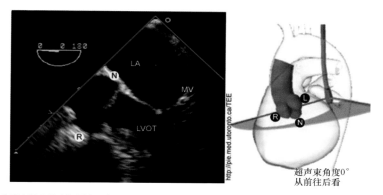

超声束角度0°
从前往后看

食管中段 5 腔心切面（0°）
该切面由食管中段 4 腔心切面回退探头而获得，可观察到右冠瓣、无冠瓣、LVOT，以及室间隔。舒张期彩色多普勒可提示是否存在 AI。收缩期，可在 LVOT（瓣下梗阻）或瓣叶水平（AS）观察到湍流。

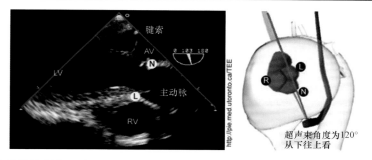

超声束角度为120°
从下往上看

经胃长轴切面（120°）
将探头深入胃底，增加超声束角度，可获得该切面。经胃切面可观察瓣叶运动，特别是存在机械人工瓣膜的情况下。彩色多普勒和连续频谱多普勒（CW）可判断是否存在狭窄或反流，测量相关的任一压力梯度。

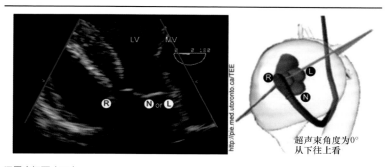

超声束角度为0°
从下往上看

深胃底切面（0°）
将探头伸进胃底深部，前弯探头尖端获得该平面。该切面可获得的信息与经胃长轴相似。彩色多普勒和连续频谱多普勒（CW）可判断是否存在狭窄或反流，测量相关的压力梯度。该切面还可评估人工瓣膜的功能，判断是否存在瓣周漏。

主动脉根部测量

食管中段主动脉瓣短轴切面（30°）和外科手术视角

2D 或 3D ME AV SAX 切面，在收缩期时，主动脉瓣打开，形成一个三角形开口，并在舒张期关闭，形成"奔驰车标"征。旋转 90°后即为外科医生视角。

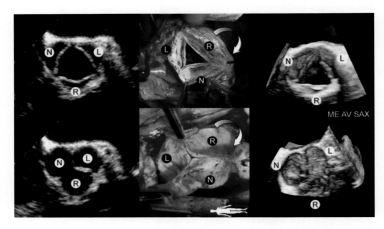

ME AV SAX

主动脉根部测量

- ASE 指南推荐在食管中段主动脉瓣长轴切面，在心动周期的不同时间点进行测量。主动脉根部大小的正常值可因年龄、性别、BSA 以及测量技术不同而不同。测量尽量垂直于长轴以避免高估。
- STJ 与主动脉瓣环之间的水平距离称为主动脉根部高度（正常值 < 22 mm）。在保留主动脉瓣的主动脉根部手术和 TAVI 手术时需要获得这一信息。
- 在 ME AV LAX 切面测量主动脉瓣环最大直径，在看不到无冠瓣或左冠瓣的情况下更为准确。

	男性	女性
收缩期：内缘到内缘		
瓣环	2.6±0.3	2.3±0.2
舒张期：上缘到上缘		
主动脉窦	3.4±0.3	3.0±0.3
STJ	2.9±0.3	2.6±0.3
升主动脉	3.0±0.4	2.7±0.4
Source：Lang R, et al. JASE 2015；28：1-39		

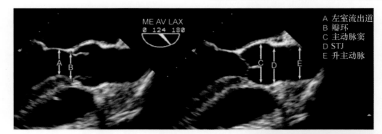

A 左室流出道
B 瓣环
C 主动脉窦
D STJ
E 升主动脉

主动脉瓣叶测量

各主动脉瓣叶需要够大，对合起来才能关闭主动脉瓣开口。每个瓣叶的高度可通过上图的收缩期 ME AV LAX 切面测量。舒张期可测量瓣叶对合的长度。

```
主动脉瓣叶测量
游离缘（FM）长度 = 28 ～ 34 mm
瓣叶高度 = 13 ～ 16 mm
瓣叶基底长度 = 42 ～ 59 mm（1.5×FM 长度）
瓣叶面积：无冠瓣＞右冠瓣＞左冠瓣
```

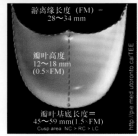

游离缘长度（FM）= 28～34 mm

瓣叶高度 12～18 mm（0.5×FM）

瓣叶基底长度 = 45～59 mm（1.5×FM）

Cusp area NC > RC > LC

http://pie med utoronto ca/TEE

主动脉根部模型

- 西门子出品的 eSie Valves® 软件现可通过 3D 图像分析 MV 和 AV。它是目前市面上唯一一款可以重构个体特异的动态 3D 主动脉瓣模型的软件。（A）该软件为半自动，自动采集、排列、分析图像，生成 MV 和 AV 的动态模型。
- 该软件的亮点是能够同时分析和展示主动脉瓣–二尖瓣复合物。（B）可将生成的模型放置于心脏之上，用彩色多普勒显示血流。另外，能够对形态学进行多方面定量并对多种动态参数进行测量。

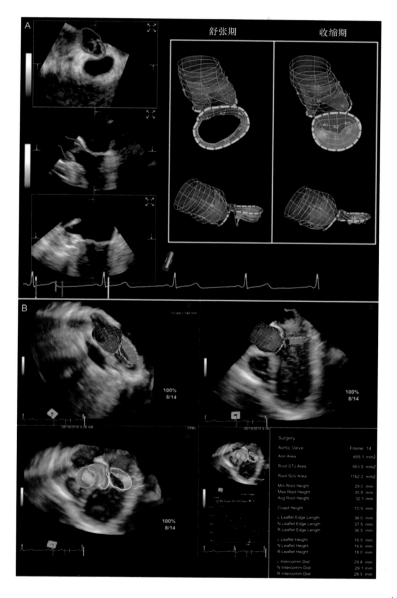

主动脉瓣二叶化

主动脉瓣二叶化（BAV）
- 仅有两个瓣叶属于主动脉瓣畸形。
  - 先天融合：L＋R（86%），R＋N（12%），L＋N（3%），瓣叶大小常不等。
  - 继发性：瓣叶联合处融为一体致二叶化两瓣叶面积大小不等。
  - 通过联合部位置（如 4＋10 点钟）来描述，或前／后，或右／左。
  - 瓣叶多增厚。
- "缝"样融合（Raphe）多位于与瓣叶接合处垂直的位置。
  - Sievers 分类的根据是"缝"样融合（Raphe）的数目（0，1，2）。
- 通常有三个 Valsalva 窦。
- 冠状动脉开口位置（开口处可能相距 180°）。
  - 1 型：两个冠状动脉开口在瓣口同侧。
  - 2 型：瓣口将两个冠状动脉开口分隔开。
- 相关病理学改变
  - AI，PDA，VSD。
  - 主动脉病变：扩张，动脉瘤，夹层。
  - BAV 可并存主动脉缩窄（＜10%），而 50% 的主动脉缩窄存在 BAV。

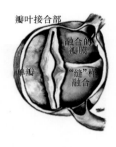

瓣叶接合部 / 融合的瓣膜 / 单瓣 / "缝"样融合

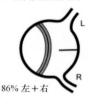
86% 左＋右

12% 右＋无

3% 左＋无

主动脉瓣二叶化 TEE 表现
- 收缩期食管中段主动脉瓣短轴（ME AV SAX）切面可观察主动脉瓣叶数量。（B）在正常的三角型主动脉瓣中，瓣口为三角形且有三个联合部。而 BAV，瓣口为椭圆形或"鱼口"状（D），而且只有两个联合部。舒张期，由于存在二瓣"缝"样融合（C）也可能出现"奔驰车标"征而与正常主动脉瓣无法区分（A）。
- 正常主动脉瓣于 Valsalva 窦中心处开闭。在 ME AV LAX 切面，BAV 瓣口通常是偏心性的，且在收缩期不完全开放时呈穹隆状（箭头）。由于瓣叶大小不一，在舒张期其接合线可能是偏心的，瓣叶体部可能脱垂（舒张期呈穹隆状）。

> **主动脉瓣二叶化 TEE 表现**
> - 收缩期瓣口为椭圆形（SAX）
> - 收缩期瓣叶穹隆（LAX）
> - 舒张期偏心性闭合线（LAX）
> - 舒张期穹隆状瓣叶脱垂（LAX）

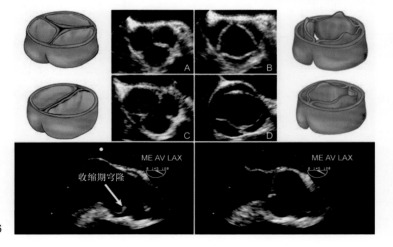

收缩期穹隆

ME AV LAX　　ME AV LAX

主动脉瓣叶数目

主动脉瓣单瓣化

- 这是极少见（0.02%）的先天性主动脉瓣异常。有两种类型：无接合部或单一接合部。无接合部型瓣叶与主动脉间无其他附着结构相联系，瓣口位于中心。单一接合部型瓣叶更为多见，接合部与主动脉（接合部后侧）间存在其他附着结构，瓣口为偏心椭圆形。
- 这两种类型的主动脉瓣单瓣化均易出现主动脉瓣狭窄。可能同时并存其他异常，如主动脉动脉瘤、主动脉夹层、主动脉缩窄以及 PDA。

下图为 ME AV SAX 和 ME AV LAX 切面，彩色多普勒收缩期，提示单一接合部型主动脉瓣狭窄。

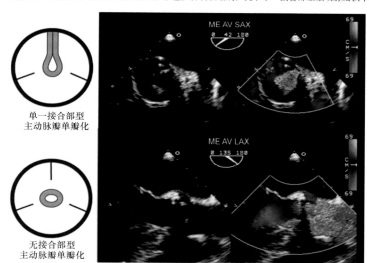

单一接合部型
主动脉瓣单瓣化

无接合部型
主动脉瓣单瓣化

主动脉瓣四瓣化

- 最少见的主动脉瓣叶畸形（0.013%）。依据瓣叶大小分为 7 型（如下图所示）。四个瓣叶大小相同是最常见的类型，3 个大瓣加 1 个小瓣叶次之。
- 这种解剖异常多为意外发现，可能存在 AI，少见 AS。
- 可能存在其他先天性异常，如 VSD、ASD、PDA、主动脉瓣下隔膜、MV 畸形、冠状动脉异常。

（A，B）ME AV SAX 切面，舒张期和收缩期，可见主动脉瓣四瓣化，三个大瓣叶和一个小瓣叶。注意收缩期 4 个瓣叶打开完全。

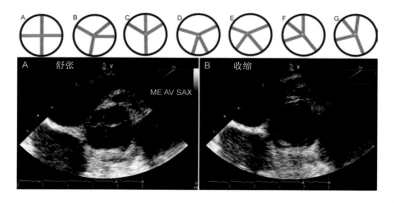

主动脉瓣狭窄

评估
1. 病因：瓣叶，瓣下，瓣上
   - 瓣叶：退行性变/钙化，风湿性，先天性二瓣畸形
   - 瓣下：隔膜，梗阻性肥厚型心肌病（HOCM），收缩期二尖瓣前移（SAM）
   - 瓣上：先天性升主动脉狭窄
   - 主动脉瓣硬化，导致主动脉瓣增厚，但无血流动力学改变
2. 2D 表现：
   - 病因：退行性和风湿性
   - 瓣叶钙化所在部位
   - 短轴或长轴观察到一个或所有瓣叶开放受限
   - SAX：瓣叶数量（3 *vs.* 2），可用描绘面积法测量开口面积（如钙化则困难）
   - LAX：瓣叶收缩期穹窿（开口 < 15 mm，角度 < 90°）
   - 主动脉瓣环大小（收缩期），舒张期主动脉根部大小（见第 134 页）
   - 冠状动脉窦开口位置
3. 多普勒
   - 彩色多普勒：梗阻部位湍流
   - PW：定位梗阻水平
   - CW：峰流速/平均流速，压力梯度随着血流变化
     – 低估：左心室功能下降，MR，多普勒成线困难，左向右分流
     – 高估：高心输出量，主动脉瓣关闭不全
     – 若 LVOT $V_{峰}$ > 1.5 m/s 或 AV $V_{峰}$ < 3.0 m/s 则采用伯努利修正方程式：
       峰值梯度 = 4（AV $V_{峰}$）^{2} －（LVOT $V_{峰}$）^{2}
   - CW：通过连续性方程 VTI（LVOT，AV）计算 AV 瓣口面积
4. 主动脉瓣狭窄严重程度（见下表）
5. 其他相关表现
   - LVH，室间隔肥厚
   - 左心室局部室壁运动异常：下壁基底部运动减弱
   - 左心室功能尚可，若左心室功能差，则会低估 AS
   - 狭窄后主动脉扩张
   - MR
   - 二尖瓣瓣环钙化（MAC）

AS 严重程度（EACVI，ASE 指南）				
	主动脉瓣硬化	轻度	中度	重度
峰流速（m/s）	≤ 2.5	2.6 ~ 2.9	3.0 ~ 4.0	> 4.0
平均压差（mmHg）	—	< 20	20 ~ 40	> 40
瓣口面积（cm^2）	—	> 1.5	1.0 ~ 1.5	< 1.0
瓣口面积指数（cm^2/m^2）	—	> 0.85	0.6 ~ 0.85	< 0.6
流速比	—	> 0.50	0.25 ~ 0.50	< 0.25
引自：Baumgartner H，et al. J Am Soc Echocardiogr 2017；30：372-92				

AS 时需与外科医生沟通的内容
CPB 前：
- 主动脉瓣病因学：风湿性，钙化，BAV
- 瓣环大小（对于无支架瓣：STJ10% 以内）
- 评估瓣口面积（以避免人工瓣膜失匹配），压力梯度
- 主动脉：主动脉狭窄后扩张，如有钙化，微创介入治疗则有困难
- 冠状动脉开口部位
- 钙化可侵袭 AMVL，使之运动受限，导致 MR
- 左心室肥厚（向心性），左心室功能
- 室间隔肥厚（SAM，LVOT 直径）
CPB 后：
- 人工瓣运动稳定性，瓣叶活动度
- 瓣周漏，瓣内漏（反流）
- 压力梯度（峰值/平均值）
- 有无因 SAM 或 VSD（罕见）导致的 LVOT 梗阻
- 心室功能（左和右），心腔内压力梯度（↑死亡率）

主动脉瓣狭窄

切面	2D 表现	彩色多普勒	频谱多普勒
ME 5C（0°）	AV，瓣下	LVOT 湍流	非平行
ME AV SAX（30°）	AV，测面法	AV	
ME AV LAX（120°）	瓣下 / 瓣上 /AV	LVOT/AV/ 瓣上	
TG LAX（120°）	瓣下 / 瓣上 /AV	LVOT/AV/ 瓣上	CW（AV）
深 TG（0°）	图像显示困难	LVOT/AV/ 瓣上	PW（LVOT）

主动脉瓣钙化
- 瓣体纤维钙化改变
- 瓣叶增厚僵硬，严重钙化
- 瓣口不规则
- 接合部融合少见
- 2D ME 切面可见阴影
- MAC

风湿性主动脉瓣
- 接合部融合
- 游离缘增厚钙化
- 两侧表面存在钙化小结
- 星状瓣口
- 瓣叶缩短
- 多累及 MV

主动脉瓣二叶化
- 瓣叶大小不对称
- 多存在"缝"样隆起
- 钙化小结
- 收缩期椭圆状瓣口（鱼唇样）
- 主动脉疾病

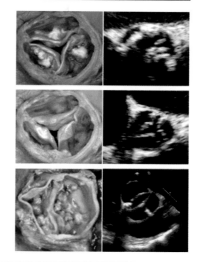

（A）ME AV LAX 切面可见收缩期主动脉瓣开口受限，彩色多普勒下可见 AV 进入升主动脉处形成湍流。（B）主动脉瓣狭窄后升主动脉扩张，可能需要主动脉置换。（C）LV 肥厚导致每搏量减小，舒张功能障碍，下壁运动功能减低。（D）需要鉴别继发功能性还是原发器质性二尖瓣反流，后者需要额外进行 MV 修补。

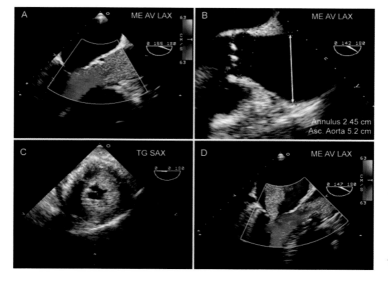

主动脉瓣狭窄

流速（V）
TG 切面 CW（深胃底，TG LAX）

- 调整增益以确定波峰
- 调整尺度填充速度轴
- 若多普勒光标对线不良，可致波谱描记不完整

较密的流速曲线，可清晰鉴别峰顶

- 轻度 AS，可于早期达峰，收缩中期达峰者 AS 更为严重
- 通过波形可鉴别梗阻水平
  - 收缩中期达峰且平滑：瓣膜水平
  - 晚期达峰，匕首状：LVOT（见第 312 页）

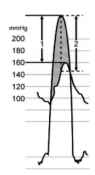

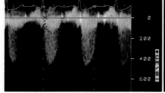
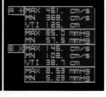

压力梯度（PG）
- 测量收缩期左心室与主动脉间压力梯度
- 描记外缘以计算 VTI 和压力梯度（峰值和平均值）
  - 采用伯努利方程计算瞬时 PG 峰值：
  - 简化：当 $V_{近端} < 1\ m/s$，$\Delta P = 4V^2\ max$
  - 校正：当 $V_{近端} > 1.5\ m/s$ 或主动脉瓣流速 $< 3.0\ m/s$，$\Delta P = 4V^2_{峰} - V^2_{近端}$
  - 心导管测得的"峰到峰"压差（1）低于多普勒测得的瞬时峰压差（2）
  - 平均压力梯度等于瞬时压差的平均值除以射血时间。
  - 经多普勒和经心导管测得的平均压差相似。
  - 在定量评估 AS 程度上，平均 PG 较峰值 PG 更为准确。
- 瓣口狭窄的情况下，PG 是动态变化的且为血流依赖性。
  - 血流较少时会低估 PG：SVR 升高，CO 下降，重度 MR/MS，分流。
  - 血流较多时会高估 PG：SVR 降低（败血症），重度 AI，CO 升高（贫血，血液透析，动静脉瘘管，甲状腺功能亢进症）。
  - 在以上情况下，应测量主动脉瓣面积（AVA）。
- 仅在升主动脉较小（< 30 mm）时会发生压力恢复（PR）。

主动脉瓣面积
- 这是指收缩期主动脉瓣口面积，可通过测面法测量解剖学（或几何学）瓣口面积，或通过多普勒技术测量功能（有效）瓣口面积。
- 有效 AVA 反映了通过瓣膜（缩流颈）的血流，因此较几何学 AVA 小。有效 AVA 是判断预后的主要预测指标。
- 测量有效 AVA 的多普勒技术包括标准连续性方程，简化连续性方程和速度比（非面积依赖指数）。后者是相对非血流依赖性的指数，但相关支持数据有限。

测面法
- ME AV SAX 切面
- 于心脏收缩期描记 AV 瓣口
- 可得到解剖学 AVA
- 若钙化严重则应用受限
- 仅在最小瓣口处测量结果才可信

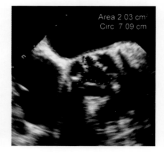

速度比（VR）
VTI_{LVOT}/VTI_{AV} 比小于 0.25 提示存在重度 AS。这是一个非面积依赖指数，与血流无关，反映有效 AVA 的大小。用于评价左心室功能较差患者 AS 的严重程度。

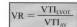

$$VR = \frac{VTI_{LVOT}}{VTI_{AV}}$$

主动脉瓣狭窄

> **连续性方程**，用于计算生理性（有效）主动脉瓣口面积
>
> $$AVA = \frac{VTI_{LVOT} \times 0.785 \, d^2_{LVOT}}{VTI_{AV}}$$

简化连续性方程

该公式需用到峰流速而非 VTI。该公式假定 LVOT 与狭窄的 AV 处的流速曲线类似，因此 LVOT 与主动脉瓣处喷射血流的 VTI 之比近似于最大流速（Vmax）之比。

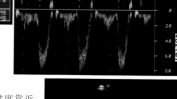

LVOT 流速

TG 切面 PW

平滑速度曲线

- 波峰清晰
- 流速范围狭窄
- 确定峰流速
- 描记速度波形计算 VTI

误差：探头位置不合适，频谱增宽（填满），过度靠近 AV（高估）

LVOT 直径

ME AV LAX 放大（zoom）模式，对称的主动脉根部：

- 最佳血流组织分界
- 内侧缘到内侧缘
- 收缩中期
- 与 AV 平面平行，AV 内侧 0.5～1 cm

假定 CSA 为圆形

如测量不准确会产生误差

双轮廓技术

在一次连续多普勒描记中，获得 AV 以及 LVOT 频谱波形，外面的波形为 AV，里面的波形为 LVOT。分别描绘内（LVOT）和外（AV）两个波形以获得其 VTI，结果代入连续性方程可以计算出有效 AVA。

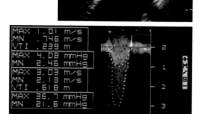

低压力梯度主动脉瓣狭窄

- EF 值降低或正常（MR，每搏量小）均可能出现低压力梯度 AS。

- 低压力梯度 / 低 EF 值 AS 是指重度 AS（AVA < 1.0 cm²），平均跨瓣 PG < 40 mmHg，LVEF < 50%，SVi < 35 cm³/m²。因左心室功能不全或低每搏量，前向血流不足以打开狭窄的瓣膜，导致低压力梯度，低估 AVA。

> **低流速＋低压力梯度 AS**
> 有效 AVA < 1.0 cm²
> LVEF < 50%
> 平均 PG < 40 mmHg
> SVi < 35 cm³/m²

- 多巴酚丁胺负荷试验有助于鉴别真性 AS 时的瓣膜活动减低与血流减小时的假性 AS（正常主动脉瓣）。增加多巴酚丁胺剂量 [2.5～20.0 μg/（kg·min）] 会改变每搏量，改变主动脉血流流速，平均 PG 以及 AVA。而真正的瓣膜狭窄不会出现 AVA 或 PG 增加，而假性狭窄则会使 AVA 增加 ≥ 0.3 cm² 或 AVA > 1 cm²。低 EF 患者且静息状态下 AS 流速 ≥ 4.0 m/s 或平均 PG ≥ 40 mmHg 的患者不适用于多巴酚丁胺负荷试验，这种情况代表，正常左心室对后负荷增高的正常反应，并在狭窄解除后得到改善。

- "矛盾" 低血流（< 4 m/s），低压力梯度 AS（< 40 mmHg），AVA（< 1.0 cm²），但 EF 正常，可能是因为左心室小且肥厚伴低 SVi < 35 cm³/m²。

AS 压差梯度，流速，瓣口面积鉴别诊断			
异常低压力梯度	异常高压力梯度	AS 流速 > 4 m/s ＋ AVA > 1.0 cm²	AS 流速 ≤ 4 m/s ＋ AVA ≤ 1.0 cm²
左心室功能不全 MR LVH（低 SVi）	AI 高 CO	高 CO 中-重度 AI BSA 大	低 CO 重度 MR BSA 小

主动脉瓣关闭不全

评估

1. 病因：

- 多与主动脉瓣或主动脉相关的先天性或继发性疾病相关。
- AI 手术类型取决于功能性主动脉瓣解剖（瓣叶活动）。

	主动脉瓣	主动脉
继发性	风湿性 钙化 ± 并发主动脉瓣狭窄 心内膜炎（赘生物，穿孔） 创伤 中毒 放射性	动脉瘤（SOVA，升主动脉） 主动脉夹层 自身免疫性疾病：SLE，强直性脊柱炎 主动脉炎：梅毒，Takayasu 动脉炎 创伤
先天性	先天性瓣膜疾病（二瓣，四瓣，单瓣） VSD	主动脉扩张（瓣环扩张） 结缔组织病（马方综合征，Ehlers-Danlos 综合征）

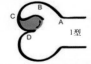

参考文献 EI Khoury G. Curr OPin Cardiol 2005; 20: 115-21

1 型	2 型	3 型
瓣叶活动正常 接合部在 Valsalva 窦处的瓣环处或之上	**瓣叶活动过度** 瓣叶体部脱垂于瓣环以下	**瓣叶活动受限** 导致中心性瓣叶接合不良
亚型： ● （A）STJ 扩张，（B）瓦氏窦扩张，（C）瓣环扩张 ● 瓣叶穿孔（D）	瓣叶脱垂或连枷	钙化 风湿性

2. 2D 表现：

- AV：瓣叶数目，接合部（SAX，LAX），舒张期扑动，瓣叶闭合不全，脱垂、钙化 / 融合，二叶化
- 根据大小：左室流出道（LVOT），瓣环，主动脉窦，窦管交界处，主动脉（见第 134 页）

3. 多普勒表现：

- 彩色多普勒：舒张期左室流出道湍流，喷射方向（LAX）：中心性或偏心性，喷射部位（SAX）：中心处或联合部
- 彩色多普勒：测量反流束 /LVOT 宽度（LAX），反流束 /LVOT 横截面积（SAX），缩流颈
- CW：密度，舒张期衰减即压力半降时间（PHT）或减速斜率
- PW：LVOT 流速 ↑ > 1.5 m/s
- PW/CW：主动脉弓 / 降主动脉 / 腹主动脉舒张期逆向血流
- 计算 ERO 面积，反流分数（RegF），反流容积（RV）

4. 左心室扩张，心功能正常或降低

5. 其他相关表现（对 MV 的间接影响）：MV 过早关闭，AMVL 穹窿样反向突起，AMVL 扑动，收缩前期（舒张期）MR，对 AMVL 喷射缺伤。

6. 主动脉瓣关闭不全严重程度分级取决于多个参数。

主动脉瓣关闭不全严重程度				
	方法	轻度	中度	重度
定性	LVOT 中反流宽度	小	中	大
	血流汇聚	无 / 小	中	大
	CW 密度	薄弱	致密	致密
	PHT（ms）	> 500	200 ～ 500	< 200
	降主动脉逆向血流	早期，短暂	中度	全舒张期
半定量	VC 宽度（mm）	< 3	3 ～ 6	> 6
	反流束 /LVOT 面积[a]（%）	< 5	5 ～ 59	≥ 60
	反流束 /LVOT 宽度[a]（%）	< 25	25 ～ 64	≥ 65
定量	反流容积（ml）	< 30	30 ～ 59	≥ 60
	反流分数（%）	20 ～ 30	30 ～ 49	≥ 50
	ERO 面积（cm²）	< 0.10	0.1 ～ 0.29	≥ 0.30

彩色多普勒 Nyquist 范围为 50 ～ 70 cm/s
[a] 中心性反流
PHT，压力半降时间；VC，缩流颈；EROA，有效反流口面积
引自：Zoghbi W，et al. J am Soc Echocardiogr 2017；30：303-371

主动脉瓣关闭不全

切面	2D 表现	彩色多普勒	CW
ME 5C（0°）	根部大小	AI 方向	ME 切面多普勒对线不良
ME AV SAX（30°）	接合部　瓣叶数目	AI 位置 AI 严重程度	
ME AV LAX（120°）	接合部 根部测量	AI 方向 反流束长度，宽度	
TG LAX（120°）	瓣叶活动	瓣周漏	多普勒对线良好
深 TG（0°）			CW 用于测量减速斜率

主动脉瓣叶脱垂
正常瓣叶在瓣环水平以上对合（虚线所示）。如果部分瓣叶在瓣环以下，则提示存在脱垂，主要分为三型：

1. 连枷型：瓣叶尖端位于 LVOT
2. 全瓣叶型：瓣叶游离缘位于 LVOT
3. 部分型：瓣叶体部位于 LVOT

在 LAX 切面，可观察到瓣叶在瓣平面以下。在 SAX 切面，可在瓣叶对合处观察到双线或间隙。彩色多普勒可提示 AI 部位。

AI 反流束方向 / 部位
在 SAX 切面，AI 表现为舒张期连续血流信号，判断反流束为中心性或偏心性，并观察累及哪些瓣叶边缘（右冠瓣，左冠瓣，无冠瓣）。若在 LAX 切面观察到偏心性 AI 反流束，则考虑存在二瓣型 AV、瓣叶脱垂或穿孔。累及的瓣叶与 AI 方向相反。

AI 继发表现
- AV：瓣膜过早开放
- 左心室（LV）
  - 扩张 + 球形变
  - 运动亢进，运动减低（晚期）
  - LVOT 流速 > 1.5 m/s
- 二尖瓣（MV）
  - MV 过早关闭
  - 穹隆样反向突起，AMVL 扑动
  - 舒张期 MR

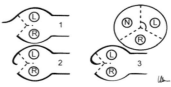

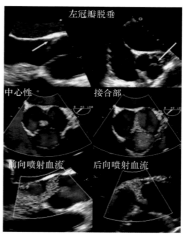

左冠瓣脱垂

中心性　　接合部

前向喷射血流　　后向喷射血流

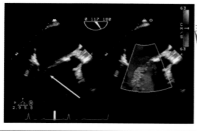

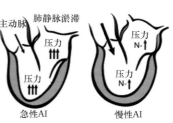

主动脉　肺静脉淤滞

压力　　压力 N-↑

压力　　压力 N-↑

急性AI　　慢性AI

主动脉瓣关闭不全时应告知术者

CPB 前
- 发病机制：主动脉根部及瓣叶病变，主动脉根部大小
- 瓣叶：数量，形态，对合情况，脱垂，钙化，穿孔
- AI 部位 + 反流方向（中心性，偏心于联合部），AI 严重程度
- 在自体肺动脉瓣替换主动脉瓣术（ROSS）术中，肺动脉瓣环大小比主动脉瓣环小 10% ～ 15%，±PI

CPB 后
- 保留主动脉瓣手术：瓣环平面以上瓣叶对合情况（LAX），AI 部位和严重程度
- 人工瓣膜：功能，压力梯度，瓣周漏
- 左心室功能

143

主动脉瓣关闭不全

主动脉瓣关闭不全时反流束的组成

- 在 ME AV LAX 切面用彩色多普勒评估 AI 反流束方向，通过以下三个成分评估 AI 严重程度：（1）反流面积，（2）缩流颈，（3）血流汇聚。
- AI 反流束的形态随超声仪器设置（Nyquist 极限）和患者血流动力学状态而变化。

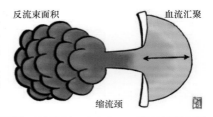

反流束面积　　　　　　血流汇聚

缩流颈

反流束面积或宽度（Nyquist 极限 50 ～ 60 cm/s）

- 反流束进入左心室的距离和面积，取决于患者的血流动力学状态和超声仪器的参数设置，因此该法对于测量 AI 严重程度效果不佳，目前已不再使用。
- 如下图所示，反流束宽度对于评估中心性 AI 分级更为可靠。

（A）反流束宽度与 LVOT 直径之比称为 Perry 指数。可由 ME AV LAX 切面，采用彩色多普勒 M 超，使光标尽可能平行于 AV 以获取相关参数。在 ME AV LAX 切面，在同一水平（AV 以下 1 cm 内）彩色反流束宽度除以 LVOT 直径。

（B）反流束面积类似于 Perry 指数，但需在 ME AV SAX 切面测量。反流束横断面除以 LVOT 面积。测量需在 LVOT 内 AV 下 1 cm 进行，而非 AV 水平。

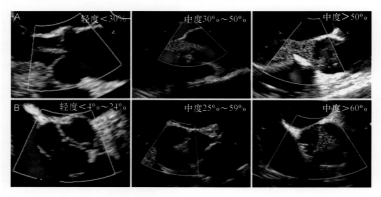

缩流颈（VC）（Nyquist 极限 50 ～ 60 cm/s）

- 缩流颈（VC）是瓣口或瓣叶反流束最窄的部位，此处血流为层流，且流速最快。对于固定的瓣口，VC 的大小不依赖于瓣叶流速和驱动压力，但可能因瓣口动态改变而改变。VC 是一种敏感性较高的测量 AI 严重程度的半定量方法，且与有效反流口面积相关。
- VC 宽度应在位于 AV 瓣叶中间的血流汇聚区之下进行测量。由于彩色多普勒成角的原因，TEE 的 ME 切面很少能清楚地对血流汇聚区域成像。测量偏心性反流应与其反流束长轴垂直。VC 对于评价多发反流束的价值有限。VC 大小相对不受流速影响，且相对于反流量和反流分数而言，受负荷改变和心率的影响更小。

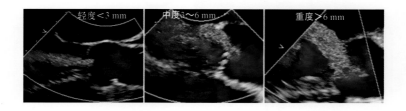

主动脉瓣关闭不全

血流汇聚（随 Nyquist 极限改量）
- 高速血流，称为血流加速，反流瓣口近端的高速血流形成一系列同心的半球形血流，称为血流汇聚。调整 Nyquist 极限（Vr），以获得一个圆形的血流集并测量其半径（r）。
- 应用 PISA 法，可定量评估 AI 严重程度：（a）EROA 有效反流口面积，（b）反流量，（c）反流分数。

有效反流瓣口面积（EROA）（见第 59 页）
- 这是计算而来的血流动力学反流面积。与最小反流束的横截面相关，是反流束最窄的部分，较解剖学瓣口面积略小。EROA 可通过（a）PISA 法或（b）反流容积法计算。
  （a）PISA 法
    - 计算通过瓣口的 AI 血流量：AI 血流（ml/s）$= 6.28r^2 \times Vr$（cm/s）
    - 计算 EROA：ERO_{AI}（cm^2）$= AI$ 血流（ml/s）$/V_{AI峰}$（cm/s）
  （b）反流容积法（RV）
    - 计算反流容积：反流量（ml）$= SV_{AV} - SV_{正常}$
    - 计算 ERO_{AI}（cm^2）$=$ 反流量（ml）$/VTI_{AI}$（cm）

反流量（见第 60 页）
- 反流量（RegV）是指通过 EROA 的容量，可通过（a）PISA 法或（b）容积法计算
  （a）RegV（ml）$= EROAI$（cm^2）$\times VTIAI$（cm）
  （b）RegV（ml）$= SV_{AV} - SV_{正常}$

反流分数（见第 60 页）
- 反流分数（RegF）是反流容积占反流瓣口总流量的百分比（反流量 $= RV - SV_{正常}/RV$）

频谱多普勒描记法
连续多普勒波形描记法（CWD）
- 在深胃底切面或 TG LAX，将光标置于与反流束平行（可用 CFD 辅助）以获得可靠的 AI 频谱（初始峰值梯度 > 40 mmHg，V > 3 m/s）。
- CW 密度是定性反映反流量多少的一种简易方法；轮廓密度越大，提示 AI 越严重。
- 通过测量压力半降时间（PHT）和减速斜率获得反流束的递减速度，可定量判断 AI 严重程度（见第 57 页）。EROA 较大时，主动脉和 LV 的压力很快平衡，使得减速斜率非常陡峭，PHT 缩短。（A）轻度、中度、重度 PHT 举例见下。

脉冲多普勒波形描记法（PWD）
- 主动脉反向血流是另一种定性判断 AI 严重程度的敏感指标。
- 降主动脉内反向血流越向远端延伸，AI 程度越重。
- 反向血流的绝对速度并不反映 AI 的严重程度，因其受 PWD 成角影响。反向血流与前向血流之比（VTI 比值）可更好地反映 AI 严重程度。（B）轻度、中度、重度主动脉反向血流举例。

CW 密度低	CW 密度中等	CW 密度高
轻度－"峰顶较平"	中度－↑角度	重度－尖峰
减速斜率 < 2 m/s	减速斜率 2 ~ 3.5 m/s	减速斜率 > 3 m/s
PHT > 500 ms	PHT 200 ~ 500 ms	PHT < 200 ms

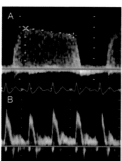

早期短暂则正常

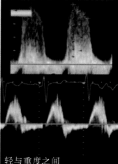

轻与重度之间

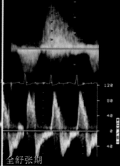

全舒张期

二尖瓣解剖

二尖瓣复合体
二尖瓣复合体是一个解剖专用名词，描述与二尖瓣功能相关的心脏结构。这些结构包括纤维骨架、瓣环、瓣叶、腱索、乳头肌-心室壁复合体。二尖瓣能维持正常功能，取决于二尖瓣复合体中所有成分的功能完整协调。

纤维骨架（三部分）
心脏基底部延伸出的一系列环形和三角形致密组织称为其纤维骨架。其中，包括右侧纤维三角（靠近无冠瓣）及左侧纤维三角（靠近左冠瓣）以及右冠瓣与肺动脉间较小的圆锥腱索。瓣叶基底部有 4 个纤维环，主动脉瓣和肺动脉瓣环为皇冠形，二尖瓣和三尖瓣瓣环为不完整椭圆形。左侧、右侧纤维三角之间的区域纤维组织坚硬，称为主动脉瓣幕，主动脉瓣和二尖瓣间共有。

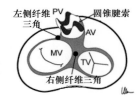

二尖瓣瓣环
二尖瓣纤维环为不完整的环形，后部变薄，使之易于扩张。
- P2 脱垂最常见
- 瓣环呈马鞍形（双抛物线）
  - ME 120° 切面可观察到瓣环顶点
  - 联合部为底部
- 瓣环形状随心动周期而变
  - 圆形（舒张期）：增大 40%
  - "D" 形（收缩期）：较小
- 舒张期测量瓣环直径
  - 在 ME AV LAX 切面（120°）测量
  - 正常值 29±4 mm

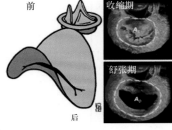

二尖瓣叶
二尖瓣瓣环延伸出的纤维弹性组织组成了 MV 瓣叶。
- 4 个解剖瓣叶：
  - 前叶（AMVL）：占据整个瓣环周径的 1/3
  - 后叶（PMVL）：占据整个瓣环周径的 2/3，分为 3 区
  - 前联合部（AC）
  - 后联合部（PC）
- 瓣叶分区及命名（见第 147 页）
- 瓣叶厚度 ≤ 4 mm
- 瓣环面积 4 ~ 6 cm^2
- 二尖瓣瓣叶表面积：瓣环面积的 2 倍
- 二尖瓣瓣叶对合面积可达 30%，长度可达 1 cm

腱索
从乳头肌或左心室游离壁（仅 PMVL）辐射出的纤维条索，与二尖瓣叶相连。共分 3 级。
- 支柱腱索：2 级腱索，与 AMVL 相连，对维持二尖瓣几何结构非常重要
- 1 级：瓣叶游离缘
- 2 级：瓣叶近心室部
- 3 级：仅 PMVL 与室壁相连处

乳头肌（PM）
乳头肌是从左心室游离壁发出的两条粗大的肌小梁。
- 前乳头肌发出的腱索与 MV 前半部分相连，后乳头肌发出的腱索与 MV 后半部分相连。
  - 前外侧乳头肌：A2，A1，Ac，P1，P2
  - 后内侧乳头肌：A2，A3，Pc，P3，P2
- 前乳头肌有双重血供；后乳头肌仅有一支动脉供血。

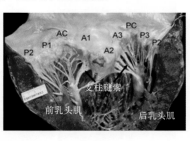

二尖瓣功能

二尖瓣功能

- 在心脏舒张期，乳头肌与左心室心肌舒张，左心房压力超过左心室压力，使二尖瓣被动打开。
- 在心脏收缩期，乳头肌收缩增加腱索张力，以免二尖瓣瓣叶脱垂至左心房。瓣叶与腱索长度是固定的。额外的瓣叶面积使得二尖瓣有一个较大的对合面积，犹如罗马拱门。

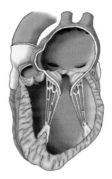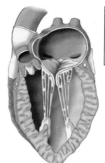

罗马拱门　对合长度

MV 瓣叶分区及命名

Carpentier 命名法

- ASE 和 SCA 常用该命名法，PMVL 分为 P1（外侧）、P2（中间）、P3（内侧），AMVL 分为对应的 A1（外侧）、A2（中间）、A3（内侧）。

Duran 命名法

- 该命名法取决于与瓣叶相连的腱索从哪个乳头肌发出。
- PMVL：P1（外侧）、PM（中间）、P2（内侧），再由乳头肌的不同进一步分为 PM1（前 PM）和 PM2（后 PM）。
- AMVL：A1（前外侧 PM）和 A2（后内侧 PM）。其他瓣叶分区包括前外侧联合部（C1），后内侧联合部（C2），PM1（前外侧 PM），PM2（后内侧 PM），三角间距（T1 ～ T2）。

瓣叶命名		
解剖	Duran 命名法	Carpentier 命名法
后叶（分区）		
外侧区 中间区 内侧区	P1 PM（1/2） P2	P1 P2 P3
瓣叶联合部		
前外侧 后内侧	C1 C2	前联合 后联合
前叶（分段）		
	A1，A2	A1，A2，A3

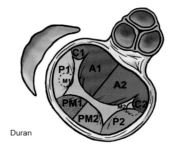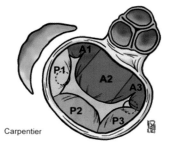

Duran

Carpentier

二尖瓣 TEE 切面

- 6 个标准 TEE 切面可观察 MV（ME 4C，ME 联合部，ME 2C，ME AV LAX，TG 基底 SAX，TG 2C）。超过 90°以后，在屏幕右侧可显示 AMVL，左侧显示 PMVL。在 MC 切面（60°），右转探头为 AMVL，左转探头为 PMVL。
- ME 各切面观察各个瓣叶分段或分区。
- MV 分段不应依据 TEE 探头角度而定，而应依据可靠识别切面上的结构而定。可靠切面包括 ME 4C 切面（A2，P2），ME 联合部切面（P3，A2，P1），以及 ME AV LAX（P2，A2）切面。
- 回退探头至 ME 4C 切面可观察到 MV 前部（A1，P1），深入探头可更好地观察 MV 后部（A3，P3）。
- 在 TG SAX 切面，可反映 MV 后部，PMVL 距离探头最近，在近场，AMVL 在远场。

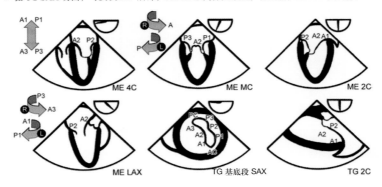

外科视角与三维 TEE

将二维经食管 TEE 图像逆时针旋转 90°即可获得外科医生从左心房切开直视二尖瓣的画面。如图所示二尖瓣瓣环成形术，前瓣叶位于上方，后瓣叶位于下方。调整实时三维 TEE 图像可以显示出外科医生从左心房观察的二尖瓣。在 3D 图像中，后瓣叶上的切迹也清晰可见，图像上方为主动脉瓣，左侧为左心耳。

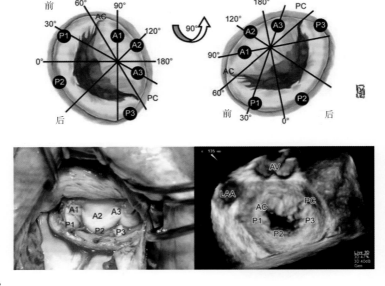

148

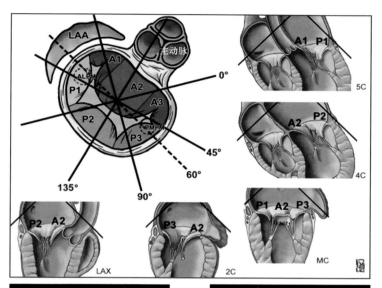

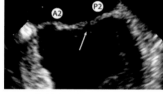

ME 4C 切面（0°）
前屈（5C）切面：A1/A2 ＋ P2/P1
后屈（4C）切面：A3/A2 ＋ P2/P3

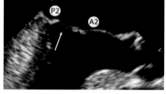

ME AV LAX 切面（120°～135°）
可靠显示 A2、P2
位于瓣环高点可判断是否存在脱垂

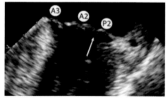

ME 45° 切面
AMVL 位于屏幕左侧
AMVL（A3、A2）较长，与较短的 P2
相连，箭头处为瓣叶对合处

ME 2C 切面（90°～105°）
AMVL 在屏幕右侧
AMVL（A1、A2）较长与较短的 P2 相
连，箭头处为瓣叶对合处

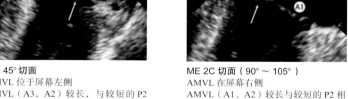

ME 二尖瓣联合部切面（60°～75°）
可观察到 3 个不同的瓣叶分段（P3、A2、P1）
可观察到 2 个接合处（箭头处）
中央活动的区域为 A2，在舒张期可消失不见
可见 LAA

参考：Omran AS，et al. J Am Soc Echocardiogr 2002；15：950-7

二尖瓣反流

评估

1. 反流病因：
   - 在 40% 患者属于正常发现（轻微 MR）
   - 原发 MR（结构性改变）：二尖瓣复合体中任何成分的异常
     - 瓣叶：退行性变、黏液样变、风湿性心脏病、心内膜炎、先天性心脏病
     - 瓣环：二尖瓣瓣环钙化（MAC）
     - 腱索：断裂、增长、缩短
     - 乳头肌：断裂
   - 继发 MR（功能性改变）：二尖瓣瓣叶结构正常（见第 153 页）
     - 瓣环扩张
     - LV 功能不全
     - 主动脉瓣狭窄，SAM
   - 舒张期 MR：舒张期 LV 压超过 LAP
2. 2D 表现：
   - 瓣叶：增厚（＞ 5 mm），钙化，对合不良，脱垂，连枷，赘生物
   - 瓣环：MAC，大小（舒张中期 29±4 mm）
3. 多普勒表现：
   - 彩色多普勒：收缩期由左心室流向左心房的湍流，MV 瓣口下有血流加速
     - 3 个参数：反流面积（描记马赛克区域），缩流颈（最小间径），近端血流汇聚（PISA）
     - 反流方向：中心性，向后，向前
   - CW：收缩期二尖瓣反流束频谱位于基线以上，速度 5 ～ 6 m/s，信号强度与 MR 呈正比，在严重 MR 时，可表现为抛物线形或早期达峰的三角形频谱。
   - PW：二尖瓣流入速度 > 1.5 m/s 提示存在中重度 MR（无 MS），A 波优势可除外重度 MR。
   - PW：肺静脉收缩期出现逆向血流，特异性较高而敏感度不高，左心房很大时可能观察不到，偏心性反流时应在对侧肺静脉寻找。
4. LA 增大（前后径＞ 55 mm），LA：RA ＞ 1
5. 左心室大小和收缩功能是影响预后和决定手术的重要因素。
   - LV 大小：ESD ＞ 55 mm，容量过负荷时心脏扩张
   - 收缩功能：最初尚可，每况愈下
6. 反流的严重程度评估（2017ASE）（见下页）：
   - 分为 3 度（中度、重度有所重叠）
   - 反流机制（原发或继发）
   - 评估 LA/LV 大小，评估 MR 病程
   - 评估舒张期 MR 持续时间和开始时机
   - 在与临床状态相似的情况时（如 SBP ＞ 120）评估 MR 严重程度，标注 HR 和节律
   - 所有参数都存在局限性，不精确，可联合起来使用
   - 如果轻度 MR 以上，尽可能应用定量测量
     - 反流量可评估容量过负荷的程度
     - EROA 可评估病变的严重程度
   - 一些特殊表现对 MR 严重程度有较好的阳性预测价值
     - MV 结构性缺损
     - 缩流颈宽度≥ 7 mm
     - ＞ 1 条肺静脉出现 S 波逆向血流

MR 时需与外科医生沟通的情况包括

CPB 前
- MR 机制（Carpentier 分级 Ⅰ 、Ⅱ 、Ⅲ a、Ⅲ b）
- 瓣叶病变：黏液样变，钙化，脱垂 / 连枷的区域
- 瓣环大小，MAC
- MR 反流方向与严重程度，肺静脉血流（波峰变钝或逆向）
- LA、LV 大小及功能

CPB 后
- 二尖瓣修补术后形态，人工瓣膜置换后功能
- 残留 MR，二尖瓣流入受损程度（是否存在狭窄？）
- 修补后并发症：SAM，后壁（回旋支），房室沟分离，AV 无冠瓣瓣叶受损
- 左心室 / 右心室功能，TR 严重程度

二尖瓣反流

二尖瓣严重程度评估（AHA/ASE）				
	方法	轻度	中度	重度
定性	彩色血流面积 [a]	小	中	大
	血流汇聚（cm）[b]	< 0.3	中间	≥ 1.0
	CW 多普勒信号强度	低密度	部分致密	全舒张期
半定量	缩流颈宽度（cm）	< 0.3	中间	≥ 0.7
	肺静脉血流频谱（S 波）	正常	正常 / 变钝	逆向
	二尖瓣瓣流入血流	A 波	可变	E 波
定量	有效反流口面积（cm²）	< 0.2	0.2 ～ 0.39	≥ 0.4
	反流量（cm³）	< 30	30 ～ 59	≥ 60
	反流分数（%）	< 30	30 ～ 49	≥ 50

在生理状态下评估反流程度（SBP，后负荷，LV 功能）
应用合适的 Nyquist 限值。[a] 50 ～ 70 cm/s，彩色增益，[b] 40 cm/s
参考：Zoghbi W，et al. J Am Soc Echocardiogr 2017；30：303-371

反流面积描记
- 描记马赛克区域
- Nyquist 50 ～ 60 cm/s
- 和生理状况有关，可靠性较差
- 若为偏心反流或急性 MR，此方法会低估反流程度
- 多个反流束时尤为有用

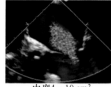 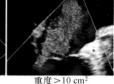

中度4～10 cm²　　　　重度>10 cm²

CW
- 密度，与前向血流进行比较
- 频谱形态（完整）
- 高流速（> 5 m/s）
- MV E 峰流速 > 1.5 m/s

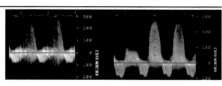

最小喷流直径（缩流颈）
- 反流束最窄处直径，在血流加速区域上方测量
- Nyquist 极限 50 ～ 60 cm/s
- 适用于偏心反流
- 不适用于多个反流束
- ME AV LAX 或 4C 平面测量效果最优
- 与 EROA 以及反流量的测量相关

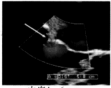 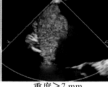

中度4～6 mm　　　　重度>7 mm

肺静脉多普勒
- 轻度 MR 波形正常
- 变钝时无特异性
- 重度 MR，特异性反向血流
- 多个静脉
- 偏心 MR 应在对侧静脉测量

PISA 法（有效反流口半径）
- 近端血流汇聚半径
- Nyquist 极限 40 cm/s
- 偏心性反流时慎用
- 不适用于多个反流束
- 计算 EROA（第 59 页）

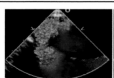

中度4～10 mm　　　　重度>10 mm

二尖瓣反流

依据瓣叶活动范围将 MR 机制进行分类	Carpentier 分型
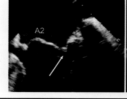	**Ⅰ型：瓣叶活动正常**
	瓣环扩张
	瓣叶穿孔，裂缝
	赘生物
	Ⅱ型：瓣叶过度活动
	MV 脱垂
	腱索延长
	Ⅲ a 型：活动受限（S＋D）
	乳头肌断裂
	风湿性
	腱索病变（SLE，ergotamine）
	瓣叶萎缩（类癌）
	联合部融合
	Ⅲ b 型：活动受限（仅 S）
	PM 移位＋LV 重构

瓣叶运动过度
- 二尖瓣环呈马鞍状，在 0° 与 120° 切面可观察到最高点。
- 正常情况下，瓣叶对合在瓣环水平以下的左心室内。
- 若二尖瓣任意部分运动超过瓣环平面，则为二尖瓣运动过度，包括以下情况：

帆状瓣	**瓣叶脱垂**	**连枷状瓣叶**
收缩期部分瓣叶体部超过瓣环平面，但接合部（箭头所示）仍在瓣环下。	收缩期瓣叶体部及瓣叶边缘（箭头所示）均超过瓣环平面，瓣叶未闭合。瓣叶边缘指向左心室。	瓣叶边缘超过瓣环并指向左心房，通常可同时观察到随之运动的断裂的腱索（箭头所示）。

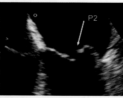

反流束方向和 MR 机制

MR 反流方向可帮助判断 MR 机制：
- 前向反流
  - 多见于后瓣叶脱垂，前瓣叶运动受限或穿孔时亦可出现。反流血流环绕前瓣叶贴近左心房壁流向右肺静脉。
- 后向反流
  - 多见于前瓣叶脱垂，后瓣叶运动受限或穿孔时亦可有此表现。反流血流流经后瓣叶沿左心房壁流向左肺静脉。
- 中心反流
  - 多见于双瓣叶脱垂、瓣环扩张或左心室功能不全导致的双瓣叶运动受限。可影响任一或全部四个肺静脉。

附壁效应可能会导致低估偏心 MR 反流程度。因偏心的二尖瓣反流血流会保持贴近左心房壁运动的趋势，并逐渐丧失动能。

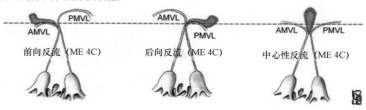

前向反流（ME 4C）　　　　后向反流（ME 4C）　　　　中心性反流（ME 4C）

152

二尖瓣反流

功能性（继发性）MR

- 最近的 AHA 指南推荐功能性 MR 的阳性界值（见第 109 页）应低于原发性器质性 MR。2017 年 ASE 指南并不依据机制区分 MR 的严重程度。

Parameter	原发性 MR	继发性 MR
EROA（cm²）	≥ 0.4	≥ 0.2
VC width（cm）	≥ 0.7	≥ 0.7
RegFr（%）	≥ 50	≥ 50
RegVol（cm³）	≥ 60	≥ 30
参考：AHA/ACC Guidelines. JACC 2014；63（22）：e57-188		

- 缩流颈宽度（VCW）是指在 ME AV LAX 或 4C 切面，任意 Nyquist 极限下，垂直于瓣叶接合线且在血流加速区域之上的测得的 MR 反流束的直径。因在其他切面进行测量可能高估严重程度，应避免。该值与反流面积大小呈线性相关。

- 原发性的 EROA 为圆形，继发性则为长椭圆形。慢性重度缺血性 MR 的阳性界值为低于 0.2 cm²，而原发性 MR 的阳性界值为低于 0.4 cm²。描记最小反流束（缩流颈）的面积（VCA），在 3D 超声心动检查时可作为 EROA 的替代测量，能提供更精确的评估。PISA 半径用于计算 EROA，但在继发 MR 时，波峰早晚不同，EROA 大小不同，所以这种情况下一定要小心。

- 指导预后的 MR 反流量值在原发性 MR（> 60 ml）和继发性 MR（> 30 ml）有所不同。在继发性 MR 时，较小的反流量即提示严重 MR。

A ～ C 为功能性（继发性）MR 在 3D TEE 多维重建图（MPR）中的表现。A 为 ME 4C 切面，绿色平面，B 为 ME 2C 切面，红色平面，二者为 MR 反流束的正交切面。（C）蓝色平面于 ME 4C 或 2C 切面的最小反流束（缩流颈）处获得。描记长条形的最小反流束面积（VCA），为 1.22 cm²，提示存在重度 MR。

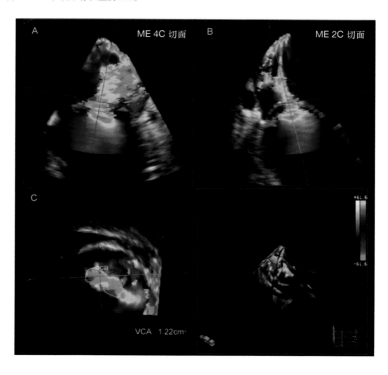

二尖瓣反流

二尖瓣后向反流

如图所示为偏心后向 MR。（图 A、B）二尖瓣前叶脱垂 / 连枷（红色所示瓣叶）导致后向反流（绿色血流所示）。这在以下多个 ME 切面的 2D 和彩色多普勒图像均可观察到（Nyquist 55 cm/s）。MR 反流束的形态因切面不同而变。可见二尖瓣反流血流束向后方沿左心房壁喷射，在 0°（4C 切面）或 137°（ME AV LAX 切面）最为清晰。MR 严重程度的定量评估取决于适当生理条件下的最小反流束宽度和计算得出的 EROA。不推荐描记反流面积，可能存在附壁效应而低估 MR 严重程度。同时可观察到左肺静脉异常血流信号。

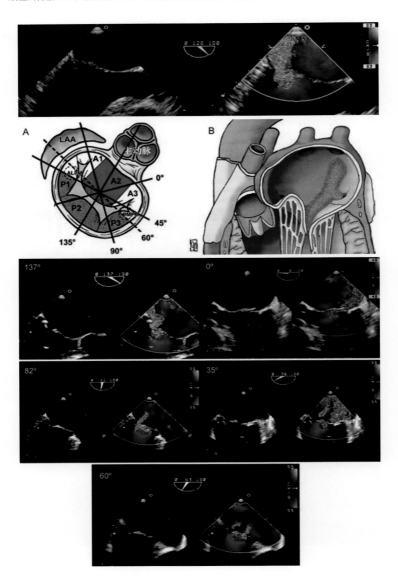

154

二尖瓣反流

二尖瓣前向反流

如图所示为偏心前向 MR。（图 A、B）二尖瓣后叶脱垂 / 连枷（红色所示瓣叶）导致二尖瓣前向反流（绿色血流所示）。下图包括 2D 图像和彩色多普勒图像（Nyquist 55/cm）。MR 反流束为前向，在 0°（ME 4C 切面）或 129°（ME AV LAX 切面）最为清楚地显示二尖瓣反流血流束沿左心房壁向前运动。MR 严重程度的定量评估取决于最小反流束（VC）宽度和反流量。采用 PISA 法很难计算 EROA，因很难采集到完整的频谱多普勒。可同时观察到右肺静脉异常血流信号。

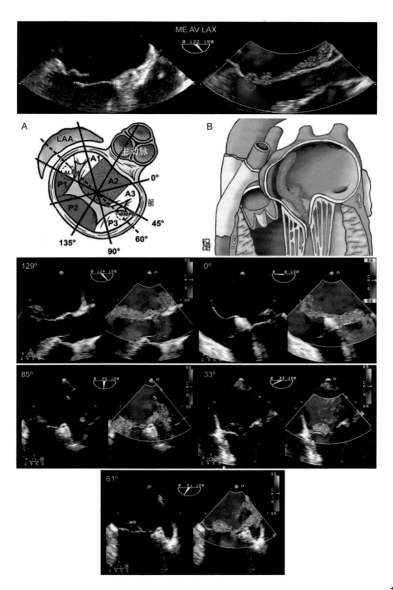

二尖瓣反流

Barlow 病

Barlow 病是一种二尖瓣退行性病变，病因可能为黏液性物质沉积导致瓣叶组织冗长。A 图为 3D TEE 经左心房视角图像，B 图为术中所见，C 图为 2D TEE 食管中段二尖瓣联合部切面，可观察到双瓣脱垂以及严重的中心性 MR。D 图二尖瓣环常移位进入左心房（箭头所示），从而增加手术修补的难度。E 图 3D 重建图，示意双瓣脱垂。可能并发其他瓣叶脱垂：三尖瓣（30%），肺动脉瓣（10%），主动脉瓣（2%）。

参考：Eriksson M，et al. J Am Soc Echocardiogr 2005；18：1014-22

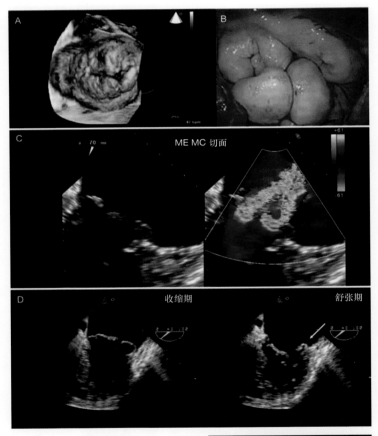

Barlow 二尖瓣病变 TEE 表现
● 瓣叶增厚（＞4 mm）
● 双瓣脱垂
● 中心性或偏心性 MR
● 瓣环扩大（ESD ＞36 mm）
● 瓣环移位进入左心房
● 腱索延长或增厚
● 腱索断裂不常见
● 可并发继发孔型 ASD
● 修补复杂

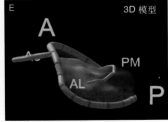

二尖瓣反流

二尖瓣纤维弹性退行性变

这是一种以 MV 纤维弹性组织缺乏为特征的退行性疾病，导致 MV 瓣叶及腱索变薄。薄弱的腱索常常断裂导致瓣叶连枷，如下所示两位患者，单独 P2 脱垂伴瓣叶边缘连枷，以及腱索撕裂（箭头所示）。A，B 图为外科视角左心房观二尖瓣实时 3D TEE 图像。C 图为 2D TEE ME 4C 切面，结合彩色多普勒可观察到重度二尖瓣前向反流。D 图为 3D 重建图，可见脱垂瓣叶节段。

参考：Anyanwu A and Adams D. Semin Thorac Cardiovasc Surg 2007；19：90-96

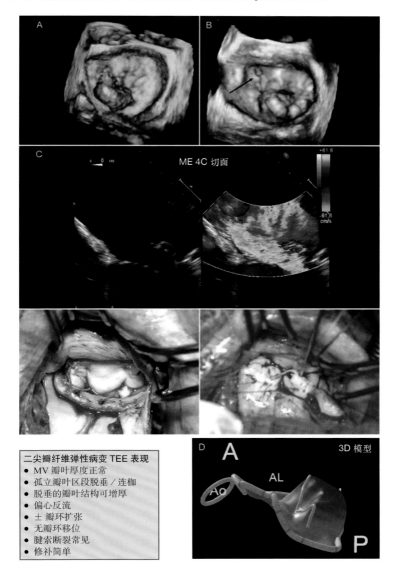

二尖瓣纤维弹性病变 TEE 表现
- MV 瓣叶厚度正常
- 孤立瓣叶区段脱垂／连枷
- 脱垂的瓣叶结构可增厚
- 偏心反流
- ± 瓣环扩张
- 无瓣环移位
- 腱索断裂常见
- 修补简单

二尖瓣狭窄

评估

1. 病因：
   - 瓣膜：风湿性（75%），钙化（25%），类癌，SLE，先天性，药物
   - 瓣下：肿物，黏液瘤
2. 2D 超声图像
   - 瓣环：钙化，大小（舒张末期测量）
   - 瓣叶：钙化，厚度（> 4 mm），活动度，舒张期穹隆样改变呈"曲棍球样"
   - 腱索：钙化，增厚，累及瓣下结构范围
   - TG 基底短轴切面描记二尖瓣面积 MVA（常低估 MVA）
3. 多普勒
   - 彩色多普勒：舒张期湍流，近端血流加速
   - PW/CW：峰值流速 > 3 m/s，峰值 / 平均跨瓣压（PG）
     - MV 血流取决于舒张期跨瓣压，受 LA 顺应性、LV 舒张功能、HR 以及心输出量影响
     - 需注意，高心输出、MR 及舒张期心脏充盈受限也会导致跨二尖瓣血流增加
   - 压力半降时间（PHT）用于测量自体二尖瓣 MVA（见第 58 页）
4. 狭窄程度（重度）
   - 峰值流速 > 3 m/s
   - 平均跨瓣压 > 10 mmHg
   - 二尖瓣瓣口面积 MVA < 1.0 cm^2（2D 测面法，PHT）
5. 左心房增大（长轴切面：A-P 直径 > 45 mm），烟雾征，左心耳血栓
6. LV 功能：左心室小导致充盈欠缺，RWMA（后基底段）
7. 肺动脉高压导致右心改变
   - PASP（通过三尖瓣反流测得）
   - 右心室功能：扩张、肥厚、IVS 矛盾运动
   - 并存三尖瓣反流严重程度，可能需要手术干预

MS 严重程度评估（EAE/ASE 指南）				
	瓣口面积（cm^2）	平均跨瓣压（mmHg）	压力半降时间（ms）	肺动脉压力峰值（mmHg）
正常	4 ~ 6		40 ~ 70	20 ~ 30
轻度	> 1.5	< 5	70 ~ 150	< 30
中度	1.0 ~ 1.5	510	150 ~ 200	30 ~ 50
重度	< 1.0	> 10	> 220	> 50
引自：Baumgartner H, et al. J Am Soc Echocardiogr 2009；22：1-23				

评估 MS 的严重程度，不应仅仅依赖于某个数据，而应综合评估，包括压力梯度、MVA、PAP 峰值。并存 MR 时，多普勒图像不可靠，应通过测量 MVA 评估 MS 严重程度。MVA 有多重测量方法，每种都存在一定的局限性，因此应基于图像质量和病理改变选择合适的测量方法。
- 测面法：瓣膜重度钙化时测量存在困难
- 压力半降时间（PHT）：LVEDP ↑（AI，LV 功能不全）和 LA ↑（ASD）时避免应用
- 连续性方程：LVOT 梗阻、MR、心房颤动时避免应用
- 近端等流速表面积（PISA）：AI、MR、人工瓣膜、心房颤动时应用

需与外科医生沟通

CPB 前
- 钙化还是风湿性瓣叶
- 是否累及腱索
- 瓣环大小（舒张期）
- 二尖瓣瓣环钙化（MAC）
- 左房大小（重度 > 50 mm），左心耳血栓
- RV 功能，TR 严重程度，TV 瓣环大小

CPB 后：
- 峰值 / 平均压力梯度
- 残留 MR
- 人工瓣功能

临床应用

二尖瓣狭窄	2D 超声	彩色 / 频谱多普勒
ME 4C（0°） ME 联合部（60°） ME 2C（90°） ME AV LAX（120°）	瓣环：钙化，大小 瓣叶：钙化，厚度，活动度 腱索：钙化，厚度	舒张期湍流 PISA 二尖瓣流入血流：峰值 / 均值 压力半降时间（PHT）
TG SAX（0°）	钙化，测面法	联合部 MR 起始点
TG 2C（90°）	瓣下结构	彩色多普勒

不同二尖瓣狭窄程度的特征				
分级	活动度	瓣叶增厚	瓣下结构	钙化
1	边缘活动受限	4 ～ 5 mm	轻微	轻微
2	基底至中部活动正常	5 ～ 8 mm	累及 1/3 腱索	瓣叶边缘钙化
3	基底部活动正常	5 ～ 8 mm	累及 2/3 腱索	累及瓣叶中部
4	无运动	> 8 ～ 10 mm	全部腱索	累及瓣叶大部分组织

该超声评估系统主要量化评估风湿性心脏病二尖瓣形态学变化的严重程度，可用于指导经皮球囊二尖瓣成形术的预后。分值 < 8，提示预后较好。分值越大，预后越差，死亡率越高，再狭窄、心力衰竭、需要心脏手术的比例也相应升高。
引自：Wilkins G. Br Heart J 1988；60：300

（A）风湿性瓣叶边缘活动受限，左心房压上升推动相对活动性较好的前瓣叶体部凸向左心室，形成经典的舒张期 AMVL 穹窿样改变，呈曲棍球杆的外观。（B）TG 2C 切面中可较为清晰地观察到由于瓣叶运动受限所致的缩短增厚的瓣下腱索。（C）彩色多普勒图像中，可在狭窄的二尖瓣处观察到近端血流加速以及前向湍流。（D）频谱多普勒（PW/CW）可用于测量房室跨瓣压的峰值与均值，计算得出压力半降时间，用于估算二尖瓣瓣口面积（见第 58 页）。（E）ME 4C 切面提示左心房增大，烟雾样改变。（F）ME 联合部切面可见左心房耳血栓。

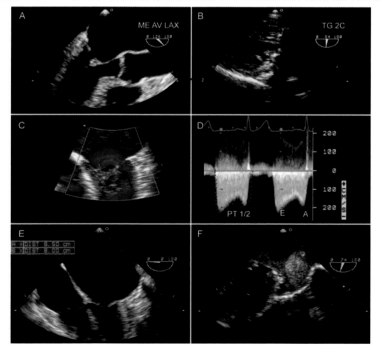

159

三尖瓣解剖

三尖瓣复合体与其他房室瓣，如二尖瓣的结构相似，包括瓣环、瓣叶、腱索、乳头肌和 RV。

三尖瓣瓣环
- 与瓣叶相连的不完整纤维环。
- 隔瓣附着点位于 MV 瓣环平面下（更靠近心尖）。在 ME 4C 切面可据此区分 TV 和 MV。
- 瓣环为不规则的 3D 形状，高点在前后侧，低点在内外侧（见下）。
- 瓣环大小可变：
  - 三尖瓣瓣环直径（TAD）：收缩末期 28±5 mm，舒张末期 31±4 mm。
  - 与 3D 超声相比，2D 超声会低估瓣环测量值。
  - TEE 测量中，TG RV 流入道切面测得的数据与 ME 切面测量值相关性更好。
- 三尖瓣瓣环面积 10±2.9 cm^2，TV 瓣口面积 4.8±1.6 cm^2，周长 12～14 cm。
- 三尖瓣瓣环缩短分数（TAFS），正常值＞25%
  - TAFS＝舒张末期 TAD－收缩末期 TAD/ 舒张末期 TAD

瓣叶
- 三个大小不同的瓣叶
  - 前瓣叶＞隔瓣＞后瓣叶
  - 三个不完整的瓣叶联合部不在瓣环水平分隔瓣叶
- 瓣叶正常厚度为 3 mm

腱索
- 在收缩期支撑瓣叶形态，防止瓣叶脱垂
- 与乳头肌相连的瓣叶
  - 前乳头肌与前＋后瓣叶相连
  - 后乳头肌与后＋隔瓣叶相连
  - 隔乳头肌与隔＋前瓣叶相连
- 另外，隔叶还直接与室间隔相连（不同于 MV）

乳头肌
- RV 有 3 组或更多乳头肌：
  - 前乳头肌（最大），后乳头肌，± 隔乳头肌
  - 前或后 PM 由调节束相连

右心室
- 任何原因导致的右心室压力或容量过负荷造成的右心室扩张，均可能导致三尖瓣瓣环扩张。
- 左心功能不全或肺动脉高压也可导致三尖瓣瓣环扩张。

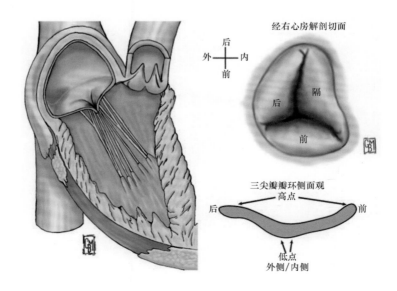

经右心房解剖切面

后 / 前　外┼内

后　　隔

前

三尖瓣瓣环侧面观

高点

后　　　　前

低点

外侧/内侧

三尖瓣功能

TV 功能

正常 TV 血流为舒张期层流（彩色多普勒呈蓝色），在所有瓣膜中流速最慢（PW）（< 70 cm/s）。

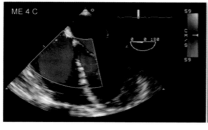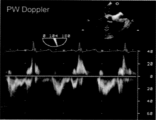

三尖瓣瓣环功能和大小

- 三尖瓣瓣环的 3D 形态较 MV 更为复杂，高点在前后方向，低点在内外方向。收缩期瓣环可缩小 20%。隔叶被纤维三角固定，活动度较小。三尖瓣瓣环下降表现在前瓣叶和后瓣叶，舒张期与瓣叶汇合。收缩期三尖瓣瓣环外侧向右心室心尖下降可测量三尖瓣瓣环收缩期位移（TAPSE）来反映，该指标可评估右心室收缩功能（见第 94 页）。

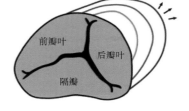

- 三尖瓣瓣环扩张主要发生于与右心室游离壁相连的前瓣叶和后瓣叶处的前外侧瓣环。瓣环最开始为三角形，随着瓣环扩张，可变为圆形。功能性 TR 时，瓣环平面扁平。TV 瓣环大小、瓣叶对合不良与 TR 的严重程度通常无明显相关性。

三尖瓣修补术

- 原发或继发三尖瓣病变时，可单独行三尖瓣手术或作为左侧瓣叶手术的一部分。重度 TR 需要手术干预。轻度或中度功能性 TR 可降低患者生存率。
- 轻度或中度功能性 TR 患者行左侧瓣叶手术时，如同时存在瓣环扩张（收缩期 TAD ≥ 40 mm 或 ≥ 21 mm/m^2），TAFS < 25%，右心衰或肺动脉高压，需考虑三尖瓣修补术。
- TV 修补术包括缩小 TV 瓣环大小（< 24 mm）以及消除 TR。可能需要从右心房切开，行全部或部分瓣环成形术。图示为扩张的前部和后部瓣环处放置的部分人工瓣环。该图为术者角度。或者选择 DeVega 修补，将三尖瓣环用缝线折叠，用或不用人工瓣环加固。

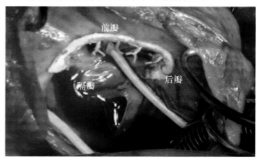

三尖瓣 TEE 切面

- 可在标准 TEE ME 4C 切面，ME RV 流入-流出道切面，ME 双腔切面，冠状窦切面，TG SAX RV 切面以及 TG RV 流入道切面观察。
- 正常 TV 瓣叶薄，且位于超声远场，较难观察。可通过系统检查分辨不同瓣叶。
- 在 ME RV 流入-流出道切面（见第 16 页）或 ME 改良双腔 TV 切面（见第 17、37 页）进行频谱多普勒检查最佳。

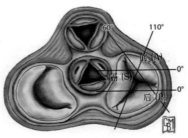

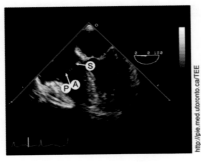

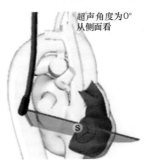

ME 4C 切面（0°）
通过调整探头位置，找到 TV 最大直径以获得这一标准切面，测量瓣环直径（ESD 正常值 28±5 mm，EDD 31±5 mm）。所见的三尖瓣瓣叶为隔瓣（近 IVS），另一个是前瓣叶还是后瓣叶取决于探头尖端前屈还是后屈。彩色多普勒可评估是否存在 TR 及反流方向。

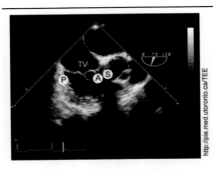

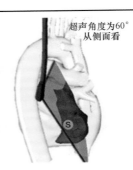

ME RV 流入-流出道切面（60°～75°）
在 ME 4C 切面，调整探头角度来观察 TV 的不同瓣叶。后瓣叶位于远场，前瓣叶或隔瓣叶靠近 AV。彩色多普勒提示 TR，常流向 IAS。这一切面可较好地使用多普勒测量 TV 流入血流和 TV 反流束。

TEE 切面	屏幕左侧	屏幕右侧
ME 4C（0°）	前瓣叶（前屈），后瓣叶（后屈）	隔叶
ME RVOT（60°）	后瓣叶	隔叶，前瓣叶（右转探头）
ME 双腔（120°）	后瓣叶，隔叶（前屈）	前瓣叶
ME 冠状窦（0°）	后瓣叶	隔叶
TG RV 流入道（90°～120°）	前瓣叶	后瓣叶

三尖瓣 TEE 切面

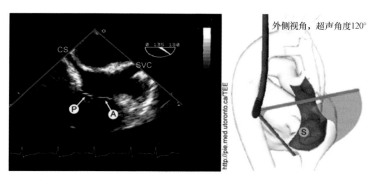

改良双腔静脉切面（110° ~ 140°）
由 ME 双腔静脉切面（90°）再增加扫描角度至 110° ~ 140°。屏幕中央为 TV。邻近右心耳为前瓣叶，另一个则为后瓣叶。频谱多普勒可较好地观察 TV 流出血流和 TR。

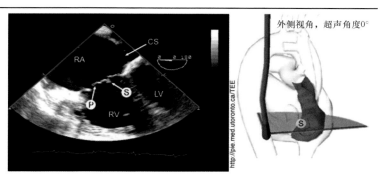

冠状窦（CS）切面（0°）
自 ME 4C 切面深入探头至 GE 连接处，可观察到血流从 CS 流入 RA 及 TV。隔瓣与 IVS 相连，还可观察到后瓣叶。

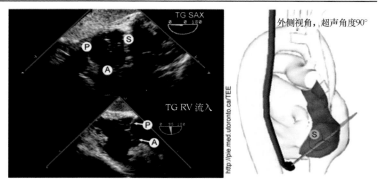

TG SAX 切面（0 ~ 40°）
可同时观察到 3 个瓣叶，多普勒角度较差

TG RV 流入道切面（90° ~ 120°）
瓣下结构，腱索，多普勒角度较差

三尖瓣反流

评估

1. TR 多为继发性，先天性疾病少见
   - 生理性 TR 是成人最常见的瓣膜病变（＞ 90%）。
   - RV 功能不全，左心疾病（MS，MR），PAP 升高（艾森门格综合征，肺心病）可致三尖瓣瓣环扩张，从而出现继发性 TR。
   - 原发性 TR 存在 TV 瓣叶结构的异常。
     - 退行性变、黏液样变（25% 患者并存 MV 黏液样变）
     - 风湿性：瓣叶增厚，TR ＞ TS
     - 类癌：增厚，瓣叶缩短、活动度差
     - 心内膜炎
   - 心内导管，起搏器
   - 创伤
   - 先天性：Ebstein 畸形（见第 250 页），三尖瓣发育不良
2. 2D 超声图像：
   - 瓣叶：增厚，钙化，脱垂，对合不良，连枷
   - 瓣环：收缩末期直径＞ 34 mm 即为扩张（正常值 ESD 28±5 mm，EDD 31±5 mm）
3. 多普勒表现：
   - 彩色多普勒：可观察到反向湍流（马赛克），反流方向常指向 IAS
     - 若存在严重右心衰，反流也可呈层流（红色）
     - 测量包括 3 个方面：面积、缩流颈、PISA 半径
   - 彩色多普勒：反流面积，最小反流直径（近端反流血流束宽度），PISA 半径
   - CW：收缩期血流流向探头，峰流速与三尖瓣反流程度无关
   - PW：收缩期肝静脉出现逆向血流，敏感性为 80%
   - PW：三尖瓣流入量↑，E 波峰值＞ 1 m/s
4. 其他表现：
   - RA，RV，IVC，肝静脉扩张
   - IVS 矛盾运动（容量超负荷），IVS 向左侧凸起呈 "D" 状
5. 三尖瓣反流严重程度：
   - 彩色血流面积：用于中心性反流，非唯一参数，对偏心性反流无效
   - 最小反流宽度（缩流颈）＞ 0.7 cm，EROA ≥ 0.4 cm²，反流量≥ 45 ml 为重度
   - 收缩期肝静脉逆向血流
     - 对于慢性三尖瓣反流，若右心房已扩张，可无此征象
     - 房性心律失常、心室起搏、房室分离时不可靠
   - IVC ＞ 2 cm，无呼吸变异，急性三尖瓣反流时，IVC 有可能正常

三尖瓣反流严重程度分级（ASE）		轻度	中度	重度
定性	反流束面积（cm²）[a, b]	＜ 5	5 ～ 10	＞ 10
	血流汇聚	小	中	大
	CW 反流回声密度	低密度，抛物线型	高密度，形状不定	高密度，三角形
半定量	反流面积（cm²）	未定义	未定义	＞ 7
	VC 宽度（cm）[a]	＜ 0.3	0.3 ～ 0.69	≥ 0.7
	PISA（cm）[c]	≤ 0.5	0.6 ～ 0.9	＞ 0.9
	肝静脉血流	S 峰显著	S 峰变钝	S 峰反向
	三尖瓣流入量	A 波	可变	E 波
定量	EROA（cm²）	＜ 0.20	0.20 ～ 0.39	0.4
	反流量（ml）	＜ 30	30 ～ 44	≥ 45

Nyquist 极限：[a]（50 ～ 70 cm/s），[b] 不适用于偏心性反流，[c]（28 cm/s）；S ＝收缩期
引自：Zoghbi W，et al. J am Soc Echocardiogr 2017；30：303-371

需与外科医生沟通
- 瓣叶形态：黏液变性，脱垂，心内膜炎
- 瓣环直径：正常值 ESD 28±5 mm，EDD 31±5 mm
- 三尖瓣反流束数目与方向，严重程度（彩色血流面积 / 右心房面积）

体外循环后：
- 瓣环大小
- 三尖瓣反流严重程度
- 三尖瓣流入量（排除三尖瓣狭窄）

三尖瓣反流

TR 严重程度分级

- （A）在 RV 功能正常的情况下，中度 TR 反流束表现为马赛克（Nyquist 极限 61 cm/s）。彩色反流面积不应作为评估 TR 严重程度的唯一指标。（B）重度 RV 功能不全时，重度 TR 彩色多普勒为层流（Nyquist 极限 59 cm/s）。
- 肝静脉切面，重度 TR 时，彩色多普勒（Nyquist 极限 48 cm/s）可观察到马赛克，收缩期可观察到肝静脉逆向血流，PW 多普勒可见 S 波（箭头）。需注意在房性心律失常以及心室起搏的情况下也会出现肝静脉逆向血流。慢性重度 TR 合并右心房扩张时，也可观察不到肝静脉逆向血流。
- TR 频谱密度可评估 TR 严重程度（见下）。重度 TR 波形为三角形，早期达峰，密度等同于 TV 流入血流。

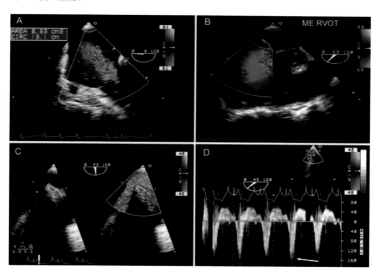

右心室收缩压（RVSP）

- TR 反流束峰流速不能反映 TR 严重程度，而可用右心房右心室瞬时跨瓣压差峰值反映 TR 严重程度。压差加右心房压可评估 RVSP，反映肺动脉收缩压。
- 如果三尖瓣口血流呈层流，右心房和右心室则会被认为是一个心腔，可能会低估右心室收缩压。

（A，B）三尖瓣反流多普勒回声密度相似的情况下，峰流速可能并不同。和正常肺动脉压（23 mmHg）（B）相比，流速高（A）提示可能合并存在肺动脉高压（52 mmHg）。

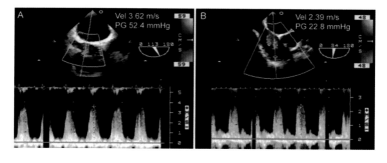

三尖瓣狭窄

评估

1. 病因：
   - 瓣叶：风湿性（合并二尖瓣病变），类癌（合并肺动脉瓣病变）
   - 梗阻：肿瘤，赘生物，血栓，心外压迫
2. 2D 超声图像：
   - 瓣叶：增厚
   - 瓣叶活动度降低，瓣叶尖端受牵拉（舒张期穹隆状）
3. 多普勒频谱图像：
   - 彩色多普勒：舒张期湍流，可能同时合并三尖瓣反流（收缩期血流束）
   - CW：心率 70～80 次/分时，三尖瓣流入 E 峰流速＞1.0 m/s
        均跨瓣压差
        － 轻度＜2 mmHg
        － 中度 2～5 mmHg
        － 重度＞5 mmHg
        CW 可测量压力半降时间以计算三尖瓣口面积（TVA）
5. 其他表现：右心房增大，IVC 扩张（＞2.3 cm）
6. ASE 指南 * 中，重度三尖瓣狭窄的标准
   - TV 瓣口面积＜1.0 cm^2
   - 峰流速＞1.5 m/s，平均压＞5 mmHg，VTI＞60 cm
   - 压力半降时间（PHT）计算瓣口面积不可靠（应用三尖瓣瓣口面积＝190/PHT），可以使用连续性方程和 PISA 法

* 引自：Baumgartner H，et al. J Am Soc Echocardiogr 2009；22：1-23

（A，B）三尖瓣狭窄时，在彩色多普勒超声图像上可观察到舒张期湍流和近端血流加速（Nyquist 极限 55 cm/s）。CW 多普勒平均压差＞5 mmHg 提示存在重度的三尖瓣狭窄。该图取自 TV 修补术后。

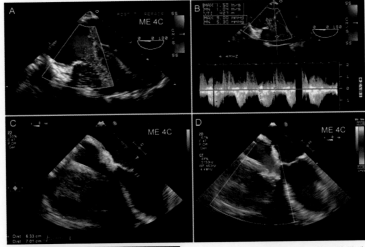

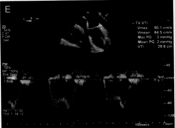

（C，D）ME 4C 切面显示心外血肿导致的外源性 TV 瓣环受到压迫，导致舒张期湍流和近端血流加速（Nyquist 44 cm/s）。（E）CW 多普勒提示平均压差 2 mmHg，提示中度三尖瓣狭窄（TS）。移除血肿后，功能性 TS 解除。

类癌疾病

胃肠道或胰腺的类癌肿瘤分泌的血清素可导致类癌性心脏病。血清素可在右心内膜沉积，导致瓣膜功能不全和右心衰。

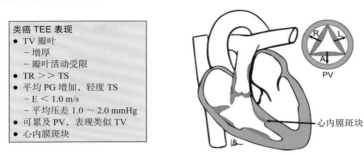

类癌 TEE 表现
- TV 瓣叶
  - 增厚
  - 瓣叶活动受限
- TR >> TS
- 平均 PG 增加，轻度 TS
  - E < 1.0 m/s
  - 平均压差 1.0 ~ 2.0 mmHg
- 可累及 PV，表现类似 TV
- 心内膜斑块

心内膜斑块

（A）探头右旋至改良 ME 4C 切面，显示收缩期 TV。瓣叶增厚，活动受限，导致中央区对合差。彩色多普勒提示重度 TR（Nyquist 61 cm/s）。（B）PV 增厚，功能受限。（C）频谱多普勒提示 PV 血流来回流动提示重度肺动脉瓣关闭不全。（D，E）彩色多普勒（Nyquist 60 cm/s）显示 UE 主动脉弓短轴切面收缩期和舒张期均可见湍流。

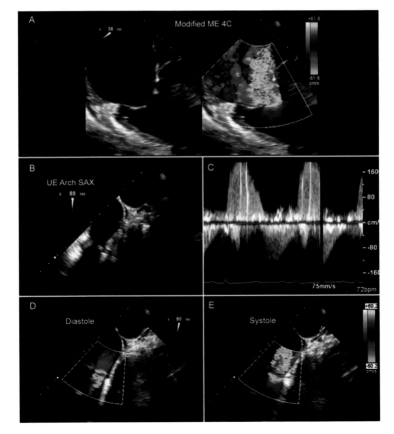

肺动脉瓣解剖

肺动脉根部复合体
- 类似于主动脉根部复合体，PV 是其中一部分，连接肺动脉和右室流出道（RVOT）。
- 在正常心脏，PV 位于 AV 前上左侧，呈 90° 相交。圆柱形的肺动脉根部有 3 个主要部分：
  （1）肺动脉瓣，（2）RVOT 漏斗部，（3）肺动脉

肺动脉瓣
- 正常肺动脉瓣为半月瓣，共有 3 个等大的半月形瓣叶。
- 瓣叶根据与下列结构的位置关系命名如下：
  - 主动脉瓣：右瓣叶（R），左瓣叶（L），前瓣叶（A）
  - AV 与 PV 之间的连接部：朝右，朝左，无朝向
- 同一个人，PV 的尺寸比 AV 稍大，结构类似，但瓣叶、游离边缘、中心结节较薄。

右室流出道
- PV 位于圆柱肌形成的 RV 漏斗中，独立于室间隔和三尖瓣。PV 并没有任何纤维结构支撑。
- 心室肌与肺动脉的纤维窦在心室−动脉连接处直接相延续。各瓣膜附着于房室相连处，与 PA 的窦管结合部（STJ）相连，形成皇冠样的血流动力学区域。
- 瓣间三角是指动脉壁近端的 3 个三角形区域，与 PV 瓣叶的接合线相连，共同组成 RVOT。
- PV 瓣环没有清楚的界限，一般会在瓣叶嵌合水平进行测量（ESD 正常值 21±3 mm）。

肺动脉
- PA 轻度扩张形成 Valsalva 窦，近端为瓣叶接合处，远端为 PA 的 STJ。
- STJ 位于 PV 瓣膜插入点远端，是瓣叶和肺动脉壁之间的连接部。
- PA 扩张可导致 PV 对合不良和肺动脉瓣关闭不全（PI）。

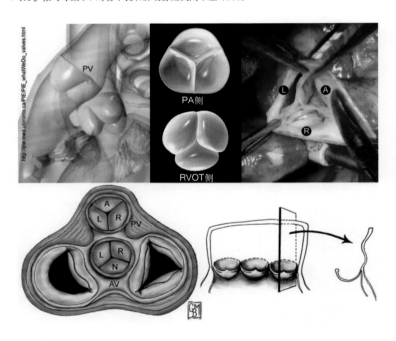

肺动脉瓣 TEE 切面

- 可通过标准 TEE 切面评估 PV 结构和功能：ME RV 流入-流出道，UE 主动脉弓 SAX，改良 TG RV 流入道切面。
- TEE 观察正常 PV 较难，TTE 显示更好。
- UE 主动脉弓切面和改良 TG PV 切面可获得最好的频谱多普勒角度。
- 主动脉瓣（AV）和肺动脉瓣（PV）彼此呈 90° 交角。ME 右室流出道切面可观察到 AV 短轴（PV 长轴），ME 主动脉瓣长轴切面可观察到 PV 短轴，但由于 PV 位置靠前，较难观察。

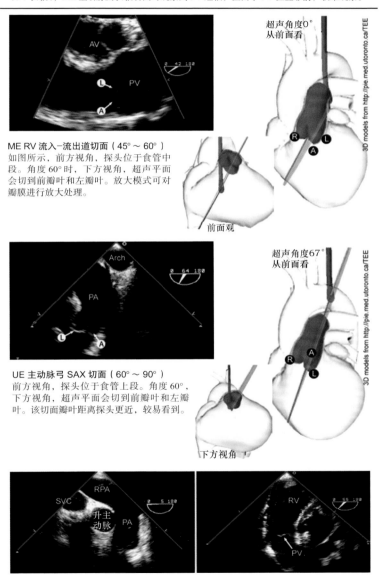

ME RV 流入-流出道切面（45°～60°）
如图所示，前方视角，探头位于食管中段。角度 60° 时，下方视角，超声平面会切到前瓣叶和左瓣叶。放大模式可对瓣膜进行放大处理。

超声角度0°
从前面看

前面观

UE 主动脉弓 SAX 切面（60°～90°）
前方视角，探头位于食管上段。角度 60°，下方视角，超声平面会切到前瓣叶和左瓣叶。该切面瓣叶距离探头更近，较易看到。

超声角度67°
从前面看

下方视角

3D models from http://pie.med.utoronto.ca/TEE

ME 升主动脉 SAX 切面（0°）
多普勒测量 PA 血流常用切面，正常肺主动脉干直径：20±5 mm

TG RV 改良切面（30°～60°）
多普勒测量常用切面，正常 PV 峰流速 0.5～1.0 m/s

169

肺动脉瓣关闭不全

评估

1. 病因：
   - 80% 患者存在生理性 PI。
   - 原发性瓣叶疾病：先天性，风湿性，类癌，创伤，心内膜炎，人工瓣膜。
   - 继发于 PA 或 RVOT 扩张，PA 压增高。
2. PV 的 2D 超声图像：
   - 由于 PV 是比较靠前的结构，因此在图像上较难找到。
   - 瓣叶钙化或活动受限，瓣叶发育不良或缺如。
   - 肺动脉瓣瓣环或肺动脉扩张。
3. 多普勒图像：
   - 彩色多普勒：舒张期右室流出道出现蓝色血流或湍流，持续时间可能较短。
   - PW/CW：舒张期血流背离基线水平。
     - 在 UE 或 TG 切面，频谱多普勒角度最佳。
     - 评估波形密度，流速下降斜率。
   - PW PV 血流：与收缩期 AV 血流相比，收缩期峰值流速↑
4. 其他表现
   - 右心室扩张呈球形，室间隔向左移位。
   - TV 瓣环扩张，TR。
5. PI 的严重程度难以量化
   - 轻度 PI 很常见，Swan-Ganz 导管会导致轻度 PI。
   - 重度 PI：PI 反流束宽度 /PA 瓣环 > 0.7，减速时间 < 260 ms，PI 反流束 PHT < 100 ms，PW 可见主肺动脉显著的反向血流。

PI 严重程度（ASE）			
	轻度	中度	重度
形态学	正常	正常或异常	异常
右心室大小	正常	正常或扩张	扩张
反流束大小 [a]	小，长度 < 10 mm	中等	大，反流基底部宽
CW 信号强度	低密度	高密度	高密度
PI 指数 [b]		< 0.77	< 0.77
肺动脉：收缩期血流	少量增加	中度增加	明显增加
反流分数（%）	< 20	20～40	> 40

[a] Nyquist 极限（50～60 cm/s）
[b] 基于 MRI 测量，超声难以实现，PI 指数= PI 时程 / 舒张期时程
引自：Zoghbi W，et al. J Am Soc Echocardiogr 2017；30：303-371

重度 PI 时，彩色多普勒图像中可有主肺动脉全舒张期逆向血流（蓝色），UE 主动脉弓短轴切面的 CW 多普勒图像前向和逆向波形密度相等。

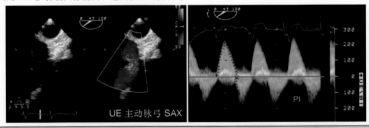

UE 主动脉弓 SAX   PI

PI 时需与外科医生沟通

CPB 前：
- 瓣膜形态：钙化程度，脱垂，心内膜炎，人工瓣功能不全
- PA 扩张：> 20 mm
- 彩色多普勒以及频谱多普勒均较难判断严重程度
- RV 大小及功能
- TV 瓣环大小和 TR

CPB 术后：
- 人工瓣膜功能：峰压，平均压力梯度，瓣周漏
- 左主干血流

肺动脉瓣狭窄

评估

1. 病因：
   - 正常肺动脉瓣面积为 2 cm²/m²
   - 瓣叶：风湿性，类癌，人工瓣膜
   - 先天性
   - 动力学：漏斗样变（RV 肥大）
2. 2D 超声图像：
   - 瓣膜性：增厚，钙化，活动受限，收缩期穹窿
   - 漏斗形 PS 患者，RVOT 变窄
   - RVH 室壁厚度 > 5 mm（压力过负荷），RV 扩张
   - 狭窄后 PA 扩张（> 20 mm）
   - 其他先天性病变
3. 多普勒图像：
   - 彩色多普勒：梗阻水平收缩期湍流，可能合并 PI
   - PW 用于定位梗阻位置（瓣叶，瓣下）
     - 瓣叶性表现为早期或中期达峰
     - 瓣下表现为晚期达峰，呈匕首状
   - CW 用于测量流速和跨瓣峰压
     - 若同时存在 PI，会高估压力差
     - UE 主动脉弓短轴或 TG 切面多普勒角度最佳
     - 彩色多普勒有助于定位标尺
   - 当存在肺动脉瓣狭窄时，肺动脉收缩压 PASP 不能等同于右心室收缩压 RVSP
     - PASP = RVSP（由 TR 测得跨瓣压差 + RAP）- PV 压力阶差
4. 肺动脉瓣重度狭窄（ASE 指南）
   - 峰流速 > 4 m/s
   - 跨瓣峰压 > 64 mmHg
   - 可用连续性方程计算瓣口面积（< 0.5 cm²）

PS 严重程度评估（ASE[a]）			
	轻度	中度	重度
流速（m/S）	< 3	3 ~ 4	> 4
峰压差（mmHg）	< 36	36 ~ 64	> 64
瓣口面积（cm²）			< 0.5

[a] 引自：Baumgartner H，et al. J Am Soc Echocardiogr 2009；22：1-23

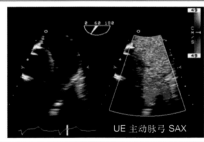

UE 主动脉弓 SAX

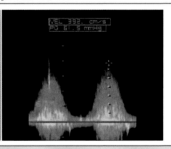

PS 时需与外科医生沟通

CPB 前
- 瓣膜形态：人工瓣膜功能障碍，钙化
- 瓣环大小 21±3 mm（收缩期）
- 狭窄严重程度：峰压差，平均压差
- 狭窄后 PA 扩张 > 20 mm
- RV 大小及功能
- 计算 RVSP（见上）

CPB 后
- 人工瓣膜功能：峰压差，平均压差，瓣周漏
- 左主干血流

8

人工瓣膜、经导管瓣膜和瓣膜修补术

（辛 玲 译 姜陆洋 校）

人工瓣膜

- 人工瓣膜可分为两大类：机械瓣（双叶瓣、单叶倾碟瓣、球笼型瓣）或生物瓣/组织瓣（支架瓣、无支架瓣、自体移植瓣）。
- 经皮导管瓣膜是通过导管置入的。这类瓣膜具有金属框架，牛心包或者猪心包固定在金属框架上，形成 3 个瓣叶。这类瓣膜可以置入自体瓣膜，甚至人工瓣膜内，即"瓣中瓣"手术。
- 选择人工瓣膜需要考虑的因素：（1）抗凝需求；（2）耐久性；（3）瓣膜功能。
- 虽然能够提高患者生存率和生活质量，但由于所有人工瓣膜都有固有问题，因此人工瓣膜置入术只能治标而非治本。人工瓣膜功能障碍可能是由于结构故障、心内膜炎、血栓形成、血管翳形成或植入过程中的技术问题造成的。
- 外科手术置入瓣膜包括选择合适的（1）人工瓣膜大小和高度，（2）瓣膜朝向，（3）置入位置（瓣环或瓣环上）。通常使用间断缝合方法固定人工瓣环与周围组织。
- 人工瓣膜术中使用 TEE 是美国心血管麻醉医师协会（Society of Cardiovascular Anesthesiologists, SCA）和美国心脏协会（American Heart Association, AHA）I 级适应证，能够帮助确定基本人工瓣膜功能，发现需要立即进行再次处理的问题，并监测心功能。

人工瓣膜的类型			
组织瓣		机械瓣	
支架瓣		单叶倾碟瓣	双叶瓣
猪支架瓣	牛支架瓣	Medtronic Hall	Edwards MIRA
CE S.A.V.	CE PERIMOUNT	Sorin Allcarbon	On-X
Medtronic Hancock	CE Magna	Bjork-Shiley*	Sorin Bicarbon
Medtronic Mosaic	SJM Trifecta		SJM Regent
SJM Epic	Sorin Mitroflow		Sorin Carbomedics
无支架瓣		球笼瓣：Starr-Edwards*	
Edwards Prima Plus（猪）		* 此类人工瓣膜已停用	
Medtronic Freestyle（猪）		以公司和生产商命名的瓣膜：CE，Carpentier-Edwards；Medtronic；On-X；SJM，St Jude Medical；Sorin	
SJM Quattro			
SJM T-SPV*			
自体移植瓣：主动脉瓣、二尖瓣			

人工瓣膜的压力阶差						
类型	二尖瓣			主动脉瓣 [a]		
	最大速度（m/s）	最大压差（mmHg）	平均压差（mmHg）	最大速度（m/s）	最大压差（mmHg）	平均压差（mmHg）
Starr-Edwards	1.9 + 0.4	14 + 5	5 + 2	3.2 + 0.6	38 + 11	23 + 8
St.Jude [a]	1.6 + 0.3	10 + 3	4 + 1	2.4 + 0.3	25 + 5	12 + 6
Bjork-Shiley	1.6 + 0.3	10 + 3	2 + 2	2.5 + 0.6	23 + 8	14 + 5
CE	1.8 + 0.2	12 + 3	6 + 2	2.5 + 0.5	23 + 8	14 + 5
Hancock	1.5 + 0.3	9 + 3	4 + 2	2.4 + 0.4	23 + 7	11 + 2
无支架瓣	无	无	无	2.2	19	3 + 1

- [a] 压力阶差随瓣膜型号（主动脉瓣位置）不同而变化：19 mm（20 mmHg），23 mm（12 mmHg）
- 压力恢复法会高估 St Jude 主动脉瓣置换后的跨瓣压差
- 瓣膜型号是指瓣膜外径而不是内径
- 患者-瓣膜不匹配：指人工瓣膜功能正常而跨瓣压过高（见第 179 页）

人工瓣膜手术脱离体外循环后需要告知外科医生的事项：
- 瓣膜位置良好
- 瓣叶运动情况（2D 和彩色多普勒超声所见）
- 瓣膜功能性漏（冲洗血流、生理性）
- 瓣周漏（彩色多普勒超声所见）
- 最大和平均跨瓣膜压差
- 有效瓣口面积（主动脉瓣）
- 左室流出道阻塞情况（二尖瓣瓣脚），二尖瓣前叶收缩期前移（若人工主动脉瓣过小）

机械瓣

机械瓣		
种类	血流通过瓣膜的形式	超声所见
Starr-Edwards（2007 年起停用） 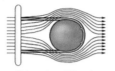 Photo courtesy of Edwards Lifesciences LLC, Irvine, California		**球笼型瓣** ● 球体大于瓣口面积 ● 经瓣膜周围通过的前向血液是湍流 ● 瓣架高 ● 口径小，压力高 ● 血栓栓塞风险高 ● 微量瓣膜反流 ● 无冲洗血流 ● 长轴切面（LAX）可避免笼架声影
Medtronic-Hall（见下图），Bjork-Shiley（已停用） 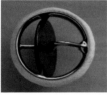 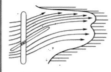 Photo ©Medtronic 2017		**单叶倾碟瓣** ● 单碟瓣＋偏心倾斜支架 / 铰链 ● 开放角度：60°～70° ● 向后的压力作用于碟瓣较大的区域推动碟瓣关闭 ● 瓣上有两个开口使前向血流通过（大孔和小孔） ● 三处冲洗血流：中央较大的冲洗血流以及闭合碟瓣周围和缝合环周围较小的冲洗血流 ● 有声影
St.Jude（下图），Carbomedics，On-X 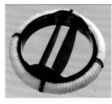 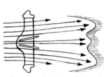 Reproduced with permission of St. Jude Medical, ©2017		**双叶瓣** ● 两个对称叶片＋两个铰链，瓣架低 ● 双叶旋转运动，开放角度为 80° ● 瓣上有三个开口使前向血流通过 ● 阻力小，压差最低 ● 四处冲洗血流：中心两处＋边缘两处 ● 最大反流分数（10%）
St.Jude（下图）Medtronic-Hall 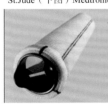 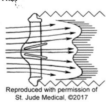 Reproduced with permission of St. Jude Medical, ©2017		**带瓣人工血管** ● 最常用类型为机械瓣连接涤纶材质导管 ● 作为一个单位缝合至体内 ● 不可能出现瓣周漏，因此所有的瓣周漏出现在瓣环外 ● 冲洗血流取决于瓣膜类型

● 人工机械瓣膜具有涤纶缝合环、血流阻止装置（笼中球体，单叶倾碟，双叶）以及自固定结构用以维持人工瓣叶位置。
● 前向血流通过开放的瓣口有。
● 通过关闭瓣口的逆向血流有两种成分：
　－推动封堵器闭合的关闭血流
　－后向血流（冲洗血流）是防止血栓形成的连续性血流
● 各种机械瓣类型都有特定的血流模式。

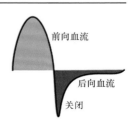

175

机械双叶瓣

机械双叶瓣
- 瓣膜具有两个对称的瓣叶以及两个轴向打开的铰链。
- 压力驱动瓣叶开放（80°弧形），反压力驱动瓣叶关闭
- 前向血流经三孔通过，一个中心小孔，两个外周大孔
- 冲洗血流可防止血液淤滞：共三处：中心一处和边缘两处
- 闭合反流分数最大（10%）。

瓣膜方位
- 正确的位置对发挥机械瓣膜的功能以及防止并发症很重要。
- **二尖瓣位置**：机械瓣朝向的原则是减少瓣下腱索导致的瓣叶受阻：
  - 非解剖学位置：轴点朝向室间隔，与自体二尖瓣结合缘呈90°，是单叶倾碟瓣、双叶瓣常用位置，在经食管中段120°切面下显像最佳。
  - 解剖学位置：较少情况下将轴点就是结合部，在经食管中段0°切面下显像最佳。
- **主动脉瓣位置**：在主动脉瓣位置，通过左冠瓣和右冠瓣之间的轴线定位瓣膜。这可以使得瓣叶平稳开启且不阻塞冠状动脉。经胃（TG）切面可获得瓣叶开放的最佳图像。
- 机械瓣很少用在三尖瓣或肺动脉瓣位置，因压力太低不能引起瓣膜启闭。

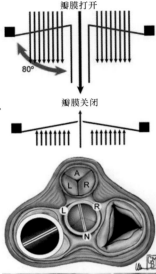

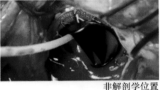

非解剖学位置

二尖瓣位置
A 图示舒张期机械双叶瓣开放，血液以层流通过；B 图示收缩期机械双叶瓣关闭（瓣膜插入）及冲洗血流。C 图、D 图分别示实时 3D 模式下瓣膜启、闭情况，E 图示全流量 3D 彩色多普勒下铰链处的冲洗血流。

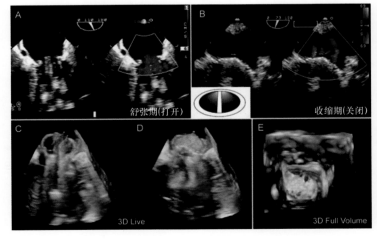

机械倾碟瓣

TEE 评估

- 机械双叶瓣置入后即刻进行评估能够确保瓣膜功能正常。
- 二维图像
  - 确保两个瓣叶均可完全打开及关闭
  - 二尖瓣置换（MVR）在所有食管中段（ME）切面易显像
  - 主动脉瓣置换（AVR）在经胃（TG）切面观察，因为 ME 切面存在声影干扰
  - 评估瓣膜稳定性
- 彩色多普勒
  - 所有穿过瓣膜孔的血流为层流
  - 冲洗血流在缝合环以内
  - 瓣周漏在缝合环以外（见第 185 页）
- 频谱多普勒
  - 使用 PW 或 CW 评估瓣膜压力阶差
  - 通过大瓣孔测量以避免误差
  - 计算有效瓣口面积（EROA）或与面积无关的瓣膜指数（DVI）来评价主动脉瓣置换（AVR）

> **TEE 评估**
> **机械双叶瓣**
> - 瓣叶对称运动
> - 2 ～ 3 束冲洗血流
> - 通过瓣膜口的血流为层流
> - 最大 / 平均压力阶差
> - EROA、DVI

主动脉瓣位置

A 图示深胃底切面机械双叶瓣收缩期开放时血流以层流通过（Nyquist 极限 57 cm/s）。可能需要操纵探头并调整角度以充分显示全部瓣叶的活动情况。B 图示食管中段切面可能存在声影，干扰对瓣叶运动情况的充分评估。

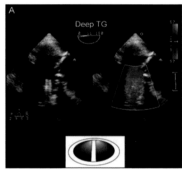
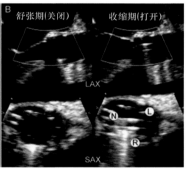

机械倾碟瓣

- 单碟瓣 + 偏心支架 / 铰链
- 开放角度：60° ～ 70°
- 血液横穿两瓣孔向前流动（大孔和小孔）
- 2 ～ 3 束冲洗血流
  - Medtronic-Hall（下图）：中央较大和周围较小反流
  - Bjork-Shiley（TEE 所见）：瓣膜周围小反流

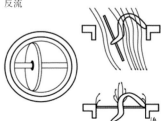
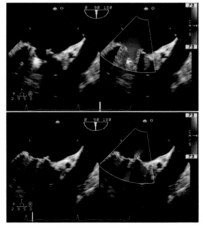

生物瓣

- 三个支架或瓣脚
- 牛心包（CE）或猪支架瓣（Hancock）
- 三瓣叶
- 瓣孔较无支架瓣小
- 与主动脉瓣环尺寸一致
- 心包瓣膜中央留有小孔

支架瓣

CE切面图

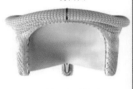

Photo courtesy of Edwards Lifesciences LLC, Irvine, California

Hancock切面图

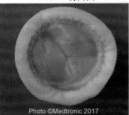

Photo ©Medtronic 2017

生物瓣的瓣脚位置应避免梗阻以下结构：
- 二尖瓣：左室流出道（LVOT）
- 主动脉瓣：冠状动脉开口

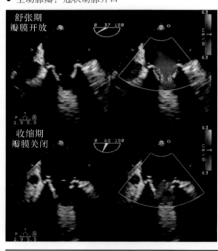

舒张期 瓣膜开放

收缩期 瓣膜关闭

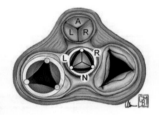

二尖瓣位置
- 在食管中段切面易显像
- 评估瓣叶运动情况
- 微量二尖瓣反流
- 测量最大/平均跨瓣压差
- 注意有无左室流出道被支架阻挡
- 在两个视野明确是否存在缝合环外的瓣周漏情况

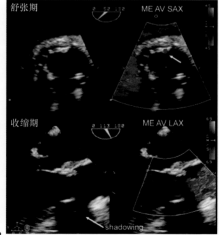

舒张期　ME AV SAX

收缩期　ME AV LAX

shadowing

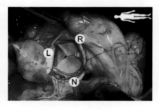

主动脉瓣位置
- 长轴切面被瓣脚声影遮挡
- 在短轴切面（SAX）观察瓣叶运动情况，瓣脚
- 可见微量中心性或联合部主动脉瓣反流（短轴切面箭头所指）
- 经胃切面使用连续多普勒（CW）可测最大/平均压力阶差
- 左室流出道内可见瓣膜下方缝合环外的瓣周漏（短轴切面、长轴切面）

患者－瓣膜不匹配

无支架瓣（FreeStyle™）
- 无支架
- 猪主动脉瓣异体移植物
- 三瓣叶
- 瓣孔较支架瓣大
- 仅可用于主动脉瓣位置
- 与窦管交界的尺寸一致

FreeStyle™

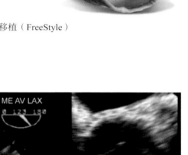

Photo ©Medtronic 2017

TEE 表现
- 声影小
- 与自体主动脉瓣类似的三个瓣叶
- 包括瓣膜移植或瓣膜＋主动脉根部移植（FreeStyle）
- 主动脉根部增厚
- 微量主动脉瓣反流
- 跨瓣压差小
- 不存在瓣周漏

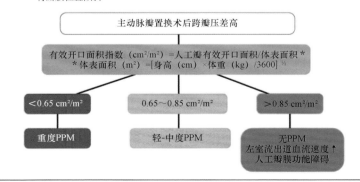

舒张期 · ME AV LAX · ME AV SAX

患者－瓣膜不匹配（PPM）
- 人工瓣膜的有效开口面积（EOA）对患者来说过小，导致跨瓣压差异常升高产生患者-瓣膜不匹配（PPM）。
- 与肥胖相关性不大。
- 已在主动脉瓣置换术中研究透彻（见下图），也可发生在二尖瓣置换术中，如：
  - 二尖瓣置换术后 PPM 是指 ≤ 1.2 ～ 1.3 cm²/m²，有 39% ～ 71% 的患者可出现 PPM。
  - 如持续存在肺动脉高压，应考虑有无 PPM。
- 主动脉瓣置换术后持续存在患者-瓣膜不匹配时，患者的短期、长期存活率均降低，特别是伴有左心室功能不全的患者。
- 在主动脉瓣位置为避免患者-瓣膜失配，可能有必要在主动脉瓣置换时，
  - 使用补片扩大的主动脉根部
  - 瓣环上的位置植入人工瓣
  - 将瓣膜位置倾斜

```
            主动脉瓣置换术后跨瓣压差高

  有效开口面积指数（cm²/m²）=人工瓣有效开口面积/体表面积 *
    * 体表面积（m²）=[身高（cm）×体重（kg）/3600] ½

  ＜0.65 cm²/m²      0.65～0.85 cm²/m²      ＞0.85 cm²/m²

    重度PPM            轻-中度PPM              无PPM
                                          左室流出道血流速度↑
                                          人工瓣膜功能障碍
```

人工瓣膜压差

人工主动脉瓣

1. 二维超声评估：瓣膜启闭，钙化
2. 多普勒超声评估：
   - 彩色多普勒超声：层流（正常），湍流，反流（瓣膜，瓣周）
   - 连续频谱多普勒超声（见下图）：血流依赖性，避免太接近人工瓣
     正常：三角形，早期达峰，血流加速时间（AT）短 < 80 ms
     阻塞：圆形，中期达峰，血流加速时间（AT）> 100 ms，AT/ET（射血时间）> 0.4
     与正常瓣膜的高压差鉴别：瓣膜小、PPM、每搏量增加、梗阻
     若左心室功能差，可能出现低压差的瓣膜狭窄
   - 不依赖血流的参数：EOA（有效瓣口面积）和 DVI（与面积无关的瓣膜指数）

$$EOA = \frac{（左室流出道截面积 \times 左室流出道速度时间积分）}{人工主动脉瓣速度时间积分}$$

$$DVI = \frac{左室流出道频谱多普勒峰流度}{跨人工主动脉瓣连续多普勒峰流度}$$

3. 相关评估：左心室大小和功能，冠状动脉血流

主动脉置换术后机械瓣和生物瓣的狭窄情况			
指标	正常值	可疑狭窄	明显狭窄
峰速度（m/s）	< 3	3 ～ 4	> 4
平均压差（mmHg）	< 20	20 ～ 35	> 35
DVI	≥ 0.30	0.29 ～ 0.25	< 0.25
EOA（cm²）	< 1.2	1.2 ～ 0.8	< 0.8
跨瓣连续多普勒	三角形，早期达峰	三角形至中间过渡	圆形，对称
血流加速时间（ms）	< 80	80 ～ 100	> 100
参考：Zoghbi WA, et al. J Am Soc Echocardiogr 2009；22：975-1014			

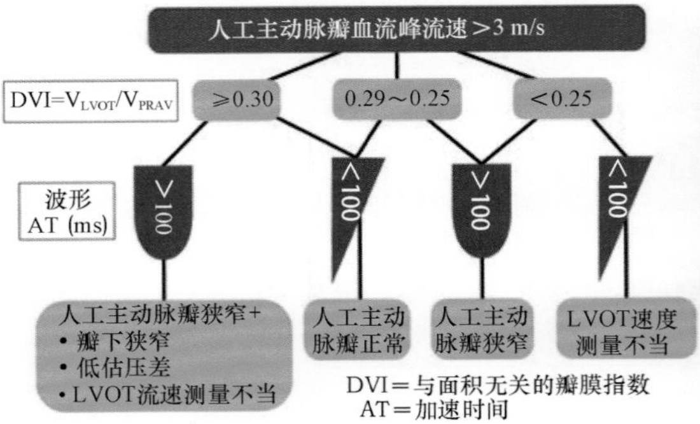

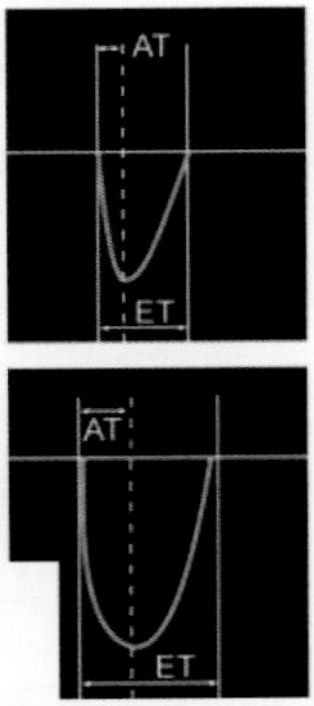

引自Zoghbi et al. J Am Soc Echocard 2009；22：pg.990

人工主动脉瓣反流			
指标	轻度	中度	重度
反流束高度 / 左室流出道直径 [a]（%）	< 25	25 ～ 64	> 65
CW 密度	低密度"低平峰"	密度增加，成角	高密度，陡坡
PHT（ms）	> 500	200 ～ 500	< 200
PW 左心室 Q：肺动脉 Q	轻度升高	轻度-重度之间	明显升高
降主动脉反向血流	早期，少量	轻度-重度之间	全舒张期，严重大量
反流量（ml）	< 30	30 ～ 60	> 60
反流率（%）	20 ～ 30	30 ～ 50	> 50
[a] Nyquist 极限 50 ～ 60 cm/s。Q，血流；PHT，压力半降时间；PW，脉冲多普勒；CW，连续多普勒			
参考：Zoghbi WA, et al. J Am Soc Echocardiogr 2009；22：975-1014			

人工瓣膜压差

人工二尖瓣：
- 峰速和平均压差取决于血液流动情况，在高动力状态、心动过速、瓣膜型号偏小、瓣膜狭窄或反流时，峰速度增加
- 速度时间积分（VTI）较少受心率影响
- 有效瓣口面积（EOA）：
  - 通过连续性方程而非压力减半时间（PHT）计算
  - 用于生物瓣和倾碟瓣

$$EOA_{人工二尖瓣} = \frac{每搏量}{VTI_{人工二尖瓣}} = \frac{截面积_{LVOT} \times VTI_{LVOT}}{VTI_{人工二尖瓣}}$$

- 压力减半时间（PHT）：
  - 受负荷情况及是否存在主动脉瓣反流影响
  - 在心动过速和 I°房室传导阻滞时无效
  - 置入瓣膜后即刻无效

二尖瓣置换术后机械瓣和生物瓣的狭窄情况			
指标	正常	可疑狭窄	明显狭窄
峰速度（m/s）	< 1.9	1.9 ~ 2.5	> 2.5
平均压差（mmHg）	≤ 5	6 ~ 10	> 10
VTI_{MV}/VTI_{LVOT}	< 2.2	2.2 ~ 2.5	> 2.5
EOA（cm²）	> 2.0	1.0 ~ 2.0	< 1.0
PHT（ms）	< 130	130 ~ 200	> 200

- 二尖瓣反流造成左心室高动力且左心室体循环输出量减少
- 连续多普勒下显示反流波在早期达最大流速
- 瓣周漏在缝合环以外，要识别起源，呈偏心方向

二尖瓣置换术中 PHT 正常的机械瓣出现二尖瓣反流的 TEE 表现			
指标	正常值	敏感度	特异度
E 峰最大速度（m/s）	≥ 1.9	90%	89%
VTI 人工二尖瓣 /VTI LVOT	≥ 2.5	89%	91%
平均压差（mmHg）	> 5.0	90%	70%
三尖瓣反流束速度（3 m/s）	> 3.0	80%	71%
左心室每搏量	> 30%	中等	极高
血流汇聚	出现	低	极高

人工三尖瓣
1. 二维超声评估：瓣膜启闭
2. 多普勒超声评估：存在随呼吸变异现象，所以要平均 5 个呼吸周期。（* 随三尖瓣反流而增加）
   - 峰速度 *：> 1.7 m/s
   - 平均压差 *：≥ 6 mmHg
   - PHT ≥ 230 ms
   - EOA 和 VPrAV/V LVOT 不适用（PrAV，Prosthetic aortic valve 人工主动脉瓣）
3. 相关发现：右心室大小和功能，右心房大小，下腔静脉直径及呼吸变异，肝静脉血流

人工肺动脉瓣
1. 二维超声评估：瓣膜增厚和运动情况
2. 多普勒超声瓣膜狭窄的表现：
   - 彩色多普勒：前向血流呈湍流
   - 峰速度 / 平均压差
     自体移植瓣：> 2.5 m/s，> 15 mmHg
     生物瓣：> 3.2 m/s，> 20 mmHg
   - 右心室收缩压升高
3. 肺动脉瓣关闭不全评估与自体瓣膜类似（见第 170 页）
   - 彩色多普勒：宽基底反流波
   - 连续多普勒：反流束回声密度高，中-晚期达波峰，来回波即正弦波形态

181

人工瓣膜功能异常

- 人工瓣膜置入后即刻术中TEE检查包括：评估瓣膜功能、心室功能，以及除外任何相关并发症。
- 包括使用多个TEE切面（食管中段和经胃），彩色多普勒和频谱多普勒。
- 可能需要心外膜超声心动图来评估冠状动脉血流情况。
- 迟发性人工瓣膜功能不全可能在术后数年出现，通常是由瓣膜磨损和撕裂导致。

人工瓣膜 TEE
人工瓣膜
稳定性
彩色血流多普勒
反流：瓣膜、瓣周
压力阶差
其他发现
冠状动脉或冠状动脉窦损伤
新发的室壁运动异常或左心室和右心室功能受损
主动脉根部血肿
房室沟分离

人工瓣膜功能不全			
	早期	晚期	发现
狭窄	瓣叶嵌顿 不匹配（PPM） 压力恢复 高心输出量 LVOT梗阻	肉芽 钙化 栓子 PPM	血流呈湍流 压差升高 估算EOA 瓣膜活动情况 钙化
反流	缝合口 瓣叶嵌顿 瓣周	退变 瓣周 溶血	彩色多普勒 压差升高 瓣膜或瓣周
团块	缝合口	栓子 赘生物	活动性团块
瓣膜床	血肿 缝合口	裂口 脓肿 瘘管 假性动脉瘤	瓣膜床增厚 异常血流

瓣膜反流

A图示食管中段切面晚期机械二尖瓣置换术后瓣膜分离（箭头所示）导致重度瓣周反流。瓣膜出现与周围组织不一致的异常摆动。B图示食管中段主动脉瓣长轴切面新植入的二尖瓣生物瓣瓣叶缝合口中度反流。C图示食管中段主动脉瓣长轴切面感染性二尖瓣生物瓣的瓣叶赘生物（箭头所示）和重度二尖瓣反流。

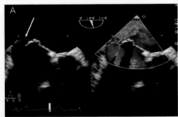

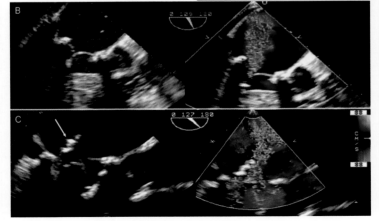

人工瓣膜功能异常

瓣叶嵌顿
- 双叶瓣或倾碟瓣
- 原因：瓣下结构，缝线结
- 诊断：
  - 瓣叶不活动：持续开放、关闭，或介于两种状态之间
  - 多切面检查
  - 跨瓣湍流或无血流
  - 部分开放出现反流
- 处理：
  - 清除残余物，清除过大的缝合线结
  - 旋转瓣膜

A 图示食管中段切面机械二尖瓣（St Jude）部分瓣叶嵌顿（箭头所示），无舒张期血流。B 图示经胃切面机械主动脉瓣（St Jude）瓣叶嵌顿，彩色多普勒示收缩期跨瓣口血流加速。

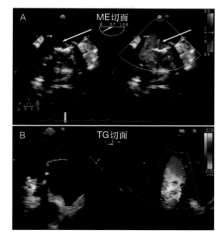

血肿
- 瓣膜置入期间血液或水肿（箭头所示）可能在缝合线周围聚集。
- 可在数天后消退。早期发现应作记录；如患者出现发热，不应与脓肿相混淆。

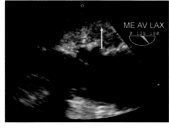
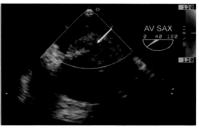

房室沟分离
- 包括二尖瓣环从左心室离断，导致出现心外血流。术野大量出血可作为证据。
- 食管中段四腔心切面示机械二尖瓣置入过程中心脏外出现收缩期血流（绿色）。
- 处理方法包括移除人工瓣膜，补片修复重建完整性。

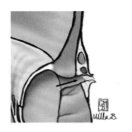
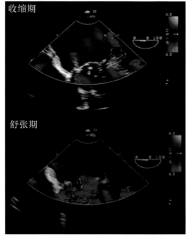

收缩期

舒张期

冲洗血流

机械双叶瓣
- 冲洗血流是发自铰链部位或瓣叶和瓣架间的正常反流束。机械双叶瓣具有 4 束位于缝合环内的冲洗血流。
- 当图像切面显示所有瓣叶开放和关闭时，可见 4 束分离血流束，当与关闭的瓣碟平行时，可见 2 束会聚的血流束。

A 图示食管中段左心室长轴切面二尖瓣其中一个瓣碟及汇聚血流束。B 图示二尖瓣联合部切面的 4 束冲洗血流束。C 图示食管中段主动脉瓣长轴切面主动脉瓣汇聚冲洗血流束。D 图示相应短轴切面可见 4 束冲洗血流中的 2 束。

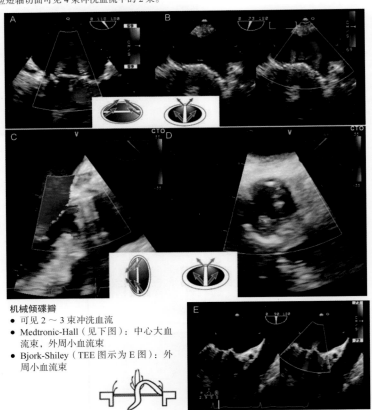

机械倾碟瓣
- 可见 2 ~ 3 束冲洗血流
- Medtronic-Hall（见下图）：中心大血流束，外周小血流束
- Bjork-Shiley（TEE 图示为 E 图）：外周小血流束

瓣周漏
- 缝合环或瓣环之间密封不严
- 发生率：主动脉瓣置换术（1% ~ 17%），二尖瓣置换术（最高 30%）
- 危险因素：瓣环钙化
- 由于是偏心性反流，很难确定反流量
- 常见微量反流，鱼精蛋白中和后可消失
- 若不处理，可导致溶血、瓣环和人工瓣膜分离

瓣周漏 TEE 表现
与冲洗血流鉴别
位于缝合环外
偏心性
难以定量
多切面检查

冲洗（反流）血流束	瓣周漏
● 位于缝合环内	● 位于缝合环外
● 时程短	● 时程长
● 形式与人工瓣膜有关	● 偏心性
	● 血流加速

瓣周漏

瓣周漏位置
可利用 TEE 确定瓣周漏的位置。

二尖瓣
- 使用彩色多普勒（Nyquist 极限 50 ～ 60 cm/s），从食管中段四腔心切面到食管中段左室长轴切面进行多切面 180° 检查，容易发现二尖瓣瓣周漏。
- 根据不同切面检查结果可确定瓣周漏大小和位置。
- 可以在以 A2 瓣叶中点为 12 点方向的外科视角，按照时针方向向外科医生描述瓣周漏位置。

主动脉瓣
- 单独利用食管中段切面（LAX、SAX）难以确定主动脉瓣瓣周漏，常需要使用经胃切面。
- 瓣周漏位置也可以用时钟方向（见下图），与主动脉窦（无冠窦、右冠窦或左冠窦）、瓣架、或冠状动脉的位置关系来描述。

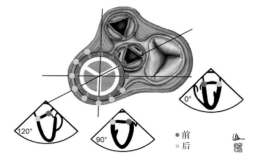

● 前
● 后

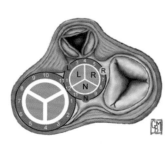
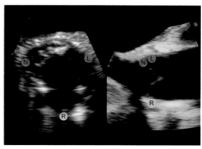

A 图示食管中段长轴和短轴切面机械双叶主动脉瓣置换术后侧瓣周漏（11 点方向），B 图示前方（8 点方向）瓣周漏。C 图示 TEE 角度 145° 机械二尖瓣置换术后瓣周漏（靠近 P2 分区，8 点方向）。D 图示组织二尖瓣置换术后少量前侧瓣周漏（6 点方向）。

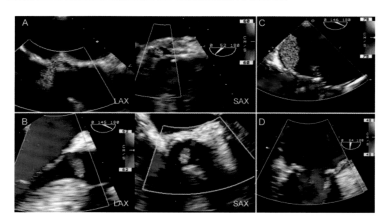

经导管瓣膜

- 经导管主动脉瓣植入术（TAVI）有两个商用系统，分别是（图 A）Edwards SAPIEN XT[TM] 或 SAPIEN 3[TM] 经导管心脏瓣膜（THV），牛心包制成，外部安装，经球囊导管扩张释放。（图 B）MedtronicCoreValve® 由猪心包制成，含于导管内，撤出导管时自动释放。
- TAVI 的手术步骤包括经股动脉逆行法或经心尖经主动脉顺行法（仅用于 THV）将安装在导管上的瓣膜送至心脏。在透视和（或）TEE 的指导下将瓣膜穿过自体主动脉瓣小心置入。

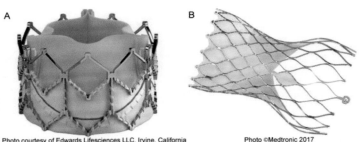

Photo courtesy of Edwards Lifesciences LLC, Irvine, California

Photo ©Medtronic 2017

瓣膜型号	20	23	26	29	31
（单位：mm）	SAPIEN SXT[TM]				
瓣环 双叶主动脉瓣	16～18	18～21 23	22～24 23～25	25～27 25	—
瓣膜高度	13.5	14.3	17.2	19.1	—
与冠状动脉距离		10	10	11	—
	CoreValve®				
瓣环 双叶主动脉瓣	—	17～19 20	19～22 20～23	22～26 23～26	25～28 26
瓣膜高度	—	45	55	53	52
窦部宽度	—	25	27	29	29
升主动脉	—	≤ 34	≤ 40	≤ 43	≤ 43
参考：Hahn R，et al. J Am Coll Cardiol Imag 2015；8：261-87					

TAVI 手术的 TEE

- TAVI 手术患者使用全身麻醉时可使用 TEE 监测。对于镇静下手术的患者，在造影指导下放置瓣膜，术前和术后进行 TTE 检查。
- TEE 在瓣膜放置前、放置过程中以及放置后都具有重要作用。
- 目前，通常根据 CT 测量得到的瓣环径线确定瓣膜型号。二维 TEE 在测量主动脉瓣和瓣根部的径线时可信度相对三维 TEE 较弱。
- 并发症可能危及生命，通过 TEE 可迅速发现。

TAVI 手术 TEE		
置入前	置入时	置入后
评估主动脉瓣形态 　钙化（二维＋三维） 　活动度（长轴切面、短轴切面） 　瓣环尺寸 右心室／左心室功能 二尖瓣反流（MR） LVOT／主动脉根部形态 冠状动脉开口 粥样硬化程度和斑块	指导引导钢丝放置 评估球囊扩张后主动脉瓣反流 瓣膜位置	瓣膜功能 　稳定性 　彩色多普勒 　压力阶差 　DVI 瓣周漏 左心室功能 MR 并发症
AI，主动脉瓣关闭不全；MR，二尖瓣反流；DVI，与面积无关的瓣膜指数		
参考：Klein A，et al. Anesth Analg 2014；119：784-98		

经导管瓣膜

（A）示三维 TEE 通过主动脉瓣短轴和长轴切面进行多平面重建，测量主动脉瓣环直径更准确。也可以测量冠状动脉开口与主动脉瓣环之间的距离。本例三维测量长轴和冠状面的平均瓣环直径为 22 mm。（B）与食管中段主动脉瓣长轴切面的二维图像获得的 19 mm 测量数据进行比较。理想情况下，左／无冠瓣结合部为瓣膜直径最大的切面，因此二维图像上无冠瓣或左冠瓣不可见。（C）食管中段主动脉瓣实时三维成像显示，首先对狭窄的自体主动脉瓣进行球囊扩张成形。可能会导致严重主动脉瓣关闭不全。（D）未释放的 Edward Sapien THV 的导管恰好使瓣膜的 1/2 至 2/3 位于左室流出道内。瓣膜膨胀过程中，经导管心脏瓣膜可略微前移使人工瓣的最终位置位于自体主动脉瓣环的中点。（E）在快速心室起搏过程中给球囊充气，以防止瓣膜在扩张过程中形成血栓。

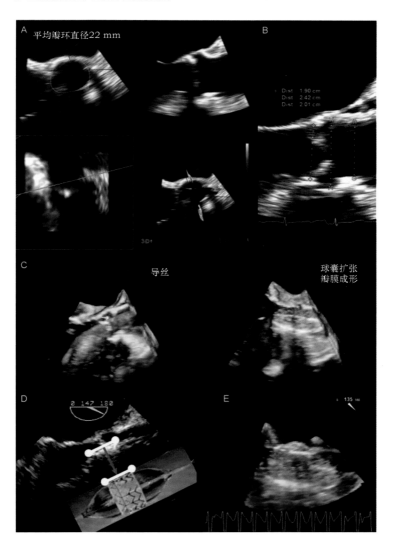

经导管瓣膜

瓣膜释放后 TEE 评估包括：
- 确认瓣膜位置恰当、稳定。
  - 瓣膜位置过高会阻塞冠状动脉。
  - 瓣膜位置过低会影响二尖瓣启闭功能。
- 使用彩色多普勒（食管中段切面）和频谱多普勒（经胃切面）评估瓣叶活动和跨瓣血流。
- 瓣周漏较常见。

TAVI 术后 TEE
位置
稳定性
瓣叶活动
血流彩色多普勒
压力阶差
计算 DVI
瓣周漏

（A、B）图示瓣膜释放过程中发生的人工瓣膜嵌顿在主动脉弓中段处，A 图示造影所见，B 图示食管上段主动脉弓长轴切面所见。（C、D）Edward Sapien THV 的瓣周漏。C 图示食管中段主动脉瓣短轴切面所见，D 图所示为长轴切面所见。
（E、F）E 图为经胃切面所见 CoreValve®，F 为食管中段主动脉瓣长轴切面所见 CoreValve® 后侧瓣周漏。

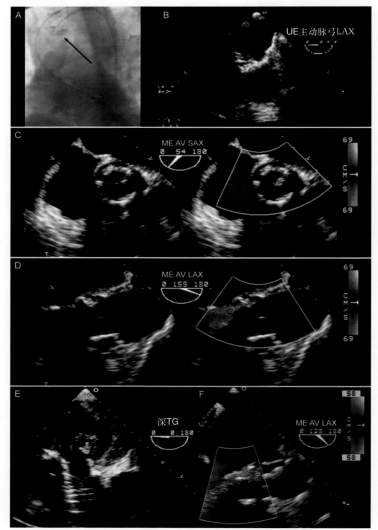

188

肺动脉瓣狭窄

- 除瓣膜相关问题，TAVI 术后还会出现其他早期和晚期并发症，列出如下。其中一些并发症可能危及生命，需要迅速作出诊断。
- 左心室功能不良可由于瓣膜释放时起搏的低血压导致，需要评估整体左心室功能，以及节段性室壁运动异常。

（A）若瓣膜释放位置过低，并与正常瓣叶活动相互干扰，食管中段主动脉瓣长轴切面可见二尖瓣反流加重。

（B）经胃中段短轴切面所见心包积液（箭头所示）可由于导管放置过程中，心室穿孔或瓣膜破裂引起，导致心脏压塞。

（C）图示该患者因导丝操作导致的医源性主动脉夹层。食管上段主动脉弓长轴及短轴切面显示导丝（箭头所示）位于较小的腔内。该患者需要心肺转流（CPB）下行开胸手术治疗。

（D）急性左主干（LM）冠状动脉闭塞由球囊瓣膜成形术引起钙化斑移位导致，血管造影可确诊。会导致节段性或整体左心室功能障碍。可能需要急诊冠状动脉支架置入。

（E）食管中段四腔心切面（E）和食管中段四腔心彩色多普勒超声（F）切面所见由心尖部入路引起的术后早期左心室心尖部假性动脉瘤。

TAVI 手术并发症
心室功能障碍
新发节段性室壁运动异常
二尖瓣反流恶化
心包积液
心脏压塞
主动脉夹层
主动脉破裂
冠状动脉阻塞
左心室假性室壁瘤

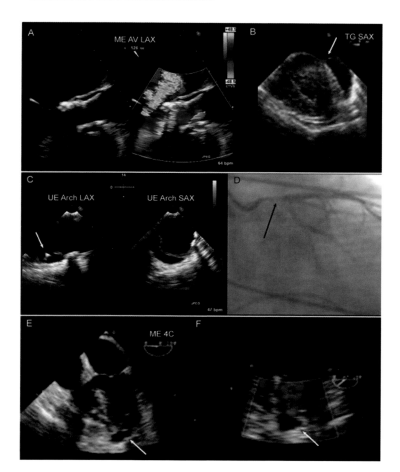

"瓣中瓣"技术

- 现在具有二次瓣膜手术禁忌证的患者可选择进行"瓣中瓣"（ViV）手术。这种手术是在既往已手术植入的瓣膜内再次置入经导管瓣膜。
- 已有报道该技术可进行任何位置的瓣膜置入，最常见的是主动脉瓣和肺动脉瓣，二尖瓣置入也日益增多，三尖瓣置入略少见。
- TEE 可为这类手术提供以下指导：（1）评估现有病情；（2）导引钢丝定位；（3）对经导管瓣膜进行定位；（4）评估已释放瓣膜的位置；以及（5）评估人工瓣膜功能。

（A）图示主动脉"瓣中瓣"：72 岁患者，既往 13 年前曾行主动脉瓣置换术置入 27 号 Freestyle 主动脉瓣，目前存在重度主动脉瓣关闭不全（插图所示）、二尖瓣反流及顽固性充血性心力衰竭。因主动脉瓣环较大，成功经股动脉穿过旧的人工主动脉瓣逆行置入 29 号 CoreValve® 瓣，术后残余轻微主动脉瓣周漏。（B）图示二尖瓣"瓣中瓣"：46 岁患者，12 年前行二尖瓣置换术（Hancock 瓣），目前出现人工瓣膜功能不全（二尖瓣反流和二尖瓣狭窄），左心室功能低下，心源性休克，以及肾衰竭。利用经房间隔入路，对瓣膜进行球囊扩张后，成功在右心室起搏下置入 29 号 Edwards SAPIEN THV 瓣膜。

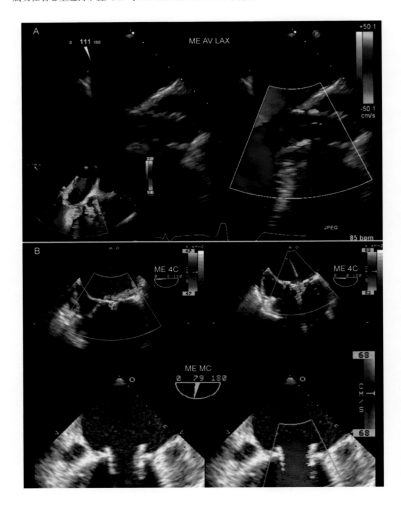

瓣膜装置

Mitraclip®

- Mitraclip®（Abbott 公司，Abbott Park，IL，USA）是一种缘对缘二尖瓣叶夹，能够改变二尖瓣形态，减少原发性或继发性二尖瓣反流。
- 二尖瓣夹是利用经皮导管进行运送，使用穿隔技术将二尖瓣前叶和后叶中间扇叶区连接起来。
- TEE 的用处：（1）评估现有二尖瓣形态；（2）指导二尖瓣夹运送；以及（3）评估术后二尖瓣功能。

A 图示食管中段切面收缩期二尖瓣夹夹在二尖瓣上。B 图示术后食管中段二尖瓣联合部切面二尖瓣双孔开放，血流以层流通过。

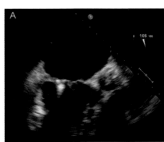 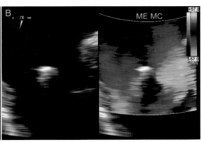

术前 TEE	术中指导	术后 TEE
二尖瓣反流严重程度（中度-重度）	经房间隔穿刺	装置稳定
二尖瓣反流位于中心	高位 / 后位房间隔（IAS）	残余二尖瓣反流
二尖瓣形态	距二尖瓣 4～5 cm（原发性二尖瓣反流）	肺静脉血流
无中心瓣叶钙化	距二尖瓣 3.5 cm（继发性二尖瓣反流）	双孔
非风湿性或心内膜炎	导管在左心房的操作	二尖瓣压差
后叶长度 > 10 mm	二尖瓣上 Mitraclip 定位	左心室功能
二尖瓣口面积（MVA）> 4 cm²	向左心室推进 Mitraclip	
瓣叶连枷宽度 < 15 mm	夹住瓣叶	
连枷缝隙 / 高度 < 10 mm	正确放置	
对合深度 < 11 mm	释放瓣夹	
对合面长度 > 2 mm		
参考：Wunderlich NC，Siegel RJ. Eur Heart J Cardiovasc Imaging 2013；14（10）：935-949			

FORMA® 装置

- 基于经导管技术治疗重度三尖瓣反流（TR）的方法。
- FORMA® 装置（Edwards Lifesciences）利用泡沫填充多聚球囊扩张器，通过占据反流口区域减少 TR，并为自体瓣叶提供对合表面。
- 与起搏器置入方式类似，经左侧腋静脉置入。装置锚定于右心室心尖。
- 术中 TEE 有利于指导装置锚定于右心室心尖。
- 总体来说，可减少 TR 严重程度，但不能完全消除 TR。

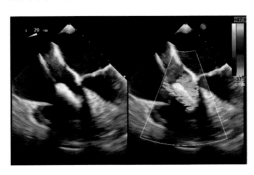 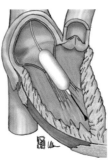

二尖瓣修复术

二尖瓣手术指征（1B 级证据）
- 有症状的慢性重度原发性二尖瓣反流，左心室射血分数（LVEF）> 30%
- 无症状的慢性重度原发性二尖瓣反流，LVEF30% ～ 60%，合并或不合并左心室收缩末内径（LVESD）≥ 40 mm
- 慢性重度原发性二尖瓣反流患者进行其他心脏手术

参考：AHA/ACC Guidelines. JACC 2014；63（22）：e57-188

二尖瓣修补术难度的预测指标
- 中心性二尖瓣反流
- 瓣环钙化
- 严重瓣环扩张
- 双叶或多个瓣叶分区（> 3）受累

二尖瓣修补术后出现收缩期二尖瓣前叶前向运动（SAM）的风险
1. 二尖瓣后叶长度 > 19 mm
2. 前叶 / 后叶长度比 < 1.3
3. 瓣叶–室间隔连线距离 < 25 mm
4. 二尖瓣–主动脉瓣成角 ≤ 130°

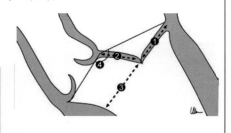

瓣环成形术

这种技术用于当二尖瓣瓣环后部扩张导致瓣叶结合面中央对合不良。将缝线穿过瓣环成形环缝于瓣环组织中。在结合部和后叶之间更紧密地缝合，这样可"收紧"后部瓣环。根据需要，可选用完全或不完全、有弹性的或硬质的成形环。在食管中段四腔心、二尖瓣联合部、两腔心、主动脉瓣长轴切面观察二尖瓣成形术。不完全的成形环前部在四腔心切面不显像，在 60° ～ 120° 的切面可显像。

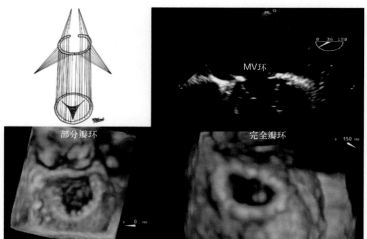

MV环

部分瓣环   完全瓣环

人工腱索

使用 Gortex 人工腱索进行人工腱索修补。缝线一端与乳头肌尖端相连，另一端缝于瓣叶边缘，调整缝线至合适长度并打结。

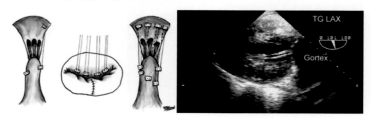

TG LAX

Gortex

二尖瓣修复术

四边形切除术（＋滑动成形术）

- 对断裂腱索进行修复使其与二尖瓣后叶相连。包括切除断裂的腱索和部分瓣叶，重新对合瓣叶，重建瓣环。为完善修复效果使瓣环与切除后的剩余组织结构相匹配，常常需要行部分或完全瓣环成形术。
- 在食管中段四腔心切面和食管中段主动脉瓣长轴切面观察瓣且位置固定的后叶 P2 部分。运动良好的大的二尖瓣前叶与相对固定的后叶 P2 区对合。

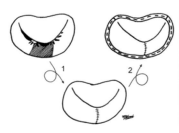
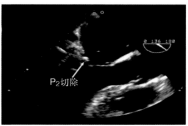

Alfieri 修复术

- Alfieri 修复技术适用于前叶／双叶脱垂、结合部病变、后叶脱垂伴严重二尖瓣环钙化。将脱垂瓣叶的游离缘与对应的对侧瓣叶的游离缘锚定（缘对缘）。对前后叶的中间部分进行修补缝合使二尖瓣成为一个有双孔的瓣膜；与结合部靠近的脱垂瓣叶，形成较小的开口。
- 本例中，后叶中部（P2）和前叶中部（A2）已缝合在一起。在食管中段 60° 切面彩色多普勒超声下显示为一固定的瓣膜。在经胃基底段短轴切面，瓣叶成"8"字形。瓣口描记测量各个瓣孔面积可得到二尖瓣瓣口面积。

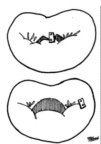
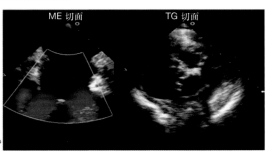

前叶修复术

- 前叶修复术是对连于二尖瓣前叶的断裂腱索进行修复的技术。将腱索断裂部分的瓣叶进行三角形切除，重新对合剩余瓣叶。如有需要，可联合使用人工腱索以完善瓣膜功能。
- 进行 A2 切除且完全性瓣环成形的患者，食管中段主动脉瓣长轴切面所见如下图。

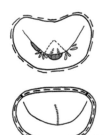
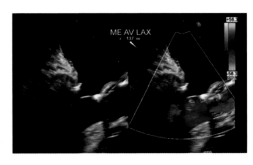

主动脉瓣修复术

主动脉瓣修复术

主动脉瓣关闭不全的手术分型（EI Khoury）与主动脉瓣功能解剖相关。分级的依据是主动脉瓣叶活动度，和二尖瓣活动度与二尖瓣反流的相关性（Carpentier 分级，见第 152 页）类似。外科修复取决于 AI 的机制，可通过仔细的 TEE 检查进行确定。

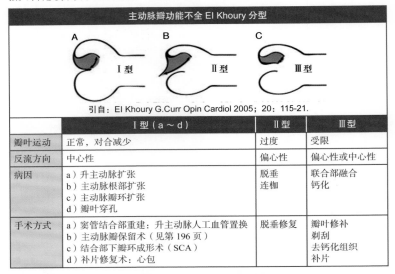

主动脉瓣功能不全 EI Khoury 分型

引自：EI Khoury G.Curr Opin Cardiol 2005；20：115-21.

	Ⅰ型（a～d）	Ⅱ型	Ⅲ型
瓣叶运动	正常，对合减少	过度	受限
反流方向	中心性	偏心性	偏心性或中心性
病因	a）升主动脉扩张 b）主动脉根部扩张 c）主动脉瓣环扩张 d）瓣叶穿孔	脱垂 连枷	联合部融合 钙化
手术方式	a）窦管结合部重建：升主动脉人工血管置换 b）主动脉瓣保留术（见第 196 页） c）结合部下瓣环成形术（SCA） d）补片修复术：心包	脱垂修复	瓣叶修补 剃刮 去钙化组织 补片

保留主动脉瓣及主动脉根部的手术方式

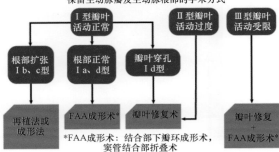

*FAA成形术：结合部下瓣环成形术，窦管结合部折叠术

体外循环前主动脉瓣关闭不全的评估：
- 病因（瓣叶病变还是主动脉根部病变）
- 主动脉瓣关闭不全的方向和严重程度
- 测量主动脉根部
- 左心室大小、功能、节段性室壁运动异常

体外循环后主动脉瓣关闭不全的评估：
- 是否充分修复（低于轻度主动脉瓣关闭不全）
- 根部形态恢复情况
- 左心室整体功能／节段性室壁运动异常

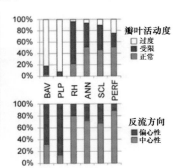

PERF（穿孔）、SCL（硬化）、ANN（瓣环）、RH（风湿性心脏病）、PLP（脱垂）、BAV（主动脉瓣二瓣化）

主动脉瓣修复术

瓣环扩张和折叠／瓣环成形术

瓣叶联合部向下游牵拉使窦管交界部变宽。用缝线缝合瓣叶联合部（不是瓣叶）以减小联合部面积。这可使主动脉壁折叠，使结合区居中，保留了瓣叶的功能。缝线缝得位置越低，主动脉壁的折叠及瓣叶对合面积就越大。

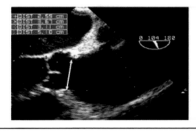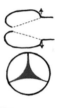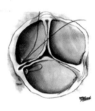

瓣叶穿孔与补片封闭

瓣叶穿孔导致起自瓣叶水平的主动脉瓣反流。自体心包膜可用以修补瓣叶上孔洞。缝线缝合（无补片）可能会导致瓣叶对合不良。

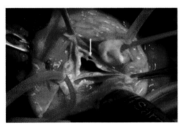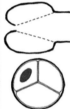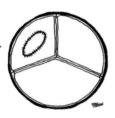

瓣叶脱垂与瓣叶再悬吊

瓣叶脱垂是由于瓣环接合部松弛或瓣叶过长导致的。瓣叶再悬术通过将瓣叶的游离缘缝于主动脉壁使过长的瓣叶边缘缩短。

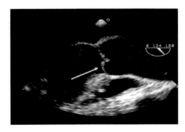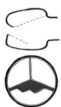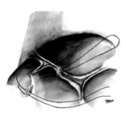

瓣环接合部脱垂与悬吊术

扩展至主动脉根部主动脉夹层可破坏瓣环联合部引起瓣叶脱垂。修补包括瓣环联合部的悬吊。

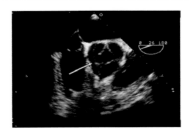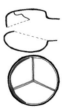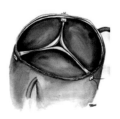

保留主动脉瓣的术式

保留主动脉瓣的术式

当主动脉瓣叶无钙化，无过度变薄，且活动良好时，主动脉根部病变可采用保留自体主动脉瓣并修复主动脉根部的术式。主动脉根部内径不必过多考虑。共有两种保留主动脉根部的术式：（a）再植技术和（b）重建技术。

	再植技术 David/Feindel 术式	重建技术 Yacoub/David Ⅱ 术式
技术	将未修剪的直边涤纶移植物和自体瓣膜结合缘根部柱形结构悬吊缝合	将移植物剪成"花瓣"式并缝合在结合缘根部柱形结构上
优势	出血少 瓣环稳定 可重复手术	两条缝合线 重建窦部
劣势	有三条缝合线 术后窦部消失	无瓣环支撑 难以重复手术

两种术式具有相似步骤：
1. 将主动脉从窦管结合部上横断
2. 修剪主动脉根部，保留结合缘根部柱形结构
3. 运用再植或重建技术将涤纶移植物缝合于心脏
4. 冠状动脉再植
5. 再次升主动脉吻合

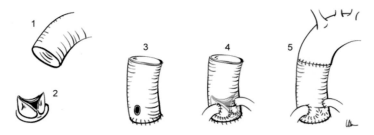

图 A 示保留主动脉瓣的再植术中所见，自体主动脉瓣与直边涤纶移植物吻合。
图 B 示保留主动脉瓣的重建术中使用涤纶移植物。

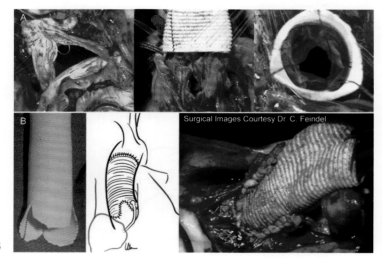

Surgical Images Courtesy Dr. C. Feindel

肺动脉瓣狭窄

保留主动脉瓣术中 TEE 评估
围术期 TEE 能够对主动脉根部手术中是否保留主动脉瓣的决策提供帮助。选择进行主动脉瓣保留手术患者的唯一重要标准是主动脉瓣叶的形态学表现。通过外科医生肉眼判断可以获得最佳评估效果。

心肺转流前 TEE 检查
- 判断主动脉瓣叶异常
  - 单叶瓣、双叶瓣、三叶瓣或四叶瓣（食管中段主动脉瓣短轴切面）
  - 变薄，有孔，边缘卷曲
  - 钙化
  - 脱垂
  - 对合点位于主动脉根部

  无钙化和瓣叶明显脱垂可以增加保留主动脉瓣的机会。瓣叶变薄，边缘卷曲，穿孔不适合进行修复。
- 评估 AI（主动脉瓣关闭不全）严重程度和反流方向。
  - 瓣叶对合充分则无 AI。
  - 主动脉根部对称性扩张导致中心性 AI 反流束。
  - 偏心性 AI 反流束提示伴随瓣膜病变（脱垂，穿孔），增加保留瓣膜的手术难度。
- 在舒张期测量主动脉根部内径
  - 根部高度（> 20 mm）或根部高度 / 瓣环比值 > 1 不可保留瓣膜。
  - 主动脉瓣环扩张（> 28 mm）可能需要额外进行瓣环成形术。
  - STJ 可能严重扩张，导致难以判断和准确测量。
- 左心室大小和功能

心肺转流后 TEE 检查
- 评估瓣膜形态和对合
  - 整体瓣膜高于瓣环平面
  - 瓣膜对合长度 > 5 mm
  - 对合高度（从主动脉瓣环到对合缘末端的距离）> 8 ~ 9 mm
- 残余 AI（严重程度，反流束方向）
  - 微量到轻度 AI 可以接受
  - 中度或偏心性 AI 可能需要尽早手术干预
- 根部内径
- 主动脉根部血肿
- 左心室功能

心肺转流前 TEE 检查
根部测量
瓣叶：形态
AI：方向、严重程度
主动脉：钙化程度

心肺转流后 TEE 检查
瓣环平面以上瓣叶
对合长度
对合高度
AI：方向、严重程度
左心室功能

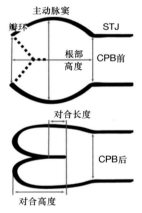

主动脉根部动脉瘤
术前：正常瓣环大小，主动脉窦和 STJ ["没腰"（no waist）] 扩张，主动脉瓣对合缘减少，出现主动脉瓣关闭不全。
术后：主动脉根部放大可见主动脉瓣对合点在瓣环水平以上，未进行补片瓣环成形的主动脉根部较薄，主动脉瓣对合缘长度 ≥ 7 mm（箭头所示）。

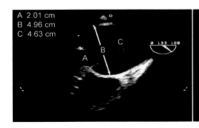
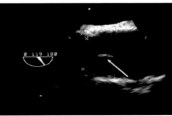

9

主动脉

（辛 玲 译 姜陆洋 校）

主动脉解剖和功能

主动脉解剖
- 胸主动脉分为五个部分（1～5水平）
  1. 主动脉根部：自主动脉瓣至窦管交界部（STJ）
  2. 升主动脉：自STJ至无名动脉
  3. 主动脉弓：自无名动脉至左锁骨下动脉（LSCA）
  4. 胸降主动脉：自左锁骨下动脉至膈肌
  5. 腹主动脉：膈肌以下
- 升主动脉平均长度为7～11 cm，主动脉弓为2.2～3.6 cm，降主动脉为20～30 cm。
- 正常主动脉内径依测量方法（超声、CT、MRI）、年龄、性别、BSA、位置而异，但通常在35 mm（±2 mm）以内。
- 主动脉壁厚度1～2 mm，分为三层：较薄的外膜、弹性中膜以及光滑的内膜（见第205页）。

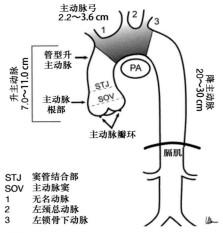

引自：Evangelista A, et al. Eur J Echocardiogr 2010;11(8):645-58

主动脉功能
- 主动脉是心脏发出的主要动脉，在收缩期以高压携带氧合血液搏出。主动脉的TEE切面可以评估结构（见第202～203页）和主动脉管腔内的血流。
- 主动脉的彩色多普勒影像（Nyquist极限50～70 cm/s）显示表现为间断收缩期前向层流。主动脉血流无方向性，但根据显示不同主动脉节段时血流方向与探头的关系，可显示为红色（朝向探头）、蓝色（背向探头）或黑色（垂直探头）。降低Nyquist极限（30 cm/s）可显示肋间动脉血流。
- 利用主动脉冲多普勒（PW）较易对升主动脉（深胃底切面）、主动脉弓（食管上段主动脉弓长轴切面）和降主动脉（降主动脉长轴或短轴）的血流进行评估。血流方向随采样容积的位置而异。正常收缩期血流速度较低＜1 m/s。

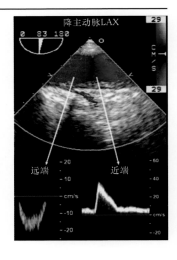

降主动脉LAX

远端　　近端

右位主动脉弓

右位主动脉弓

- 对称性胚胎期咽弓畸形发育导致主动脉弓（AA）异常。右侧远端第4和第6号部分回缩形成典型的左位AA。同样的左侧部分回缩形成位置异常的右位弓，合并多种血管分支解剖构型变异（Ⅰ～Ⅲ型）。
- Ⅰ型是正常左位主动脉弓的镜像结构；Ⅱ型具有异常的左锁骨下动脉（LSCA），是最常见的类型。Ⅲ型最罕见，LSCA与弓离断。三种类型不能通过TEE鉴别。
- 右位主动脉弓可与其他先天性心脏异常并存，常见法洛四联症。

图A示食管上段主动脉弓长轴0°，右位主动脉弓从右侧（近端）向上发出至左侧（远端）。图B示食管上段主动脉弓长轴0°，正常左位主动脉弓从左侧（近端）向上发出至右侧（远端）。A、B图中箭头所指显著结构为位于弓下的无名静脉。

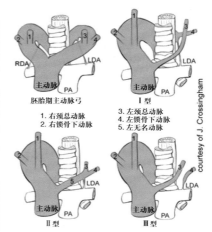

胚胎期主动脉弓   Ⅰ型

1. 右颈总动脉   3. 左颈总动脉
2. 右锁骨下动脉   4. 左锁骨下动脉
                    5. 左无名脉

Ⅱ型   Ⅲ型

courtesy of J. Crossingham

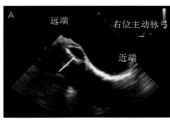

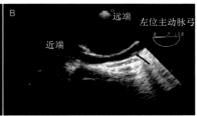

主动脉病理

- 较薄的主动脉壁暴露于搏动性高压血流，可能发展为急性或慢性病变。
- 急性主动脉综合征（AAS）是一种主动脉壁层断裂导致的主动脉疾病，引起主动脉疼痛，并具有破裂和死亡风险。这类疾病包括主动脉夹层、壁内血肿（IMH）、穿透性主动脉溃疡（PAU），以及主动脉瘤。无创影像如CT血管造影（CTA）、TTE、TEE和MRI可用于诊断。
- 粥样硬化性疾病常见于多数患者。复杂斑块可破裂或形成血栓，成为导致卒中或任一外周动脉缺血的栓子来源。

> **急性主动脉综合征**
> 动脉瘤（＞50 mm）
> 夹层（内膜片）
> 壁内血肿
> 穿透性主动脉溃疡

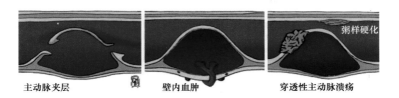

主动脉夹层   壁内血肿   穿透性主动脉溃疡   粥样硬化

主动脉 TEE 切面

主动脉的 TEE 评估

- 以短轴和长轴顺序检查胸主动脉的不同节段，包括 6 个基础切面：降主动脉短轴切面、降主动脉长轴切面、食管上段主动脉弓长轴切面、食管上段主动脉弓短轴切面、食管中段升主动脉短轴切面以及食管中段升主动脉长轴切面。
- 食管与主动脉的位置关系扭曲，因此主动脉壁很难精确判断。近场混杂回声可能遮挡离探头最近的主动脉壁，使用近场 TGC 滑块减小增益可以消除。
- 只有主动脉最近端的 5 cm 可通过 TEE 良好显像。远端升主动脉和近端主动脉弓由于含气的气管阻挡，是 TEE 影像的盲区。通过主动脉表面扫描（见第 206 页）可以使这部分区域得到良好显像。

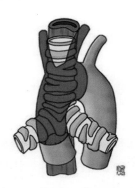

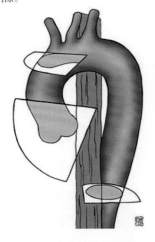

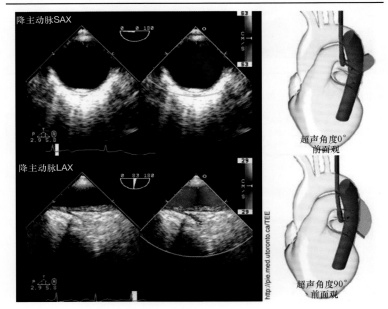

降主动脉

降主动脉在短轴切面（0°）显示为圆形图像，在经胃长轴切面（90°）到食管中段切面，通过前进和后退并适当调整探头使降主动脉保持在屏幕正中，降主动脉也可以得到良好显示。长轴切面远端部分显示在屏幕左侧。近场的圆形主动脉图像代表右侧主动脉前壁，右侧结构显示在屏幕左侧，左侧结构显示于屏幕右侧。

202

主动脉 TEE 切面

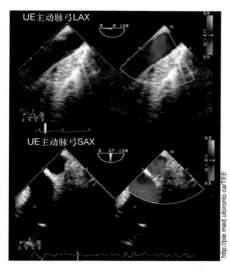

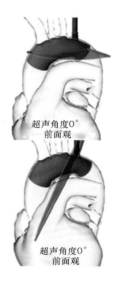

主动脉弓

进一步后退探头使其经过左侧锁骨下动脉，主动脉形状变为椭圆形主动脉弓长轴切面（0°）。远端部分距离探头最近。在 60°～90° 之间旋转探头角度，显示主动脉弓短轴切面，和肺动脉（PA）长轴切面。在主动脉显示为圆形的食管上段短轴切面（上下径）比食管上段长轴切面（前后径）更易测量主动脉弓内径。

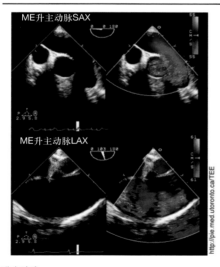

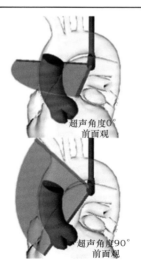

升主动脉

由食管中段主动脉瓣长轴切面后退探头，并减小探头角度，可获得升主动脉长轴切面（100°～120°）。由食管中段主动脉瓣短轴切面后退探头可获得正好位于主动脉瓣上的升主动脉短轴切面（0°～30°）。另一种方法是，由前述两个切面增加或减小探头角度 90° 均可获得相应长轴或短轴切面。

主动脉弓血管

主动脉弓血管

- 从食管上段切面观察主动脉横截面和主动脉弓血管近端的解剖关系。
- 在食管上段主动脉弓短轴（90°）切面将探头从左向右旋转可以依次获得主动脉弓血管的各个切面。

图 A 为首先被显示的左锁骨下动脉（LSCA）。继续向右转动探头可以看到主肺动脉（MPA）长轴以及起始部较为宽大的左颈总动脉（LCCA）（图 B）。最近心端的动脉是无名动脉（头臂干，BCA），它发出右颈总动脉和右锁骨下动脉（图 C）。该切面上使主动脉弓偏离图像中心以便看到无名动脉长轴。

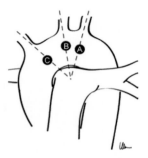

来源: Orihashi K, et al. J Thor Card Surg 2000;120:460–72

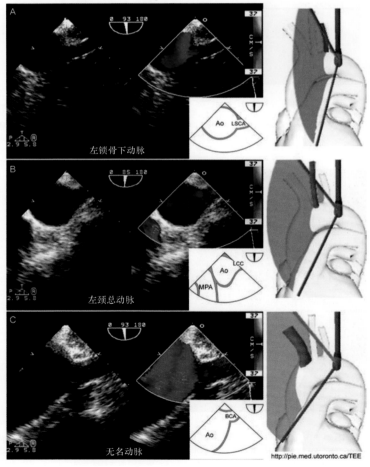

左锁骨下动脉

左颈总动脉

无名动脉

http://pie.med.utoronto.ca/TEE

204

主动脉粥样硬化

- 复杂动脉粥样硬化斑块定义为厚度 4 mm 及以上的向腔内突出的粥样硬化，活动碎屑，或斑块溃疡。单纯主动脉粥样硬化为内膜不规则增厚至少 2 mm。
- 粥样硬化最不常见于升主动脉（7.6% ～ 9.4%），较常见于主动脉弓，胸部降主动脉最常见。神经系统事件发生率（6.4% ～ 10.5%）与疾病严重程度正相关。
- TEE 探测主动脉弓粥样硬化的敏感性比血管造影和 CT 扫描更高。
- TEE 根据厚度、溃疡、钙化以及表面附着活动栓子对斑块进行分类。
- 有多种基于超声表现的粥样硬化分级体系；尚未证明哪一种分级体系比其他体系更好。
- 尚未证实粥样硬化的最佳治疗策略。

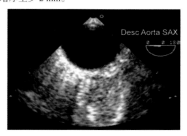

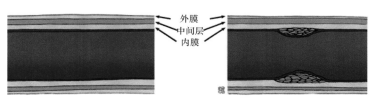

粥样硬化分级（参考：Source：Katz ES, et al. J Am Coll Card 1992；20：70-77.）
1. 正常主动脉，无内膜增厚
2. 广泛内膜增厚 < 3 mm，内膜光滑
3. 向主动脉腔内突出 < 5 mm，不规则，固定
4. 向主动脉腔内突出 > 5 mm，不规则，固定（增加卒中的风险）
5. 任何大小的活动的动脉粥样硬化斑块（增加卒中的风险）

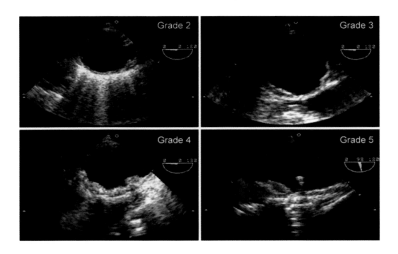

主动脉粥样硬化时告诉外科医生什么？
1. 大小：测量自内膜到外膜的厚度以及粥样硬化的长度
2. 最大斑块的部位
3. 证实是否有可活动性成分
4. 粥样硬化负荷：斑块面积 / 主动脉面积

主动脉表面扫描

- 主动脉表面扫描指外科医生使用包有无菌套的高频（＞7 MHz）超声探头直接在主动脉表面进行的扫描。
- 所有线性探头成像均为矩形。标准经胸超声探头呈扇形图像，因此使用盐水衬托或使用充满盐水的手套可以更好地显示主动脉前壁。
- 当有严重的降主动脉、主动脉弓或近端升主动脉钙化时应考虑进行主动脉表面扫描。

参考：Glas K，et al. J Am Soc Echocardiogr 2007；11：1227-35.

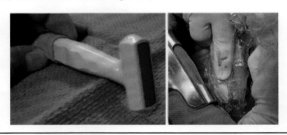

图 A 和图 B 分别是用线性探头扫描正常升主动脉表面得到的短轴和长轴图像。图像的宽度即探头的宽度，主动脉前壁最接近探头。C ～ E 图是经主动脉表面扫描看到的升主动脉及近端主动脉弓动脉粥样硬化斑块（箭头所指处）。运用这项技术可以更好地观察病变的部位、大小以及其复杂程度。图 F、G 示经主动脉表面扫描所见粥样硬化处的大块活动性栓子的超声影像和术中所见。

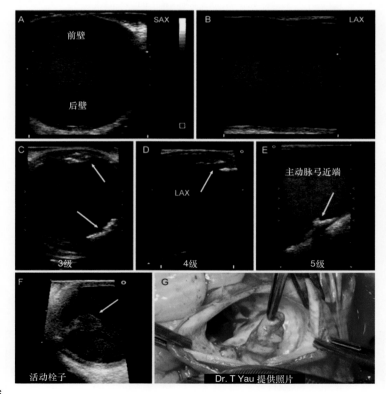

主动脉壁内血肿

主动脉壁内血肿（AIH）
- 主动脉壁内血肿的定义是主动脉壁局部被部分凝固或全部凝固的血液分离，无内膜撕裂。
- AIH 的自然病史可以有如下发展：血肿可完全消退，也可转变为典型的主动脉夹层（A 型或 B 型），或扩大并破裂。
- AIH 影像标准：主动脉壁内新鲜血栓，≥ 7 mm 环形增厚，沿主动脉壁长轴范围 1～20 cm，无内膜片，内膜撕裂，或朝向假腔的血流。

穿透性粥样硬化性溃疡（PAU）
- 是一种粥样硬化性病变，溃疡穿透性内膜，形成壁内血肿、动脉瘤、夹层，或破裂。
- 降主动脉常见（90%），升主动脉病变更凶险。
- PAU 初始深度 > 10 mm 或最大径 > 20 mm 是疾病进展的高危因素。超声表现为弹坑样缺损，边缘不齐，位于复杂粥样硬化斑块内。

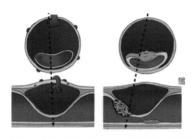

主动脉壁内血肿
主动脉壁增厚 > 7 mm（内膜至外膜） 　血肿长轴范围为 1～20 cm
分层样外观
未见内膜撕裂
血肿内无血流
穿透性粥样硬化性溃疡
溃疡样粥样硬化
位于内膜钙化中央
深度 > 10 mm

图 A 和图 B 分别是靠近右冠窦的主动脉根部血肿在食管中段主动脉瓣短轴及长轴切面的表现。图 C 和图 D 分别是更广泛的累及升主动脉的壁内血肿在食管中段升主动脉长轴切面未使用和使用彩色多普勒的超声图像。图 E、图 F 示，降主动脉破裂包裹形成 PAU，周围血肿，以及假性动脉瘤。降主动脉短轴切面，看似左侧胸腔积液；长轴切面，包裹空隙似与主动脉相连，彩色多普勒显示无血流。

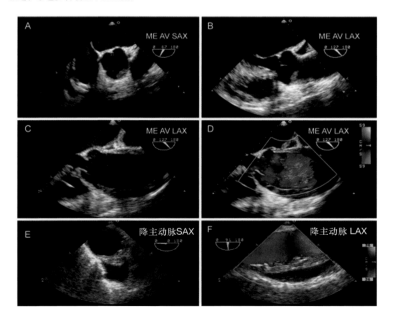

主动脉瘤

- 主动脉瘤是主动脉壁全层的永久性局部扩张，超过正常主动脉对应节段内径的 1.5 倍。膨隆是 1～1.5 倍的主动脉扩张。胸主动脉瘤按形状（纺锤型＞＞囊状）及位置［升主动脉（50%）、主动脉弓（10%）、胸降主动脉（40%）］进一步分型。超过 25% 的胸主动脉瘤患者合并其他部位（如颅内）的动脉瘤。
- 病因、自然病程和治疗方法因动脉瘤位置而异。患者可能无症状（40%），通过偶然的影像学检查而确诊。最糟糕的结局是动脉瘤破裂或发展为夹层。
- TEE 诊断基础在于明确和正常主动脉内径相比主动脉有扩张。可能存在旋涡烟雾状的低速血流以及动脉瘤内的附壁血栓。

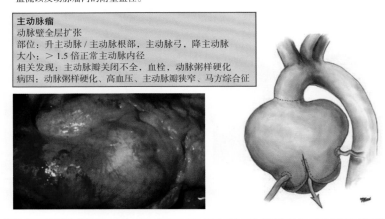

主动脉瘤
动脉壁全层扩张
部位：升主动脉／主动脉根部，主动脉弓，降主动脉
大小：＞ 1.5 倍正常主动脉内径
相关发现：主动脉瓣关闭不全，血栓，动脉粥样硬化
病因：动脉粥样硬化、高血压、主动脉瓣狭窄、马方综合征

升主动脉瘤可能同时伴有主动脉瓣环、窦部、STJ 或主动脉弓的扩张。（图 A）在收缩期对主动脉根部各部位进行测量来判断病变的程度。（图 B）不同体表面积对应的主动脉 Valsalva 窦直径数据图。（图 C、D）分别示食管中段主动脉瓣长轴和短轴切面主动脉瓣瓣膜对合不良导致中央性主动脉瓣关闭不全（Nyquist 极限 59 cm/s）。

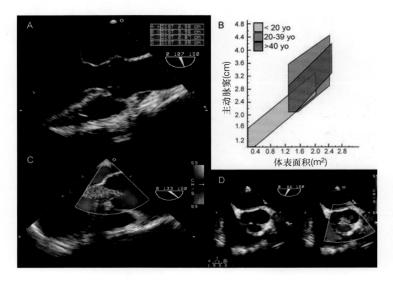

主动脉瘤

- 主动脉瘤手术指征因节段和主动脉病变而异。
- 在垂直于主动脉长轴的切面测量主动脉每一节段的内径。

主动脉瘤手术指征
窦部 > 40 mm
升主动脉 > 50 mm 伴主动脉病变
升主动脉 > 55 ～ 60 mm 不伴主动脉病变

主动脉瓣环扩张包括瓣环、窦部、STJ（"没腰"）以及升主动脉扩张。主动脉瓣变薄，对合减少，出现主动脉瓣关闭不全。通过主动脉瓣保留根部手术（见第 196 页），主动脉瓣环补片成形（箭头所指）后可看到主动脉根部增厚，窦部消失，STJ 呈锥形。

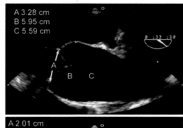

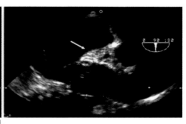

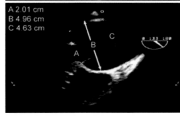

主动脉根部动脉瘤可能表现窦部的对称性或非对称性（通常为无冠窦）扩张。瓣环大小正常，Valsalva 窦扩张，STJ 扩张（"没腰"），收缩期瓣叶对合减少，通常合并中心性主动脉瓣关闭不全（AI）。

升主动脉瘤通常由高血压或主动脉瓣狭窄导致。瓣环及窦部大小正常。扩张发生于 STJ 远端的升主动脉，主动脉瓣对合良好，无 AI。这类动脉瘤最适宜使用涤纶移植物缝合 STJ（箭头所示）行主动脉瓣保留主动脉根部术。在主动脉窦水平，保留自体主动脉根部"球形"形状。

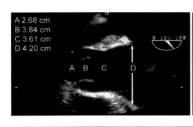

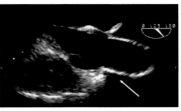

主动脉弓动脉瘤常与升主动脉瘤并存。食管上段主动脉弓短轴切面（90°）显示主动脉为圆形，最易测量主动脉弓。将食管上段主动脉弓长轴切面与短轴切面测量所得进行比较。

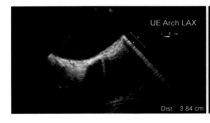

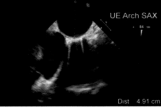

主动脉窦瘤

主动脉窦瘤（SOVA）
- 真性动脉瘤或局灶"风向袋"（"windsock"）样畸形导致主动脉壁薄弱引发的疾病。
- 病因：
  - 先天性：单窦
  - 获得性：弥漫性，继发于马方综合征、梅毒感染、外伤
  - 男性多于女性（4∶1）
- 部位：右冠窦（65%～85%），无冠窦（10%～30%），左冠窦（<5%）
- 可能伴发的其他疾病：室间隔缺损，主动脉瓣二瓣化，主动脉瓣关闭不全，肺动脉瓣狭窄，主动脉缩窄，房间隔缺损
- 并发症：破裂（破入部位右心房＞右心室＞左心室＞肺动脉/室间隔），心内膜炎，血栓，心肌梗死
- 二维图像：
  - 窦部扩张：单个窦（先天性）或多个（获得性）扩张
  - 缺损部位和大小
  - 穿透的心腔
  - 窦部呈风向袋样
  - 窦部血栓形成
  - 破裂：右心室/左心室容量负荷过大/扩张，收缩功能
- 多普勒图像所见：
  - 彩色多普勒图像：有血流入动脉瘤
    - 破裂部位，瘘管
    - 分流方向
  - 频谱多普勒图像：心内瘘管两侧的峰压/平均压力梯度
    - 主动脉-心内瘘管（收缩期＋舒张期）可见连续的单向高速血流信号
    - 室间隔缺损可见收缩期高速血流及舒张期低速血流信号

右冠窦瘤
- 右冠窦膨出，食管中段主动脉瓣短轴和长轴切面可见。
- 窦内血栓可导致右冠状动脉缺血。
- 右冠窦瘤破裂致使主动脉与右心室（在 RVOT 水平）或右心房相通。

（A）图示食管中段主动脉瓣长轴及短轴二维切面可见右冠窦瘤（箭头所示）。（B）图示主动脉瓣长轴三维超声主动脉侧观，可见右冠窦风向袋开口。（C）图主动脉瓣长轴图彩色多普勒超声，未见主动脉瓣关闭不全，RVOT 切面（D 图）可见主动脉向右心室分流的血流信号。（E）图为连续多普勒图像，可见两侧最大压力梯度为 51 mmHg。

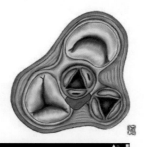

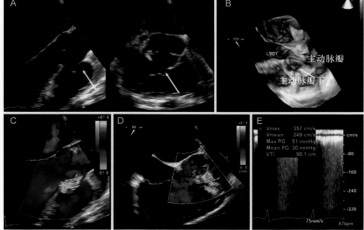

主动脉窦瘤

左冠窦瘤
* 食管中段主动脉瓣短轴和四腔心切面可见左冠窦膨出。
* 窦内血栓可导致左冠状动脉缺血。
* 左冠窦瘤破裂致使主动脉与左心室（在 LVOT 水平）或左心房相通。

（A 图）食管中段主动脉瓣短轴切面可见巨大的左冠窦瘤破裂，被心包包裹，伴有血栓形成，彩色多普勒示微弱的血流信号（Nyquist 极限 26 cm/s）。（B 图）食管中段四腔心切面可见延展至二尖瓣环外侧的血栓。C 图为破裂的左冠窦瘤血栓与心底关系的示意图。

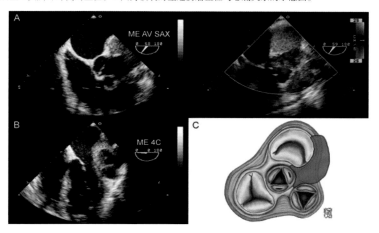

无冠窦瘤
* 食管中段主动脉瓣短轴切面可见无冠窦膨出。
* 无冠窦瘤破裂致使主动脉与右心室（在 RVOT 水平）或右心房相通。

（A 图）食管中段主动脉瓣长轴平面除了主动脉瓣关闭不全外未见其他明显病变。但（C 图）食管中段右室流出道平面可见病变。（B）图为无冠窦瘤的三维全容积超声图像，可见经典的风向袋样缺损（如箭头所示），（D）图为（B）图对应的术中发现。

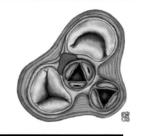

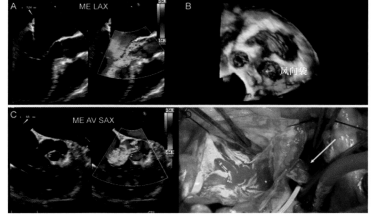

主动脉夹层

- 主动脉夹层起始于内膜撕裂，导致中间层沿主动脉壁出血。内膜撕裂有五种类型：
  1. 经典型：内膜片位于真假腔之间，有重复入口。
  2. 壁内血肿：中层断裂，无内膜片显影，但术中可发现（见第 207 页）。
  3. 局限性夹层：内膜撕裂，无血肿，撕裂部位偏心性膨出，可导致破裂。
  4. 穿透性粥样硬化性溃疡（PAU）破裂导致动脉外膜周围血肿（见第 207 页），可进展为 1 型。
  5. 医源性（动脉插管）及创伤性（交通事故急速减速）损伤。
- 主动脉夹层有两种分型系统，DeBakey 分型和改良 Stanford 分型，具有重要的临床意义和预后指向。
- 距离主动脉瓣环越远，撕裂的发生率越低。超过 50% 的原发撕裂位于升主动脉（AA）靠近主动脉瓣 2 cm 以内的位置（A 型夹层），其次是动脉峡部，该位置有动脉韧带使具有弹性的近端和较为固定的远端主动脉的连接处（B 型夹层）。
- 胸主动脉瘤通常需手术处理，防止破裂或形成夹层，以提高生存率；但手术时机仍具有挑战性。胸主动脉血管腔内修复术（TEVAR）是一种微创手术，可治疗 B 型夹层。
- 主动脉夹层发病 2 周内为急性；亚急性为 2 到 6 周；超过 6 周为慢性。

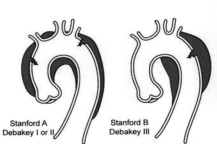

Stanford A
Debakey I or II

Stanford B
Debakey III

W Bradshaw after T Rose

DeBakey 分型		
撕裂起始部位		
类型	内膜撕裂	夹层
I	升主动脉	升主动脉，主动脉弓，降主动脉
II	升主动脉	升主动脉
III	左锁骨下动脉开口以远	降主动脉
Stanford 分型		
受累主动脉节段，不考虑内膜撕裂起始部位 A 型：累及升主动脉 B 型：不累及升主动脉		

诊断

- 主动脉夹层最理想的诊断性检查是能够最准确、最迅速进行的检查。MRI 和血管造影一定程度上更具有准确性（特异性），但 TEE 诊断更迅速、安全性更高、更经济。
- 壁内血肿和穿透性粥样硬化性溃疡通过断层扫描显像技术如 MRI、64 排 CT 和 TEE 也能够得到最佳诊断。
- **血管造影**一直是诊断主动脉夹层的金标准（95% 准确率），确定内膜撕裂位置，夹层范围，分支血管（包括冠状动脉）的受累情况，以及 AI 严重程度。血管造影是有创检查，有误诊可能，需要使用造影剂。
- **增强 CT 扫描**快速、便捷，判断夹层和假腔具有高度诊断准确率。不能可靠显示内膜撕裂部位、冠状动脉受累情况和 AI。
- **TEE** 是便捷的床旁诊断手段，但显像有盲区，可能漏诊升主动脉远端或主动脉弓近端的主动脉夹层。
- **MRI** 诊断准确性具有优势，可发现相关并发症，但需要时间，而且使用不够广泛。

检查方法	敏感性（%）	特异性（%）
TTE	85	60～96
TEE	97～100	100
CT	67～100	98～100
MRI	98～100	94～100

主动脉夹层时需要告诉外科医生什么？
- 内膜片位置
- 内膜撕裂位置（多个）
- 入口和出口位置（彩色多普勒）
- 夹层范围（远端到近端）
- 辨别真假腔
- 并发症
  - 左心室功能：整体性、节段性室壁运动异常（RWMA）
  - 主动脉瓣关闭不全（50%～70%）
  - 冠状动脉夹层（10%～20%）
  - 心包积液，胸腔积液

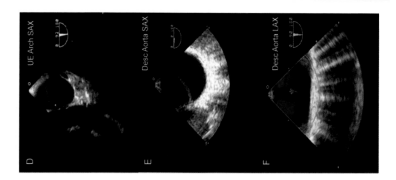

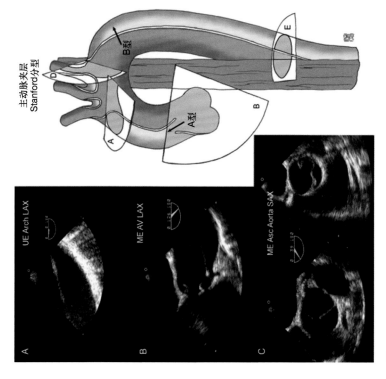

主动脉夹层 TEE

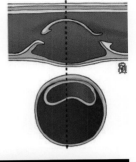

TEE 诊断
血流进入内膜和中膜或外膜之间，形成假腔。由于血管壁被血液分离，内膜受压形成相对小的真腔。TEE 对主动脉夹层的诊断和评估依靠识别内膜片和两个腔、内膜撕裂的起始位置、夹层范围、腔内灌注情况、左心室功能，以及并发症表现。

内膜片
- 需多个 TEE 切面观察，识别内膜片分离出的真腔（TL）和假腔（FL）。真正的内膜片可在多个切面观察到，具有独立活动性，不跨越解剖边界（主动脉壁以外），彩色多普勒显示两侧有相反的血流。
- 内膜片必须与活动性线阵伪像（如镜面伪像或混响伪像）相鉴别，主动脉根部内可为左心房前壁的伪像，升主动脉内可为右肺动脉 RPA 后壁的伪像。M 超可鉴别腔内结构的位置和运动；M 超下伪像与探头的距离为两倍，运动平行于主动脉后壁。

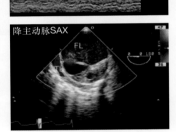

内膜片运动

内膜片	线阵伪像
分离的锐利的内膜边缘	纵向，模糊
呈振荡样、摇摆样运动	随心脏运动
有血流信号中断	可能有血流信号中断
绝不会出现在腔外	出现于主动脉外

内膜撕裂
- 撕裂表现为内膜片的缺口，直径 > 5 mm。5%～10% 的夹层，不具有明显的内膜撕裂。
- 彩色多普勒显示血流穿过破口从真腔射向假腔。
- 最常见的内膜撕裂部位是升主动脉，90% 位于主动脉瓣上 1 cm 以内。第二常见的部位位于左锁骨下动脉起始远端。

真腔和假腔
- 直径较小的真腔在收缩期扩张，彩色多普勒血流显示更亮，流速更快，无自发显影（SEC）或血凝块。
- 假腔在舒张期扩张，有自发显影（SEC），完全性或部分性血栓，血流逆向、延迟或缺失。

降主动脉SAX

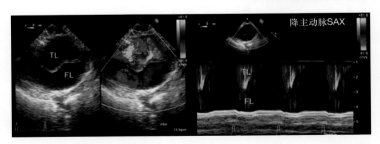

降主动脉SAX

真腔（TL）	假腔（FL）
管腔较小	管腔较大
收缩期扩张（M 超）	舒张期扩张
色彩亮（流速高）	色彩较暗
无烟雾表现	血凝块或烟雾表现

主动脉夹层并发症

主动脉夹层
- 与主动脉夹层相关局部并发症见下表。此外，终末器官低灌注可导致肾、胃肠道、脑以及肢体缺血。

主动脉扩张
- 主动脉扩张指包含主动脉三层壁的内径增大。主动脉内径＞1.5倍正常值，称为动脉瘤（aneurysm）；内径在 1 ～ 1.5 倍正常值之间，称为主动脉膨隆（ectasia）。

主动脉夹层并发症
主动脉扩张
主动脉瓣关闭不全（见第 216 页）
心包积液
胸腔积液
冠状动脉受累

- 主动脉瘤患者主动脉壁变薄，易撕裂，常由高血压导致。并非所有夹层患者都有主动脉扩张。

此图为主动脉根部扩张、A 型夹层患者的双切面视图。食管中段主动脉瓣短轴和长轴切面均可见舒张期有明显内膜片由主动脉瓣脱出。限制了主动脉瓣关闭不全（AI）导致的反流量。

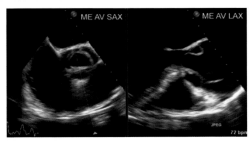

胸腔积液、心包积液
A 图示食管中段主动脉瓣长轴切面，可见心包积液（箭头所指），成因通常为主动脉壁炎症，次要原因为主动脉假腔穿孔。罕见情况下可见心脏压塞。B 图示降主动脉短轴切面的左侧血胸，可能会损害通气功能。

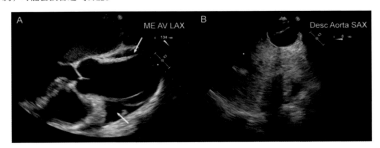

冠状动脉灌注不良
内膜片可陷入右冠状动脉（RCA）（10% ～ 15%），或较少情况下内膜片也可进入左主干如 A 图食管中段主动脉瓣短轴切面中箭头所指。B 图示食管中段主动脉瓣短轴切面使用彩色多普勒评估所有冠状动脉内的血流情况。图示为 A 型夹层（双箭头所指）收缩期左主干（箭头所指）的血流。累及 RCA 可导致右心室功能不良及左心室下壁节段性室壁运动异常（RWMA）。应对整体和局部左心室功能进行评估。

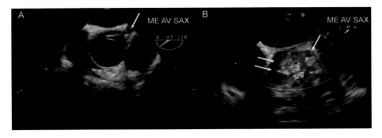

主动脉夹层 AI

主动脉瓣关闭不全（AI）的机制

● A 型夹层 AI 发生率 40% ～ 60%。明确 AI 的机制有重要作用，因为决定了是否可以保留
  主动脉瓣还是需要手术置换。

A 图示内膜撕裂使主动脉根部和主动脉瓣环扩张，导致瓣叶对合不充分（箭头所指）和中心
性 AI。

B 图示非对称性内膜撕裂使对合线下的一个瓣叶受累，导致瓣叶脱垂（箭头所指）和偏心性
AI。

C 图示撕裂破坏了瓣叶支撑，导致瓣叶连枷和偏心性 AI。

D 图示舒张期内膜片脱入主动脉瓣，阻挡瓣叶对合，导致 AI 量多少不一。

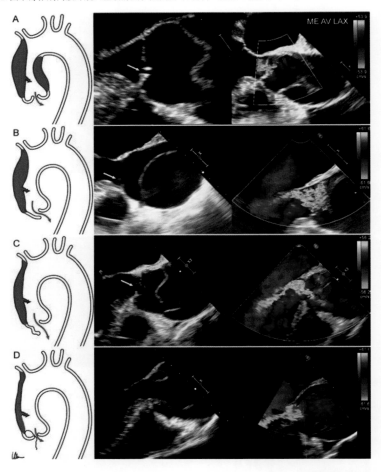

夹层修复术后 TEE 检查

● 主动脉夹层修复术后 TEE 的作用主要是评估主动脉瓣功
  能（自体瓣或人工瓣），以及真腔内的血流情况。

● 近端内膜撕裂已消除。

● 假腔可能形成血栓，或存在多发入口和出口的持续血流。

夹层修复术后 TEE 检查
主动脉瓣功能
AI 严重程度
瓣周漏
左心室功能
主动脉内血流
入口或重复入口

主动脉夹层术式

插管

- 通常情况下，胸骨切开后经静脉插管至右心房是较为安全的方式。罕见情况下，若动脉瘤较大，可能需要在胸骨切开前行股–股心肺转流（CPB）。
- 动脉插管对脑保护很关键，可能需要使用外周或中心动脉。
- 在真腔内行股动脉插管对降主动脉逆行灌注，弓部血管顺行灌注。
- 行锁骨下动脉/腋动脉/颈总动脉插管对弓部血管顺行灌注，可提高神经系统预后。A图示食管上段主动脉弓长轴切面腋动脉真腔内的正确插管位置。
- 超声引导升升主动脉真腔内直接插管后停止循环。
- 也可以在左心室心尖插管保证正向灌注后停止循环。外周血管较细时选择这种方法。B图示食管中段长轴切面，彩色多普勒可见左心室心尖插管连续血流。

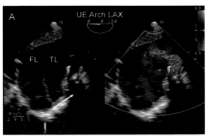

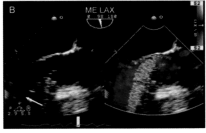

手术修复

- A型夹层手术修复取决于撕裂位置，以及主动脉弓或主动脉瓣是否受累。修复包括使用涤纶移植物从内膜初始撕裂位置替换主动脉。
- 明确主动脉弓是否受累很重要，因为这个部位的内膜撕裂可导致早期动脉瘤形成或破裂。若内膜片为全管腔撕裂，呈圆周形，或者撕裂进入一个或多个分支血管，风险更高。
- 中到重度AI需在术中处理。多数的情况下主动脉瓣可以保留，若无法保留，则进行置换。AI机制前文已讨论。右冠瓣/无冠瓣脱垂是AI最常见的位置。

下图所示术中照片为主动脉夹层合并腔内血栓（图A），使用涤纶移植物进行单纯修复术（图B），复杂半弓修复（图C）。

	单纯修复	中等难度修复	复杂修复
弓	未受累	受累	受累
主动脉瓣	未受累	未受累	受累
修复	从STJ至升主动脉管形移植物	从STJ至半弓管形移植物	主动脉瓣保留根部手术或Bentall＋半弓手术

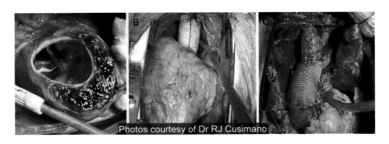

Photos courtesy of Dr RJ Cusimano

10

先天性心脏病

（海艇 译 姜陆洋 校）

先天性心脏病分类

- 先天性心脏病（congenital heart disease，CHD）是一种出生时即存在的因为心脏结构紊乱导致的疾病。
- CHD 可能因为心脏各腔室、瓣膜以及血管间存在正常或异常的解剖关系，从而改变心内的血流。
- CHD 存在多种分类方法。

> CHD 分类
> 发绀型（蓝）或非发绀型
> 单一或复杂变异
> 生理学变异
> 解剖学变异
> 胚胎学变异

非发绀型	发绀型
室间隔缺损（VSD）	完全型大动脉转位（D-TGA）
房间隔缺损（ASD）	完全型肺静脉异位回流（TAPVD）
动脉导管未闭（PDA）	永存动脉干
肺动脉瓣狭窄	法洛四联症（TOF）
主动脉缩窄	三尖瓣闭锁
Ebstein 畸形	单心室

生理性先天性心脏病分类

1. 间隔缺损
   - 房间隔缺损（ASD）
   - 室间隔缺损（VSD）
   - 房室间隔缺损（房室通道缺损）
2. 二尖瓣流入障碍
   - 肺静脉异位引流（完全型异常肺静脉回流，TAPVD；部分型异常肺静脉回流，PAPVD）
   - 三心房
   - 二尖瓣狭窄：瓣膜上狭窄，降落伞样畸形
   - 二尖瓣闭锁
3. 左室流出道（LVOT）疾病
   - 主动脉瓣下、瓣上狭窄
   - 瓣膜狭窄
   - 主动脉窦瘤
4. 主动脉疾病
   - 动脉导管未闭（PDA）
   - 主动脉缩窄，主动脉闭锁
   - 永存动脉干
   - 血管畸形
5. 三尖瓣疾病
   - Ebstein 畸形
   - 三尖瓣闭锁
6. 右室流出道（RVOT）疾病
   - 瓣膜下：法洛四联症（TOF）
   - 瓣膜：狭窄，肺动脉瓣闭锁
7. 房室和瓣膜位置异常
   - 房室连接不一致（矫正型转位）
   - 心室-大动脉不一致（大动脉转位）
   - 心室双入口（单心室）
   - 右心室/左心室双出口

连接正常	连接异常
分流为主	心房和心室关系异常
房间隔缺损	右心室双入口
室间隔缺损	-单心室心脏
动脉导管未闭	心房心室连接不一致
狭窄或梗阻为主	-矫正型大动脉转位
房室连接结构缺失	心室和大血管关系异常
-三尖瓣+二尖瓣闭锁	法洛四联症
心室-大动脉连接结构缺失	永存动脉干
-肺动脉瓣+主动脉瓣闭锁	右/左心室双出口
大动脉梗阻	心室-大动脉连接不一致
-主动脉缩窄	-大血管转位
静脉回流梗阻	
-完全性肺静脉异位引流	
瓣膜位置异常	
Ebstein 畸形	

先天性心脏病 TEE 适应证

先天性心脏病外科手术
- 即便是最复杂的病变，精细的外科技术也可以提高 CHD 患者的生存率，可以使 85% 的患儿生存至成年。因此，成人先天性心脏病（adult congenital heart disease，ACHD）或称长大成人的具有先天性畸形心脏（grown-up congenital hearts，GUCH）的患者数量都在持续增长。
- CHD 修复方式分为三种：完全矫正，部分矫正，姑息手术。
- 外科矫正手术的目的是为了在解剖学上建立正常的血流通道。
- 只有当心室功能和期望寿命恢复正常，且不需要进一步治疗时才能认为是完全矫正。只有少数的几种 CHD（ASD，VSD，PDA）可以在儿童时期进行完全矫正。
- 姑息手术虽然不能矫正病变，但是能使病理改变导致的问题最小化。大多数 ACHD 患者接受过姑息而不是矫正手术，仍然因 CHD 存在发病及致死的风险。

ACHD 的 TEE 图像
- 全面的 TEE 检查可以通过几种方法来获得 CHD 患者心脏解剖学、功能性及血流动力学信息。
- 这些方法都要用到 TEE 标准切面及附加的非标准切面。

切面法
- 此方法基于 ASE 推荐的 28 个标准切面（任意顺序均可）。
- 要评估每个切面存在的病理改变，并整合所有切面中获得的信息从而做出全面的评估。

结构法
- 主要是通过互补的切面图像详细检查目标病变结构。
- 此种检查方法在时间紧迫时可能比较实用。

顺序-节段法
- 此种方法有序地检查心脏主要的三个节段（心房、心室和大动脉）以及它们之间的连接关系（节段之间的连接或对位关系）来明确解剖关系。
- 在这种情况下，需要明确血流在心脏中的流通路线。节段法通常是开始于确定血流流入肺动脉下的结构。

儿童先天性心脏病 TEE 适应证

用于诊断
- 怀疑 CHD，TTE 不能明确诊断
- 明确 PFO ＋分流方向（生理盐水激发造影试验）
  - 寻找脑卒中的病因
  - 在经静脉植入起搏器前明确右向左分流
- 评估 Fontan、Senning 或 Mustard 术后的可疑之处
- 主动脉夹层
- 评估赘生物或可疑脓肿
- 心脏复律前明确有无心内血栓形成
- 评估术后患者（正中开胸手术或声窗条件差）的心包积液或心脏功能
- 评估人工瓣膜功能

围术期适应证
- 紧临手术前明确心脏解剖结构及功能
- 术后评价手术效果及功能

TEE 指导下介入手术
- 指导放置 ASD 或 VSD 封堵装置
- 指导进行房间隔穿刺及球囊扩张
- 瓣膜穿孔或瓣环扩张时确定导管尖端位置
- 指导射频消融手术
- 明确微创或腔镜下心脏手术效果

来源：Ayres N，et al. J Am Soc Echocardiogr 2005；18：91-8

分段方法

分段法概述
- 对 ACHD 患者进行超声心动检查时，考验检查者对（1）变异的解剖结构、（2）代偿性改变、（3）相关损伤及（4）外科矫正方法的理解及整合能力。
- 分段法有 4 个标准化和系统化的步骤，它不依赖于胚胎学，但是需要有明确的专业术语来进行有效的沟通交流。

分段法 4 步骤
1. 判断心脏的方向（部位）
由和形态学的右心房的位置决定其他房室的序列
- 部位（排列序列）：正位（正常，左心房右侧），反向（镜像，左心房左侧），不明确（右或左）
- 腹部器官：正位（正常），反向（镜像），内脏异位（多种）

2. 判断心脏位置
- 根据其在胸腔中的位置（右 / 中 / 左位）
- 根据心尖的方位（右 / 中 / 左位）

3. 确定三个节段
每个心脏腔室所特有的形态特征可以帮助我们明确右 / 左心，不管其连接的是体循环还是肺循环。
- 心房节段：根据右 / 左心耳形态来区分
- 心室节段：区分方法见下文
- 动脉节段：肺动脉分为左、右肺动脉；主动脉发出冠状动脉开口及头臂干血管。

右心房形态		左心房形态	
右心耳呈宽颈三角形 右心耳内广泛分布梳状肌 存在终峰（界峰） 可见下腔静脉瓣和冠状窦瓣		左心耳呈细颈钩状 除了心耳部分左心房其他内壁平坦 没有终峰	
	右心室	**左心室**	
房室瓣	三个瓣叶	两个瓣叶（除非瓣叶劈裂）	
腱索连接	连向间隔	不连向间隔	
瓣环位置	靠近心尖	靠近基底	
心尖	粗大的肌小梁	少有粗大的小梁	
调节束	存在	无	
漏斗部	存在	无	
单从心室大小，形态和室壁厚度等特征不能区别左、右心室 如果肌小梁粗大，无室间隔（单心室），则在形态学上无法区分 三尖瓣总是连接右心室；二尖瓣总是连接左心室			

4. 明确各个节段之间的连接
连接是指两个结构间的解剖（生理）关系，而通道是指血流方向。
房室连接
- 一致：右心房连接右心室，左心房连接左心室
- 不一致：右心房连接左心室，左心房连接右心室
- 不明确：异构
- 双入口（单心室）是房室瓣都在一个心室，有三种连接可能：无右心室（多为 LV），无左心室（多为 RV），不明确
- 房室瓣形态：骑跨，重叠，狭窄，反流，发育不良，闭锁

心室-动脉连接
两个动脉干：
- 一致：右心室连接肺动脉，左心室连接主动脉
- 不一致：右心室连接主动脉，左心室连接肺动脉
瓣膜形态：主动脉瓣总是附着于主动脉，肺动脉瓣总是附着于肺动脉
- 双出口：两个大血管均由一个心室发出：1 个动脉干 + > 1/2 连接于同一心室的其他动脉干。

单动脉干：
- 单出口：永存动脉干 I ~ IV 型
- 流出道：肌型（RVOT），纤维型（LVOT）

分段方法

先天性心脏病节段法

1. 确定心脏方向性（位置）
基于形态学右心房的位置

心房正位
RA 在 LA 右侧

心房反位
RA 在 LA 左侧

心房不定位
正位反位不定 / 异构体腹腔脏器位置

正常单一器官镜像成对出现正位反位

右	左
右支气管（×2）	左支气管（×2）
右心房（×2）	左心房（×2）
脾缺失	多脾

根据腹部非成对器官位置定位
不定主要的非成对器官位置

正位

异位

内脏异位

2. 确定心脏位置

心脏位置
基于胸腔内位置

右移位　　中位　　左移位

心脏方向
基底到心尖的轴向

右位心　　中位心　　左位心

3. 确定 3 个节段

心房节段

右	左
● 三角形 RAA	● 狭窄的 LAA
● 宽基底 RAA	● 钩状 LAA
● 终嵴	● 无终嵴
● 梳状肌调节束	
● SVC/IVC	

心室节段

TV/RV
● 心尖 SLTV*
● SLTV* 腱索连接 IVS
● 粗糙的肌小梁
● 室上嵴

MV/LV
● 纤维连续
● 无腱索连接 IVS

* 三尖瓣隔叶

动脉节段

肺动脉干
● 二分为右肺动脉
　和左肺动脉

主动脉
● 冠状动脉
● 头臂分支

4. 明确连接

静脉-心房
● IVC/SVC
● 肺静脉

心房-心室

协调
● RA-RV
● LA-LV

不协调
● RA-LV
● LA-RV

镜像　　　镜像

心室-动脉

不协调
● RV-AortaRV-PA
● LV-PA

协调
● LV-Aorta

心室双入口
两个房室瓣连接到一个支配心室

RV 为主，LV 缺如

不确定

LV 为主，RV 缺如

心室双出口
两个大动脉发自于一个主要心室

房间隔

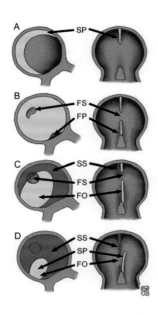

房间隔（IAS）的胚胎发育

A. 房间隔的形成始于原发房间隔（SP）自心房顶壁向心内膜垫生长。在心内膜垫上方留有一空间，即原发孔（FP）。

B. 在原发隔上方出现小孔，形成继发孔（FS）。继发孔的出现导致原发房间隔部分重吸收。

C. 继发房间隔由心室顶壁开始生长，覆盖继发孔和原发孔。但却留出一个空缺，即卵圆孔（FO）。卵圆孔由原发隔覆盖。

D. 隔膜上部消失，下部成为卵圆孔的瓣膜。

房间隔的正常变异

（A）脂肪瘤样肥厚是指膜状卵圆窝很薄，房间隔周围组织被脂肪浸润，这种变异是良性的。

（B）房间隔动脉瘤（箭头所指）是指房间隔搏动远离房间隔平面大于 10 mm 或者在食管中段双腔静脉切面时使用 M 超测定活动范围 > 15 mm。房间隔过度活动与卵圆孔未闭有关且增加卒中的风险。此患者还可见明显的欧式瓣（下腔静脉瓣）。

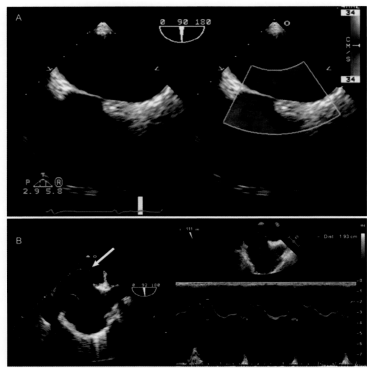

房间隔 TEE

显示房间隔的 TEE 标准切面包括：（A ～ C）ME 4C，（D）ME RVOT，（E）ME 双腔静脉和（F）ME 右上肺静脉（RUPV）切面（见第 19 页）。在 ME 4C 切面，因为房间隔与超声束方向平行，所以导致房间隔变薄甚至出现因为超声脱落伪像而导致缺失。前进或者后退探头会使图像中显示房间隔（A）上部邻近主动脉瓣；（B）中部邻近二尖瓣；（C）下部邻近三尖瓣。ME RVOT 切面（D）60° 时可见房间隔，主动脉瓣位于图像正中。ME 双腔静脉切面（E）是显示房间隔的最佳切面，此时房间隔组织与超声束垂直并使卵圆窝位于图像正中。可以在此切面使用频谱多普勒评估穿过房间隔的血流。通过增加角度并且向右旋转探头获得的改良切面（F）可以更好地显示上腔静脉和下腔静脉区域以及右上肺静脉（RUPV）流入左心房的流通道。

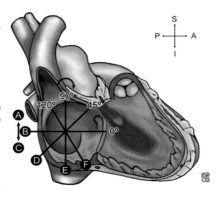

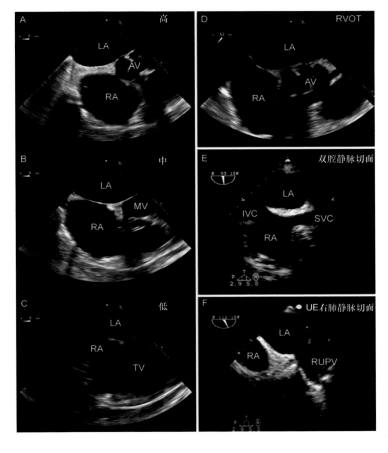

225

房间隔缺损

房间隔缺损（ASD）
- 真正的 ASD 应该是房间隔组织存在缺损。并不是所有的心房内分流都存在房间隔组织缺损，因此这些不能归类为 ASD。
- 真 ASD 可以涉及房间隔不同部位的缺损。
- 同时可能有其他发现。

2D 成像
- 2D 切面（食管中段四腔心，右室流出道，双腔静脉，右上肺静脉）。
- 类型，位置，缺损大小。
- 容量超负荷与缺损大小成正比，导致右心扩大：
  - 由于血容量增加导致 RA、PA 扩张。
  - RV 扩大伴 IVS 反常运动和偏扣，如果 PAP 增高，导致右心室肥厚。
- 合并病变：原发孔型（MV 瓣叶裂），继发孔型（MV 脱垂），静脉窦型（PAPVD）。
- 生理盐水激发造影（微气泡）试验用于诊断分流敏感性好。
- 房间隔动脉瘤可能存在分流。
- 卵圆孔未闭存在于 25% 的患者中，一些患者只有在做 Valsalva 动作后，出现右向左的分流。
- 可使用封堵器封堵 PFO 和缺损在 38 mm 之内及周围有组织环绕的继发孔型 ASD。

多普勒
- 彩色：层流 *vs.* 湍流，± 下调 Nyquist 极限 < 30 cm/s。
  - 分流方向（通常左向右，右向左，双向）。
- PW 可见 IAS 缺损处有持续血流（见第 228 页）。
- 通常可见三尖瓣反流（TR）（三尖瓣环扩张）。
  - 评估右心室突缩压（RVSP）（肺动脉高压）。
- 如果肺动脉扩张，导致肺动脉瓣关闭不全（PI），由于血流量增加，可导致肺动脉内呈湍流。
- 如果 MV 瓣叶裂，会出现 MR。
- 确定所有四根肺静脉回流入左心房。
- Qp/Qs 分流系数通过测量不同部位的每搏量计算（见第 61 页）。
  - ASD：Qp 是肺动脉/Qs 是主动脉或二尖瓣。
  - 分流 > 1.5：1，会出现血流动力学显著改变。

心房内分流	
房间隔组织缺损	发病率（%）
继发孔型 ASD	70
原发孔型 ASD	20
无房间隔组织缺损	
静脉窦型缺损	5
冠状静脉窦型缺损	稀少
卵圆孔未闭（PFO）	20 ～ 25

卵圆孔未闭（PFO）
- 房间隔原发隔和继发隔之间有微小的片状悬垂摆动样开口，其实没有组织缺失，不是真存在 ASD。
- 于 ME 双腔静脉或 AV SAX 图像中在 IAS 上寻找小的缝隙（摆动的片）。
- 用彩色多普勒确认（如图所示）。
  - 右向左分流，且没有组织缺损称为 PFO。
  - 左向右分流，由于心房压力过高导致房间隔出现缝隙称为"牵拉型 PFO"。
- 生理盐水激发造影（SC）试验（见第 228 页）。
- PFO 发生率：
  - 尸解 25%
  - TEE 彩色多普勒检查时增加 5% ～ 10%
  - 静息状态下 SC 增加 5%
  - 咳嗽，Valsalva 动作下 SC 增加 25%
- 在患者存在以下情况时应明确是否存在 PFO：
  - 需要明确栓子来源的脑卒中
  - 难以纠正的低氧血症
  - VADs（避免低氧血症）
- 在非打开心脏的手术中偶然发现 PFO 时，它的治疗方案仍然存在争议。
- 可以使用经皮封堵装置封闭 PFO。

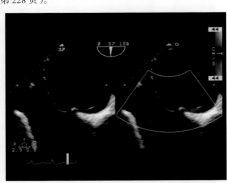

ASD 时需要告知外科医生以下内容	

CPB 前
● 缺损类型
● 单一或多发缺损
● 缺损的位置及大小
● 确认四根肺静脉
● 右心室大小及功能
● 右心房直径及肺动脉宽度
● 三尖瓣反流时测定右心室收缩压
● 分流分数（Qp/Qs）
● 生理盐水激发造影（微气泡）试验
● 相关的其他结构异常
   – MV 脱垂
   – 房室瓣裂（反流）
   – 静脉窦型 ASD 是否合并部分肺静脉异位
     引流（PAPVD）
	CPB 后
	● 修复后是否存在持续性分流
	● 右心室功能
	● 三尖瓣反流时测定右心室收缩压
	
	原发孔 ASD 修复术
	● 房室瓣反流情况
	
	静脉窦型房缺补
	● 上腔静脉开放情况
	● 右上肺静脉汇入左心房
	● 修复后是否存在持续性分流

来源：Silvestry FE，et al. J Am Soc Echocardiogr 2015；28：910-58

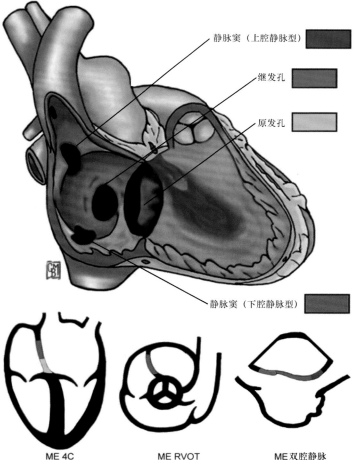

静脉窦（上腔静脉型）

继发孔

原发孔

静脉窦（下腔静脉型）

ME 4C   ME RVOT   ME 双腔静脉

继发孔型 ASD

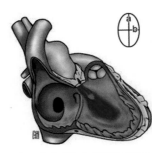

继发孔型 ASD
- 最常见的 ASD 类型（80%）。
- 在卵圆窝内部（房间隔中央）。
- 周围被组织包绕，原发隔组织缺损导致。
- 缺损为圆形或椭圆形。
  - （a）长轴（双腔静脉切面）
  - （b）短轴（右室流出道切面）
- 可能是孤立的先天性心脏病或复杂先心的一部分。
- 合并二尖瓣脱垂（30%），右肺静脉部分肺静脉异位引流（稀少）。

- 食管中段四腔心，主动脉瓣短轴，右室流出道，双腔静脉切面。
- 房间隔缺口（测量椭圆形大小）。
- 彩色多普勒（Nyquist：50 ～ 70 cm/s）：
  - 层流（缺损大，非限制性）
  - 湍流（缺损小，限制性）
- 脉冲多普勒（PW）
  - 流速低 < 1.5 m/s
  - 峰流速与缺损大小呈反比
  - 血流方向，双相
    ◇ 在收缩中期和舒张期为左向右。
    ◇ 正压通气下，收缩早期血液倒流（箭头）可能会加重右向左分流。

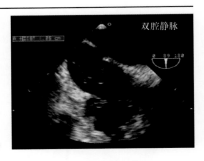

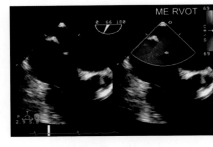

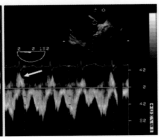

生理盐水激发微气泡造影试验
生理盐水激发造影试验能帮助发现心内分流。经典方法为：使用 2 个注射器通过三通输液器使 1 ml 空气与 5 ～ 9 ml 生理盐水、丙泊酚或血液混合均匀，然后快速通过外周静脉通路注入。在静息状态下，右心房压力通常低于左心房压力，所以气泡只能在右心房中出现。在检查是否存在分流时，可以通过让自主呼吸的患者咳嗽或者对机械通气患者进行 Valsalva 手法通气，使右心房压力升高。

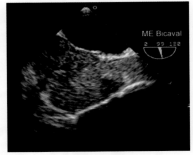

- 阳性结果：5 个心动周期内在左心房内发现微气泡影。这说明出现了右向左分流。当存在肺动静脉畸形时可能出现假阳性结果。
- 阴性结果：没有微气泡通过房间隔。
- 但是如果存在左向右分流时，无造影剂的血会出现在充满造影剂的右心房内，从而证明存在分流。

ASD 封堵术

封堵装置

经皮自静脉血管输送伞状装置至横跨房间隔进行房缺封堵是目前最常用的继发孔型 ASD 或较大 PFO 的封堵方法。封堵器的适应证为缺损直径 < 40 mm，并且周围至少存在 > 5 mm 房间隔组织来保证装置的稳定性及避免一些并发症的发生。使用 TEE 可以确定周围组织边缘直径。TEE 可以指导装置输送，但是需要对患者进行全身麻醉。多发房间隔缺损可能需要使用额外的封堵装置。封堵术后需要评估封堵器的稳定性及残余分流。可能存在微小残余分流，但是当装置血管内皮化后常常可以解决。

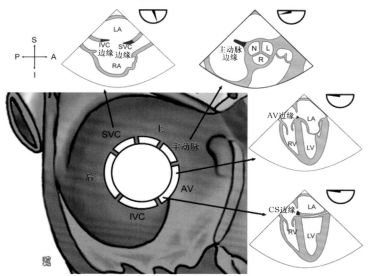

切面	结构	房间隔边缘
食管中段四腔心（0°）	三尖瓣，二尖瓣	前-下部
食管中段四腔心（0°）低位	冠状静脉窦	下部
食管中段右室流出道（45°）	主动脉，主动脉瓣	前-上部
食管中段双腔静脉切面	上腔静脉，下腔静脉	后-上/下

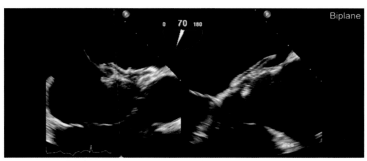

适合封堵的 ASD	封堵术并发症
缺损直径 ≤ 40 mm	血凝块，血栓
组织边缘 ≥ 5 mm	装置不稳定
肺动脉压力 ≤ 2/3 体循环压	侵蚀周围组织（主动脉-左心房瘘管）
肺血管阻力可逆，或者 ≤ 2/3 体循环阻力	残余分流

原发孔型 ASD

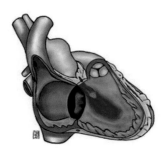

原发孔型 ASD
- ASD 第二常见类型（20%）
- 位于房间隔靠下的位置，包含房室隔膜
- 房室瓣在同一平面
- 属于心内膜垫缺损，也称为房室通道缺损（见第 231 页）
- 并存缺损：
  - 房室瓣异常（二尖瓣裂隙）
  - 主动脉下狭窄
  - 双孔二尖瓣
  - 主动脉缩窄
  - 动脉导管末闭，法洛四联症

2D 成像（食管中段四腔心切面）
- 房室瓣上方房间隔缺失
- 两个房室瓣（二尖瓣，三尖瓣）在同一平面
- 在有和无彩色血流的情况下测量最大间隙
- 右心房、右心室、肺动脉扩张

彩色多普勒
- 彩色湍流（受限）或平流（不受限）血流
  - 通常左向右分流，可能右向左或双向分流
- 房室瓣反流：体循环（MV → MR），肺循环（TV → TR）

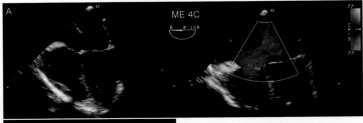

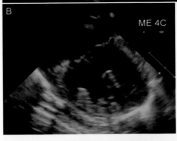

（A）食管中段四腔心切面彩色多普勒提示在房室瓣上方存在房间隔缺损，两个房室瓣在同一水平插入房间隔。Nyquist 极限很高（77 cm/s）但仍显示为蓝色层流，提示大的非限制的原发孔型房间隔缺损。没有合并室间隔缺损。

（B）食管中段四腔心提示存在完全性房室通道缺损包括原发孔型房间隔缺损和室间隔缺损。存在一个共同桥接房室瓣（见第 231 页）。

原发孔型 ASD 需要告知外科医生以下内容	
CPB 前	**CPB 后**
• 房缺的类型，是否合并室缺	• 修复后持续分流
• 单一或者多发：位置及大小	• 右心室功能
• 多普勒：血流方向	• 右心室收缩压
• 右心室大小和功能	• 残余房室瓣反流 / 狭窄
• 右心房大小，肺动脉直径	• 左室流出道梗阻
• 三尖瓣反流时测右心室收缩压	
• 房室瓣：类型及功能	
• 隔部腱索：左室流出道梗阻	
• 二尖瓣反流	
• 相关缺损	

房室间隔缺损

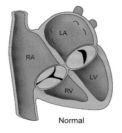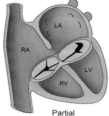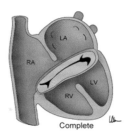

房室间隔缺损（AVSD）

- AVSD 也被称为"共同房室通道"或心内膜垫缺损
- 这种病理类型同时包含房间隔缺损、室间隔缺损和房室瓣缺损：
  - 完全型：单瓣环，共同房室瓣，原发孔型 ASD，室间隔流入道缺损
  - 中间型：单瓣环，有两组房室瓣口，原发孔型 ASD，室间隔流入道缺损
  - 部分型：两个瓣环，左侧房室瓣裂隙，原发孔型 ASD
- 合并异常：法洛四联症，右心室双出口，完全的部分型肺静脉异位引流，肺动脉瓣闭锁

共同房室瓣

- 存在共同房室瓣瓣环，有两组房室瓣口。但是在二尖瓣前叶和三尖瓣隔叶的位置被两组异常桥接瓣叶（前和下）覆盖瓣口。
- 裂缝是右（三尖瓣）和左（二尖瓣）房室瓣附着于间隔的前和下桥接瓣叶中间的对合线。
- 瓣叶腱索可能直接连接在室间隔上。在食管中段五腔心和主动脉瓣长轴切面可以看到这些腱索。使用彩色多普勒可以在左室流出道看到湍流。

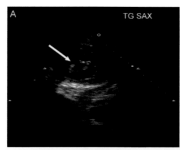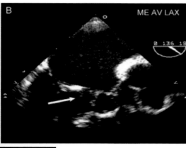

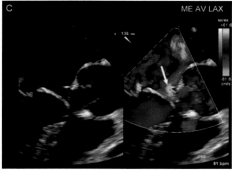

部分型房室隔缺损图例。（A）经胃底左室短轴基底段切面提示左侧房室瓣存在一个裂缝样缺口（箭头）。（B）食管中段主动脉瓣长轴切面提示异常腱索附着于室间隔。（C）食管中段主动脉瓣长轴切面提示提示异常腱索附着于室间隔，左侧房室瓣瓣叶裂。彩色血流多普勒提示从裂隙处发出偏心性反流束（箭头）以及瓣叶对合缘的另一束反流束。

静脉窦型 ASD

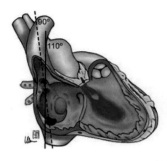

静脉窦型 ASD
- 因为没有房间隔组织缺损，所以不是真正的 ASD（8%）。
- 缺损位于上、下静脉和右肺静脉之间的静脉窦间隔。
- 此病理类型可以存在正常的右肺静脉−左心房连接，但是也存在异常的通向右心房的通道，也称为部分型肺静脉异位引流（PAPVD）。
  - 上腔静脉型缺损：右上肺静脉（RUPV），右下肺静脉（RLPV）
  - 下腔静脉型缺损：右下肺静脉（RLPV）

改良双腔静脉切面（109°）提示存在腔静脉不连续。（A）在左心房、上腔静脉和右心房之间存在上腔静脉型 ASD，还显示出了右肺动脉。（B）进一步朝向肝进推头可以显示出下腔静脉型 ASD。测量缺损大小（箭头）。彩色多普勒均显示非限制性的左向右分流，为层流蓝色血流。

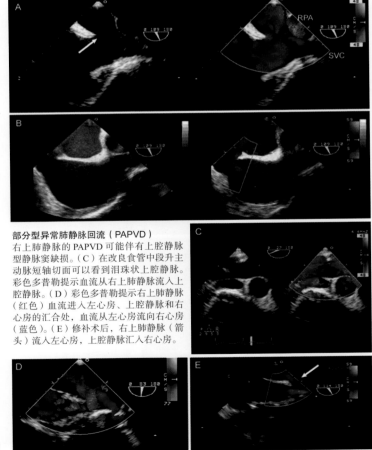

部分型异常肺静脉回流（PAPVD）
右上肺静脉的 PAPVD 可能伴有上腔静脉型静脉窦缺损。（C）在改良食管中段升主动脉短轴切面可以看到泪珠状上腔静脉。彩色多普勒提示血流从右上肺静脉流入上腔静脉。（D）彩色多普勒提示右上肺静脉（红色）血流进入左心房、上腔静脉和右心房的汇合处，血流从左心房流向右心房（蓝色）。（E）修补术后，右上肺静脉（箭头）流入左心房，上腔静脉汇入右心房。

冠状静脉窦型缺损

冠状静脉窦型缺损

- 因为房间隔常常是完整的，所以并不是真正的 ASD。
- 缺损位置在冠状静脉窦壁和左心房之间，命名为无顶冠状静脉窦。
- 无顶冠状静脉窦有四个亚型。
- 血流直接从冠状静脉窦进入左心房。
- 可能存在血流从左心房经过冠状静脉窦进入右心房（房间分流）。
- 最罕见的心房分流缺损类型（2%）。
- 伴发心内畸形：
  - 永存左上腔（PLSVC）
  - 继发孔型房缺

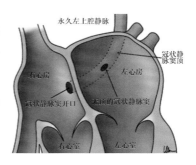

冠状静脉窦型缺损是一种少见的冠状静脉窦与左心房形成通道，存在四种亚型。卵圆窝可能是完整的，或者同时存在继发孔型 ASD。常常合并有永久左上腔静脉回流至冠状静脉窦，导致其扩张（见第 262 页）。

用 TEE 检查冠状静脉窦缺损是比较困难的，常常需要使用改良切面去获得图像。（A）改良三尖瓣切面提示在房间隔下后部分存在冠状静脉窦缺损（箭头所示）。彩色多普勒（Nyquist 19.3 cm/s）显示血流从冠状静脉窦流入左心房和右心房。（B）与正常的改良三尖瓣切面作比较来更好地学习这些病理改变。（C，D）食管中段两腔心切面提示扩张的冠状静脉窦（箭头）存在一个较大的缺损，彩色多普勒提示未氧合血直接流入左心房与氧合血混合。

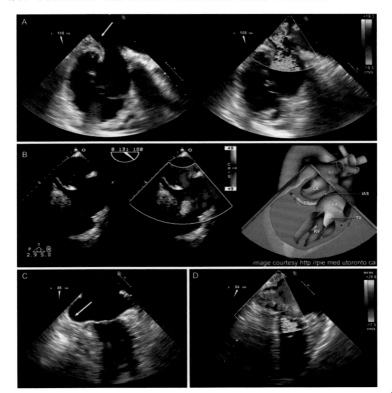

室间隔缺损（VSD）

类型
室间隔组织缺损形成了 VSD。VSD 有多种分类和命名方法，这些分类方法经常会有重叠。VSD 可能是独立的或者是复杂先心病的一部分。

- 膜周型（70%，圆锥型，嵴下型）：位于主动脉瓣下方，三尖瓣隔瓣外侧，常单发且较小。
- 肌部型（20%）：可位于室间隔肌部的任何位置，心肌包绕，多发，缺损大小不定。
- 流入道型（5%，房室通道）：位于室间隔膜部后方，在三尖瓣和二尖瓣之间，合并原发孔型 ASD，房室瓣异常或完全型心内膜垫缺损（CAVC）。
- 流出道型（5%，嵴上，动脉下，漏斗部，动脉圆锥，肺动脉下，双出口）：位于 RVOT，界嵴上，室间隔膜部前，主动脉和肺动脉瓣下，单发。

2D 成像
- 2D 切面（见下文），在室间隔成像上 TTE 优于 TEE。
- 类型，位置，大小。
- 容量超负荷，左侧结构（左心房，左心室）和肺动脉扩张：
  - 左心室大小和功能（见下文）
  - 肺动脉扩张 ± 肺动脉高压
- 因为收缩期大部分血流都流入右室流出道和肺动脉，所以右心室轻度扩张。
  - 如果肺动脉压（PAP）增高或室缺较大压力超负荷，会导致右心室肥厚（RVH）。
- 可能发现室间隔动脉瘤，表现为"风向袋"样改变（见第 237 页）。
- 伴发畸形：PDA（6%），主动脉缩窄（5% ～ 10%）。

多普勒
- 彩色多普勒有助于明确分流位置。
- CW 测量两室之间收缩峰压差，可区分限制／无限制（见下文）以及分流方向（左向右，右向左或双向分流）。
- 通过室间隔缺损流速／压力和体循环收缩压（SBP）评估右心室收缩压（RVSP），或者通过三尖瓣反流束。

  RVSP = SBP －室间隔缺损两侧压力差

  RVSP = 4（三尖瓣反流束速度）^{2} + RAP
- 分流分数 Qp/Qs（见第 61 页）

手术适应证
- 有症状
- 药物不能控制的心力衰竭
- 左心室容量过负荷
- 左心室功能减低
- Qp/Qs ≥ 2
- 感染性心内膜炎
- VSD 合并主动脉瓣关闭不全
- VSD 合并其他伴发畸形

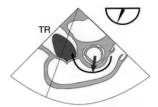

ME RV 流入-流出道切面

VSD	峰压（mmHg）	左心房或左心室扩张	肺动脉压力
限制	75	无	正常
中度限制	25 ～ 75	+	+
无限制	< 25	++	++

VSD 类型	2D 成像／最佳	多普勒
肌部	2D 成像困难，在食管中段四腔心，左室长轴，经胃底左室短轴切面使用 CDFI	彩色，L 向 R 分流时右心室侧出现湍流
流入道（三尖瓣隔叶后部）	食管中段四腔心时 MV 和 TV 在同一平面	
膜周部（三尖瓣前叶＋隔叶）（主动脉瓣右冠瓣＋无冠瓣）	主动脉瓣下方的左室流出道，扩展到入口，出口，肌小梁；食管中段右室流出道，五腔心，主动脉瓣长轴或短轴切面	频谱连续多普勒（CW）提示收缩期左向右高速血流
流出道（肺动脉瓣下方）	主动脉瓣瓣叶疝出＋主动脉瓣关闭不全（AI）食管中段右室流出道，主动脉瓣长轴切面	

室间隔缺损 TEE

VSD 时需要告知外科医生以下内容	
CPB 前	CPB 后
● 位置（类型），大小，数量	● 残余漏
● 分流方向	● 心室功能（RV，LV）
● 分流分数（Qp：Qs）	● 房室瓣反流
● 跨 VSD 峰值压差	● 主动脉瓣关闭不全
● 相关发现	● 通过三尖瓣反流测右心室收缩压
– 右心室肥厚，左心房扩张，PASP	
● 心室功能（RV，LV）	
● 相关病理变化	
– 复杂先心病	
– 主动脉瓣瓣叶疝出/主动脉瓣关闭不全	
– 主动脉瓣下隔膜	

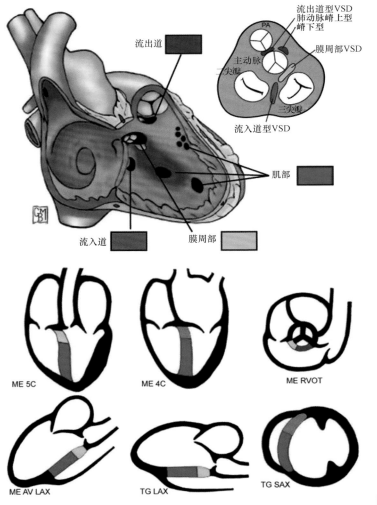

流出道

流出道型VSD
肺动脉嵴上型
嵴下型

PA

主动脉
二尖瓣

膜周部VSD

三尖瓣

流入道型VSD

肌部

流入道   膜周部

ME 5C   ME 4C   ME RVOT

ME AV LAX   TG LAX   TG SAX

室间隔缺损 TEE

膜周型＋流入道 VSD：（A）食管中段四腔心图像：二尖瓣和三尖瓣在同一水平，提示存在心内膜垫缺失。彩色多普勒在食管中段（B）RVOT 和（C）主动脉瓣长轴图像通常显示湍流的血流通过 VSD 由左心室进入右心室后流入 RVOT。（D）经胃短轴切面显示血流位于室间隔后部。

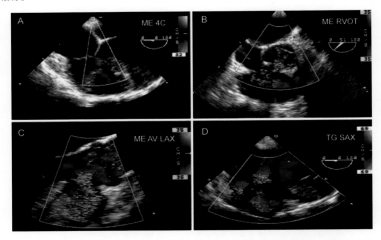

膜周型＋流出道型 VSD：（A）2D 食管中段五腔心（主动脉瓣）显示室间隔有一间隙（箭头）。（B）彩色多普勒通常显示湍流的左向右血流通过 VSD。在食管中段右室流出道切面（C）和主动脉瓣长轴切面（D）使用彩色多普勒显示血流由左心室到右心室在肺动脉瓣下方进入 RVOT。（E，F）食管中段四腔心显示大的肌部室缺。

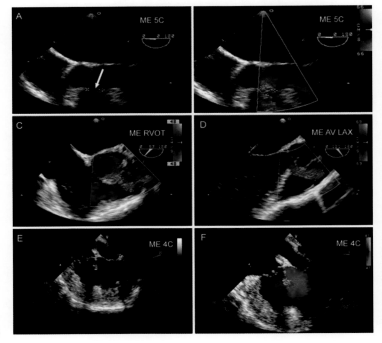

236

室间隔缺损 TEE

（A，B）食管中段四腔心和主动脉瓣长轴图像可见室间隔膜部瘤。即便该患者并无任何发现，但也可能伴随有 VSD。（C）彩色多普勒及无彩色多普勒下显示舒张期主动脉瓣瓣叶经主动脉下 VSD 脱出。

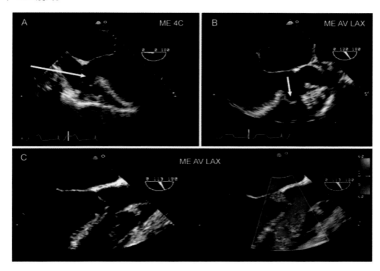

多普勒血流通过 VSD

经胃两腔心切面中超声束和膜周部 VSD 血流基本平行，可用频谱 CW 分析。湍流的血流表明是限制性 VSD，使用 CW 可见收缩期高流速的血流从左心室流到右心室，峰压差达 64 mmHg。在大的非限制 VSD 中，彩色血流为层流，而且频谱多普勒可显示收缩期与舒张期均有血流。

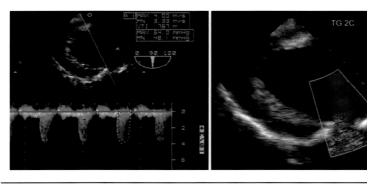

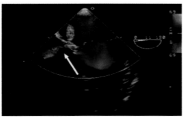

左心室右心房通道（Gerbode 缺损）

- 先天性：房室间隔缺损（AVSD）的罕见变异类型
- 获得性：二尖瓣手术后
- 分流直接从左心室到右心房
- 缺损位于房室间隔上部，在三尖瓣和二尖瓣之间
- 湍流彩色血流（箭头）和 CW 多普勒压力差高
- 有别于膜周型 VSD 血流（左心室到右心室）和三尖瓣反流

237

法洛四联症（TOF）

法洛四联症（TOF）
❶右室流出道梗阻（漏斗形）
❷右心室肥厚
❸主动脉骑跨
❹大的室间隔缺损

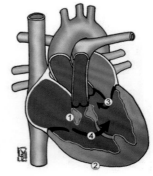

伴发畸形
- 房间隔缺损（＝法洛五联症）（25%）
- 右位主动脉弓（25%）
- 肺动脉瓣闭锁（10%）（见第240页）
- 第二 VSD（唐氏综合征）
- 冠状动脉异常（10%）
- 体循环静脉异常，永存左上腔静脉
- 左室流出道梗阻
- 主动脉瓣巨大（75%）合并关闭不全

手术方式
年龄较小的患儿可能在进行根治性矫正术之前可使用跨瓣环补片和带瓣导管行姑息性分流术。
- 姑息性分流术：Blalock-Taussig，Watterson，Pott's
- 补片修补室间隔缺损
- 跨瓣环补片修补 RVOT/PV，肺动脉瓣（瓣膜切开，置换）

二次手术
患者可能在成年后因肺动脉瓣关闭不全导致右心室扩张及功能不全，右室流出道梗阻（心肌肥厚）或者小的 VSD 补片残余漏而再次手术。

2D 成像
- 主动脉骑跨在室间隔上，开口于两个心室。
  - 根据定义，TOF 患者主动脉骑跨在左心室的比例至少 50%。
- VSD：巨大流出道 / 膜部 VSD，非限制，导致右心室容量过负荷。
- 右心室功能，RVOT 心肌肥厚导致机械性梗阻。
- 肺动脉瓣狭窄（二瓣化，穹顶型），瓣膜大小，如果扩张导致关闭不全。
- 检查主肺动脉大小和分支，可能发育不全。
- 主动脉瓣和主动脉根部粗大，合并关闭不全。
- 可能有 ASD，异常冠状动脉（左前降支跨越右室流出道起源于右冠状动脉）。

多普勒
- 右室流出道梗阻
  - 流速增加，梗阻处出现湍流（瓣膜处，瓣膜下，瓣膜上）
  - 彩色或 PW 多普勒用于定位梗阻水平
  - CW 用于评估峰压（> 80 mmHg）
- 肺动脉瓣狭窄：肺动脉瓣跨瓣峰压和平均压
- 跨 VSD 压差（非限制型的很低），补片残余漏

TOF 时需告知外科医生以下内容	
CPB 前	**CPB 后**
• 未矫正的：VSD，RVOT 梗阻部位，主动脉骑跨，右心室肥厚 矫正的： – 肺动脉瓣（狭窄 / 反流严重程度） – VSD 漏 – 右室流出道梗阻 • RV 大小和功能 – 如果存在肺动脉瓣关闭不全，RVOT 是否呈瘤样改变 • 三尖瓣反流严重程度（功能性），可能需要修补 • 主动脉瓣（关闭不全） • 左心室功能 • 冠状动脉开口 • 肺动脉大小 – 分支狭窄	• VSD 补片残余漏 • 肺动脉瓣功能（人工瓣） – 瓣周漏 – 跨瓣压 • RV 大小和功能 • RVOT 残余梗阻 • 三尖瓣反流严重程度 • 评估右心室收缩压 • 冠状动脉血流 • 左心室整体 / 局部功能

TEE 在法洛四联症中的应用

TEE 在成人 TOF 患者中的应用主要依赖于先前的手术方式。只有 3% 的未矫正的 TOF 患者能够存活至 40 岁。使用不同的 TEE 切面很容易找到 TOF 特征性表现：
❶右室流出道梗阻（漏斗部）
❷主动脉骑跨
❸大的室间隔缺损
❹右心室肥厚
大多数患者会因为自体／人工肺动脉瓣关闭不全造成右心室扩张和功能不全而再次手术。在肺动脉瓣置换术时，因为 TOF 患者可能存在异常的冠状动脉，外科医生会非常注意维持冠状动脉血供。

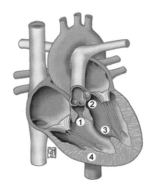

未矫正的 TOF

（A～D）这些是未矫正的成人 TOF 患者 TEE 图像。（A）食管中段四腔心显示因肺动脉瓣狭窄或右室流出道梗阻造成右心室肥厚。右心室游离壁厚度＞ 5 mm，心腔容积变小。右心室整体收缩功能通常是正常的。（B）食管中段右室流出道切面显示 RVOT 因肌小梁肥厚和流出道间隔向前侧头侧偏离而变窄。彩色多普勒显示 RVOT 血流呈湍流。手术需切除一部分肌纤维束使 RVOT 血流通畅。（C）肺动脉瓣可以看到狭窄（如图所示）或者关闭不全。显示肺动脉瓣的最佳切面是 ME RVOT 切面或食管上段主动脉弓短轴切面，后者还可以使用频谱多普勒定量测量。（D）食管中段主动脉瓣长轴切面显示大的非限制 VSD（箭头），而且主动脉骑跨在室间隔上。注意 AV 巨大。需要使用 VSD 补片进行修补。

矫正的 TOF

（E）先前经历过 TOF 矫正术的患者，可以看到 VSD 补片。VSD 补片（箭头）在超声下为高亮且无声影像像。使用彩色多普勒检查残余漏。注意主动脉骑跨情况。

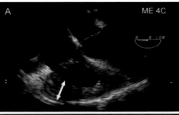

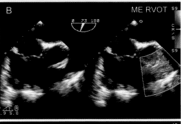

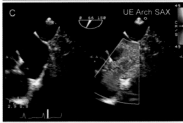

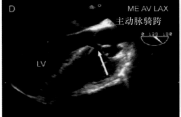

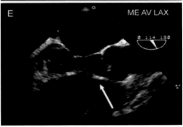

肺动脉瓣闭锁

肺动脉瓣闭锁合并室间隔缺损

这是法洛四联症最严重的一种类型，右心室和肺动脉之间没有连续通道。同时肺动脉血供存在很多变异，导致外科修复难度增加。左右肺动脉血管之间若保持自由交通，则认为它们是"汇流"在一起的。如果左右肺动脉之间连续性中断，则"非汇流"存在。如果右心室和三尖瓣发育成熟，则可行 Rastelli 术进行矫正（见第 241 页）。

2D 成像

- 主动脉骑跨，室间隔缺损
- 食管中段主动脉瓣长轴切面可见右心室肥厚
- 室间隔缺损：主动脉下／膜周部的大 VSD，非限制性
- 无肺动脉瓣
- 主动脉瓣及主动脉根部粗大
- 检查主肺动脉直径及分支，有无发育不良
- 可能并发房间隔缺损，异常冠状动脉（前降支起源于右冠状动脉绕过 RVOT）

彩色／频谱多普勒

- 跨 VSD 的压力差小（非限制型），如果之前进行过外科修补则可能存在补片周围漏
- 主动脉瓣关闭不全

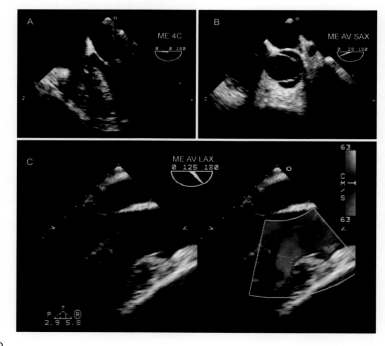

① PV Atretic
② small thick RV
③ ASD
④ PDA
⑤ VSD

（A）食管中段四腔心切面显示较大室缺。（B）在食管中段主动脉瓣短轴切面无 RVOT 及肺动脉瓣。（C）食管中段主动脉瓣长轴切面使用彩色多普勒对比发现主动脉骑跨，血流显示为层流，穿过非限制性 VSD 流向主动脉。

Rastelli 术式

Rastelli 术式是通过带瓣血管连接右心室和主肺动脉的一种术式。适应证为：
- 完全型大动脉转位（d-TGA）
- 主动脉骑跨（TOF）
- 右心室双出口及 VSD
- 右室流出道梗阻：肺动脉瓣闭锁，肺动脉瓣狭窄，肺动脉瓣下狭窄

总体来说就是重建右心室到肺动脉，左心室到主动脉的通道，同时修复可能存在的 VSD 及 ASD。患者可能会因为术后瓣膜狭窄或者反流而再次行带瓣血管置换。

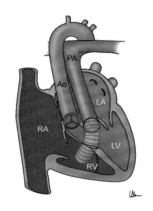

（A）食管上段切面为人工血管显示的最佳切面，或者（B）因为人工血管开口于右心室前壁，所以经胃底切面更容易显示。两个切面中血流方向与超声方向线性关系良好，均可以使用频谱多普勒进行测量。

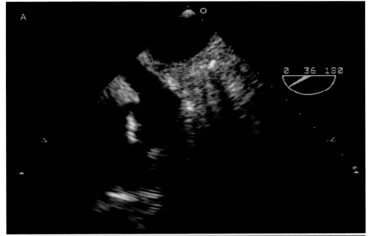

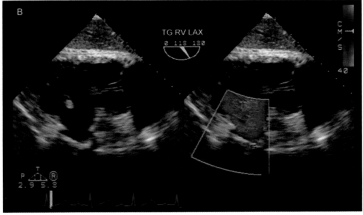

完全型大动脉转位（D-TGA）

完全型大动脉转位（D-TGA）

肺动脉发自于左心室，而位于前面的主动脉（包括冠状动脉）发自右心室。体循环静脉血回流至右心房，然后通过右心室流入主动脉。肺静脉血回流到左心房，通过左心室流入肺动脉。这种改变导致形成两个独立的循环，一个循环是肺到肺的氧合血（红色），另一个是体循环内的静脉非氧合血（蓝色），需要一个房间隔缺损、室间隔缺损或动脉导管未闭才能生存。心房、房室瓣膜和心室位置都正常。

正常	d-TGA
大血管互相垂直 1. 主动脉起源于形态学上的左心室，有主动脉瓣及冠状动脉 2. 肺动脉起源于形态学上的右心室，具有肌性动脉圆锥	大血管互相平行 1. 主动脉通过肌性动脉漏斗与形态学上的右心室相连，有主动脉瓣和冠状动脉 2. 肺动脉起源于形态学上的左心室，肺动脉瓣与二尖瓣之间有纤维连接
右心室（+三尖瓣）是肺循环心室 左心室（+二尖瓣）是体循环心室	右心室（+三尖瓣）是体循环心室 左心室（+二尖瓣）是肺循环心室

伴发畸形：
- ASD（直径和生存相关）
- VSD（40%），多种类型，也可能为多发
- 动脉导管未闭
- LVOT/RVOT 梗阻
- 肺动脉瓣或主动脉瓣狭窄
- 房室瓣异常
- 冠状动脉异常
- 主动脉弓异常（缩窄，中断）

2D 成像
- 平行的大血管，"双筒猎枪征"
- 体循环（形态学上的右心室）心室大小和功能
  - 右心室扩张，肥厚
- 肺循环（形态学上的左心室）心室大小和功能
  - 更小，香蕉状，室间隔凸入左心室
- 排除：
  - 由于室间隔凸入 LVOT 导致的 LVOT 梗阻
  - SAM 征
  - 肺动脉瓣（体循环）提前闭合

彩色 / 频谱多普勒
- 房室瓣反流（二尖瓣反流，三尖瓣反流）
- 通过肺循环房室瓣（二尖瓣反流波）估测肺动脉压力
- 挡板漏（Baffle leaks）（见第 245 页）
- 挡板梗阻

完全型大动脉转位（D-TGA）

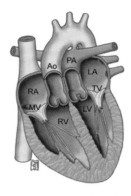

在成人 d-TGA 患者中，TEE 成像主要取决于前一次的手术干预方式。

- 1960 年代，患者可能会接受心房调转术，使用的材料可以是自体房间隔组织（Senning）或者人工合成材料（Mustard）（见第 244 页），因此患者可能会再次手术进行修复。
- 自 20 世纪 90 年代初至今，动脉调转手术（Jatene 术）成为了主要修复方式。该术式把肺动脉和主动脉（带有冠状动脉）交换位置连接在相应的心室壁上。

系统性综合性的多切面 TEE 检查对发现 d-TGA 典型特征非常有帮助。

（A）**食管中段四腔心切面**。体循环心室（+三尖瓣）是形态学上的右心室（调节束）。肺循环心室（+二尖瓣）为形态学上的左心室。这是一个 Mustard 术式（心房内补片血流改道术）手术的患者。补片导致经典的 ME 4C 切面显示不全。

（B）**食管中段 RVOT 切面**。和正常的 RVOT 切面相反，肺动脉瓣在图像中央（图中像两个瓣叶），主动脉瓣在前面。注意两个瓣膜都是短轴，说明它们处于同一平面。

（C）**食管中段主动脉瓣长轴切面**。主动脉弓自前面的心室（右心室）发出，肺动脉（分为两支）自后面的心室（左心室）发出。两个心室位置正常，尽管左心室像肺循环心室一样工作，同时流出道连接图像中央的肺动脉。

（D）**食管上段主动脉弓切面**。主动脉和肺动脉互相平行，被称为"双管征"。在该切面，两条大动脉都为长轴，而不是正常状态下的互相垂直关系，即 PA 为长轴，主动脉为短轴。

（E）**改良的经胃底切面**。该切面是显示心室-动脉关系的最佳切面，左心室连接肺动脉，右心室连接主动脉。注意平行的两条大动脉和正常位置的两个心室。可以和食管中段主动脉瓣长轴切面作比较，两个切面间旋转了 90°。

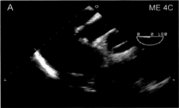

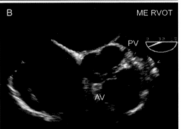

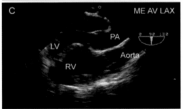

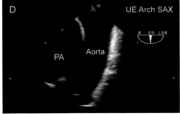

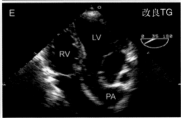

Mustard 术式

Mustard 术式

心房调转（Mustard 或 Senning）术式是用挡板替代房间隔（IAS），使血流转变方向流向相应的心室。房间隔被切除，冠状静脉窦引流入左心房。心包补片被缝合成引流肺静脉血（氧合血）入肺静脉心房，再通过三尖瓣流入右心室，然后经主动脉流出。上腔静脉、下腔静脉及冠状静脉窦均回流入体循环心房，再通过二尖瓣流入左心室，然后经肺动脉流出。

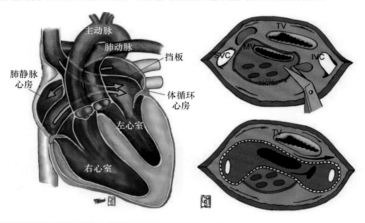

TEE 在 Mustard 术式中的成像

- 从食管中段四腔心开始确定心脏各腔室及功能。
- 流入各腔室的血流都要通过操纵 TEE 探头显示流入心室的血流来追踪确定。
- 体循环心室接收来自左和右肺静脉的血液。
  - 左上肺静脉：常位于静脉血心房的上方（食管中段四腔心）。
  - 右上肺静脉：向右旋转探头来确定其引流至体循环心房。
- 静脉血心室接收来自静脉血心房（下腔和上腔静脉）的血液。
  - 下腔静脉：在食管中段四腔心进一步前进探头至肝静脉水平，下腔静脉汇入静脉血心房。
  - 上腔静脉：在改良的食管中段三尖瓣切面（138°）可以看到，因其汇入静脉血心房，可以看到起搏导线（箭头）经过二尖瓣。

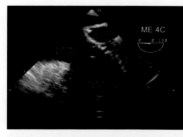 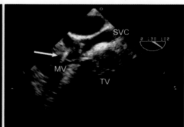

D-TGA 时需要告知外科医生以下内容	
CPB 前	**CPB 后**
● 解剖	● 测量体循环心室（右心室）大小及功能
– 平行的大动脉	● 评估体循环房室瓣（TR）
– 共平面的瓣膜	● 评估挡板相关梗阻情况
– 向心尖移动的三尖瓣	– 彩色多普勒
● ASD，VSD：位置，大小，分流方向	– 频谱多普勒
● 心室大小及功能	– 声学造影剂
● 房室瓣及主动脉瓣功能	● 通过 MR 测肺动脉收缩压
● 冠状动脉情况	● 排除 LVOT 梗阻

Mustard 术式

- 挡板（多个）不在同一切面成像，则需前进后撤探头。
- 挡板血流通常为：
  - 速度（低）
  - 时相性血流
  - 随呼吸变异
- 挡板梗阻时显示高速血流，非时相性且不随呼吸变化。
- 挡板漏常难以诊断，但是可能在彩色血流多普勒下看见血流穿过挡板壁，也能通过盐水气泡造影剂确认。

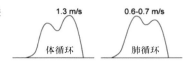

体循环静脉挡板
挡板使体循环静脉血从 SVC 和 IVC 回到肺循环心室（形态学上的左心室），再经 PA 供血至双肺。食管中段 4C 图像可以显示由 SVC 构成体循环静脉挡板的上支。它位于图像中部，如果有起搏器导线或静脉导管可更易于辨认。IVC 构成体循环静脉挡板的下支，成像于胃食管连接处（食管中下段），肝附近。

梗阻部位常发生于上腔静脉和右心房的连接处，从而导致上腔静脉扩张。
彩色多普勒显示血流为连续的且不随呼吸变化的湍流。

- PW 显示为连续（非时相性）血流，如果血流速度 > 1.2 m/s，则需高度怀疑是否存在梗阻，如果 > 1.5 m/s，则更符合梗阻特征。
- 从上肢静脉注射造影剂来显示下腔静脉
  - 无梗阻：造影剂由上充满肺循环心室（上腔静脉），下腔静脉无造影剂显影。
  - 部分梗阻：上腔静脉正常充盈造影剂，同时下腔静脉通过侧支循环逐渐出现造影剂。
  - 完全梗阻：上腔静脉通过侧支循环由下至上充满造影剂。

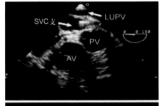

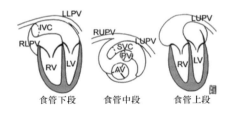

食管下段　　食管中段　　食管上段

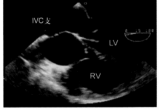

肺循环静脉挡板
挡板将氧合的血从肺静脉引至体循环心室（形态学上的右心室），并供应至主动脉。左上肺静脉成像为其常见位置，在 SVC 挡板后上方（食管中段上部），0°～60°。右肺静脉：右上和右下肺静脉成像于其 0°～30° 的常见位置。

梗阻常发生在挡板中部或者在孤立的肺静脉狭窄处。
- 彩色多普勒：低速湍流不能排除。
- PW/CW：舒张期血流如果 > 1.5 m/s，且非时相性血流，则梗阻可能性大。

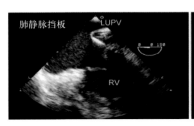

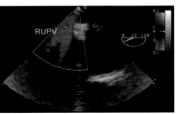

右心室双出口（DORV）

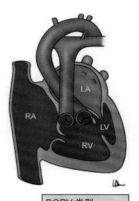

右心室双出口（DORV）

- DORV 为两条大动脉（PA 及 AO）均部分或全部开口于右心室的异常的心室-动脉连接病理疾病。该疾病有很多病理类型，难以分类。
- 目前，常用的分类方法是基于：(1) VSD 位置；(2) 大血管的关系。
- 发现 VSD 和大血管之间的关系有助于描述和确定该病的病理表现。
  - 主动脉瓣下 VSD（最常见，50%）：类似于 TOF 但是 DORV 中主动脉瓣与二尖瓣无纤维连接。室间隔扭曲，术式选择 VSD 补片修补。
  - 肺动脉瓣下 VSD（Taussig-Bing 畸形，20%）类似于 TGA 合并 VSD（＞50% 的肺动脉源于左心室），血液从左心室流入肺动脉，右心室流入主动脉，室间隔扭曲，术式为心房交换术及室缺修补术。
  - 室间隔缺损巨大，邻近主动脉瓣和肺动脉瓣（10%）：无动脉圆锥间隔，术式选用补片修补。
  - 室间隔缺损远离两大动脉开口（10%）：血液在右心室混合，术式可选择 Fontan 手术。
- 大血管：正常（交叉），TGA（平行）
- 伴发畸形：房室瓣异常，ASD，肌部室缺，心室发育不良，冠状动脉异常，右位主动脉弓。

DORV 类型
VSD 位置
主动脉瓣下
肺动脉瓣下
双出口
远端
大血管关系
正常（交叉）
TGA（平行）

深胃底切面显示主动脉瓣下 VSD（箭头）及开口于右心室的两个大血管间的关系（交叉或者平行 -TGA）。可以和左边的示意图（解剖结构已随 TEE 切面垂直翻转）作比较。

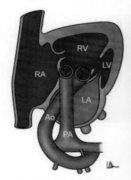
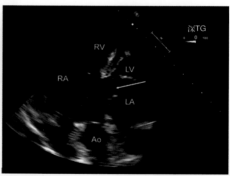

DORV 时需要告知外科医生以下内容	
CPB 前	**CPB 后**
• VSD：位置	• 残余室缺漏
– 大小：和其相关的大血管直径	• 心室功能
– 分流方向，峰压	• 房室瓣反流
• VSD 与大动脉位置关系	• 主动脉瓣反流
– 室间隔顶到主动脉瓣的距离	• 人工血管或挡板
• 大动脉的关系	• 冠状动脉血流
– 正常（交叉），TGA（平行）	
• 心室功能	
• 跨 VSD 的房室瓣	
– 三尖瓣腱索插入左心室	
• 肺动脉瓣下狭窄	
• 其他相关畸形	

单心室畸形

该疾病表现为只有一个单一功能性心室及相应的心房和两个大血管，但是有多种病理类型。只有一个心室的情况比较罕见，相对常见的是另一心室未发育。该功能性心室因容量过负荷外形常为圆形或球形。肺血管阻力和体循环阻力比值决定了相应的血流量。姑息性分流术（ASD，Blalock-Taussig，Glenn）常用来增加肺循环血流量。Fontan 循环是这些患者的最终血液循环方式。

单心室畸形
瓣膜闭锁（MV，TV）
心脏发育不良（HLHS）
双入口心房-心室连接
共同房室通道（不平衡）
单心室异位

2D 成像
- 食管中段切面显示单心室
  - 形态学：不能确定是左心室 / 右心室
  - 心室大小及功能
  - 和房室瓣的关系
  - 和大动脉的关系
- 房室瓣闭锁（MV，TV）
- 心房，房间隔缺损
- 室间隔缺损
- 动脉导管未闭

彩色 / 频谱多普勒
- 瓣膜反流 / 狭窄
- 室间隔缺损：分流方向，压差

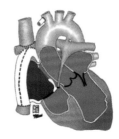

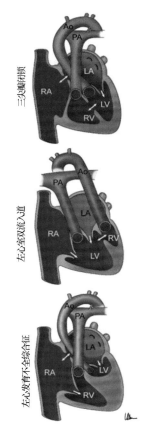

三尖瓣闭锁

左心室双流入道

左心发育不全综合征

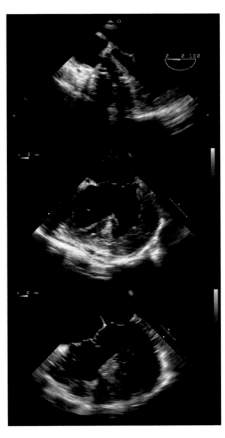

247

Fontan 术式

Fontan 术式是要让静脉血从下腔静脉直接流入肺动脉，通常不需要泵入肺循环的心室，这也是单心室循环的姑息术式。第一期手术包括直接引流上腔静脉血进入肺动脉。

- 经典的 Glenn 术式：上腔静脉连接右肺动脉
- 双向 Glenn 术式：上腔静脉连接在肺动脉分叉处

Fontan 术式存在很多变化

- 早期术式是处理右心房，但会导致右心房扩张，血栓形成及心律失常。
- 新的术式是在心内或心外放置人工血管。
- 很多患者会升级为完全的腔肺动脉循环（TCPC），两个腔静脉均连接在肺动脉上。

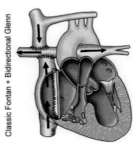

Classic Fontan + Bidirectional Glenn

经典 Fontan 术式
（A）右心房直接连接到主肺动脉的侧壁。
（B）右心房直接连接到主肺动脉的末端。

改良 Fontan 术式
（C）右心房通过心包补片与右心室连接。
（D）右心房通过人工血管（± 带瓣）连接到右心室。
（E）心房内完全腔静脉（IVC + SVC + RA）肺动脉吻合（侧路）。
（F）心脏外人工血管完全腔静脉（IVC + SVC + RA）肺动脉吻合。

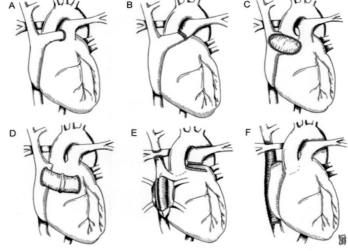

Fontan 术中需要告知外科医生以下内容	
CPB 前	**CPB 后**
• 评估心室大小及功能	• 人工导管位置
• 残余心房漏	• 多普勒评估血流
• 体循环房室瓣反流情况	• 心室功能
• 多普勒评估肺动脉和肺静脉	• 房室瓣功能
• Fontan 循环	
– 人工血管位置	
– 多普勒测血流速度及呼吸变异性	
– 肿物 / 血栓	
– 开窗术	

Fontan 术式 TEE

（A）食管中段切面显示经典的心房肺动脉连接后导致右心房扩张以及心房内血流缓慢形成的自显影。（B）食管中段切面显示心房内侧路连接术式，可见导管穿过扩张的右心房。注意房间隔缺损（箭头）。（C）食管中段四腔心切面显示心脏外人工血管吻合术式，可见正常的右心房。

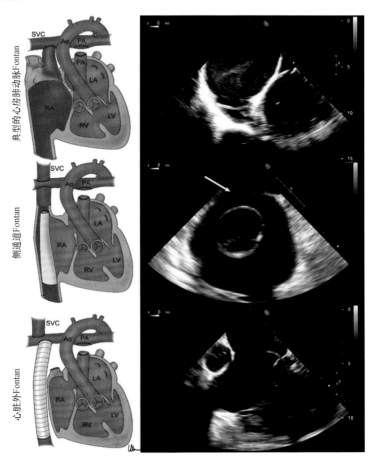

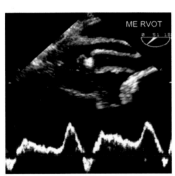

PW 多普勒（右心房内的肺动脉人工血管）
- 低血流速度 ≤ 1 m/s
- 双（或三）时相血流
  - 心房收缩时前向血流
  - 心房舒张早期的逆向血流
  - 低速前向血流
- 呼吸变异性，吸气时血流增加

如果出现以下指标提示心房肺动脉血流梗阻：
- 高速血流 > 1 m/s
- 湍流
- 连续血流
- 无呼吸变异性

249

Ebstein 畸形

Ebstein 畸形
- 三尖瓣及右心室先天畸形，三尖瓣不能正常地分隔右心室。
- 三尖瓣隔叶和后叶逐渐向右心室心尖移位。功能性三尖瓣瓣口相对真正的瓣环更靠前方及心尖。
- 发育不良的三尖瓣瓣叶：
  - 前叶大且畸形
  - 隔叶发育不全
  - 瓣叶像用绳系在右心室上（＞3 个附着点）
- 三尖瓣反流源自右心室功能性三尖瓣口，在真正的瓣环下方，严重程度不一。
- 右心室心房化（扩张），功能性右心室小。
- 右心房扩张

伴发畸形：
- ASD（50%），PFO
- L- 大动脉转位，二尖瓣脱垂

TEE 成像（食管中段四腔心切面）
- 右心房扩大
- 真正的三尖瓣瓣环扩张
- 右心室心房化并扩大＋功能性右心室小
- 三尖瓣前叶大且畸形，被右心室牵拉，可能存在穿孔
- 隔叶发育不良且向心尖位移，距二尖瓣瓣环 > 20 mm 或 ≥ 8 mm/m^2

多普勒
- 彩色：严重三尖瓣反流，源于三尖瓣瓣环下方
- 频谱：测右心室收缩压

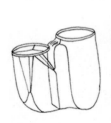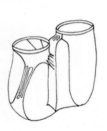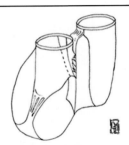

三尖瓣瓣叶功能不良的机制为隔叶向心尖方向进展性移位及前叶被拉长。隔叶被牵拉向右心室间隔及前叶变大呈帆状。

外科修复
- 需要使用评分量表预测三尖瓣修复还是置换
- 手术的难处在于：
  - 需让游离且巨大的前叶与较小的隔叶对合
  - 折叠心房化的右心室来缩小右心室
  - 缩小右心房
  - 三尖瓣环成形以减少三尖瓣反流
- 三尖瓣锥形修复需要从右心室室壁上游离三尖瓣，保留腱索附着点，重新将瓣叶缝于真正的三尖瓣瓣环，最终锥形重塑三尖瓣形态

2D 超声心动特征	
前叶被牵拉（严重）	3
前叶被牵拉（轻度）	1
前叶运动受限	2
功能性右心室 < 35%	2
隔叶缺如	1
前叶移位	1
RVOT 动脉瘤化	1
右心房直径 > 60 mm/mm^2	1
严重的三尖瓣脱垂	1
指数 > 5 提示需要进行三尖瓣置换而不是修复 源自：Shiina A，et al. Circulation 1983；68：534-44	

TEE 在 Ebstein 畸形中的应用

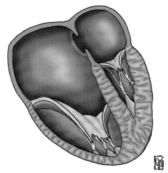

（A）食管中段四腔心切面显示三尖瓣隔叶向心尖部移位，于舒张期测量与二尖瓣瓣环位移距离。尽管解剖上三尖瓣瓣环没有移位，但是由于被室间隔牵拉，三尖瓣隔叶的附着点看起来是移位的。功能性右心室变小；剩余右心室心房化。（B）收缩期测量三尖瓣解剖瓣环显著扩张。重度三尖瓣反流（箭头）血流在三尖瓣瓣环下方功能开口发出。（C）食管中段长轴切面显示舒张期严重扩大的心房化右心室。室间隔向 LVOT 移位，需调整深度达到 18 cm 才能显示整个右心室。（D）食管中段 RVOT 切面显示三尖瓣后叶和隔叶被牵拉向右心室壁。（E）层流的逆向血流（红色）跨过三尖瓣提示严重的三尖瓣反流及显著的右心室功能不全。

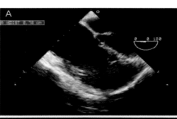

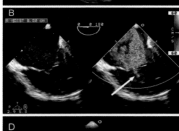

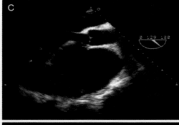

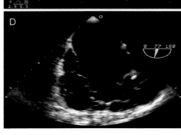

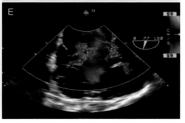

Ebstein 畸形术中，需告知外科医生以下内容	
CPB 前	CPB 后
● 隔叶移位 > 20 mm ● 前叶受牵拉 ● 隔叶缺如 ● RV 大小及功能 ● 右心房大小 ● 三尖瓣瓣环直径 ● 三尖瓣反流严重程度 ● 右心室收缩压 ● 其他相关病理改变	● 三尖瓣成形 vs. 置换 ● 三尖瓣残余反流 ● 右心室功能 ● 右心室收缩压 ● LVOT 梗阻 ● SAM

先天性矫正型大动脉转位（L-TGA）

形态学上的左心室是肺循环心室，发出 PA。形态学上的右心室是体循环心室，发出主动脉。同时发生心房-心室＋心室-大动脉不匹配，那么"负负得正"。形态学上的右心室并不适合支持体循环。患者通常无症状，直到体循环心室（即右心室）衰竭和出现房室瓣（即 TV）反流。

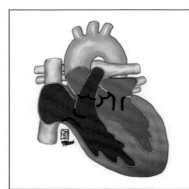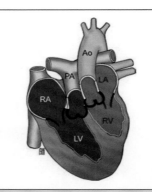

正常	L-TGA
1. 大血管互相垂直	1. 大血管互相平行
2. PA 在主动脉前方	2. 主动脉在肺动脉前方
3. RV（＋TV）是肺循环心室，PA 自右心室发出	3. LV（＋MV）是肺循环心室，PA 自左心室发出
4. LV（＋MV）是体循环心室，主动脉自左心室发出	4. RV（＋TV）是体循环心室，主动脉自右心室发出

食管中段四腔心切面显示形态学上的右心室位于图像右侧。TV 向心尖移位，通常有反流。食管中段主动脉瓣短轴切面显示主动脉瓣与肺动脉瓣位于同一平面，而不是互相垂直的关系。

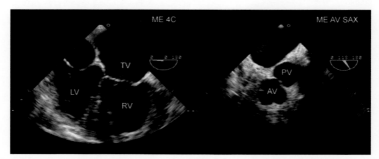

L-TGA 时需告知外科医生以下内容	
CPB 前	**CPB 后**
● 解剖	● 残余房室瓣功能
– 平行的大动脉	● 心室功能
– 共平面的瓣膜	● 右心室收缩压
– 三尖瓣向心尖移位（确定 RV）	● 干预方法
● 房室瓣功能（MR，TR）	– 肺动脉系带
● 右心室收缩压	– 人工瓣膜置换
● 心室功能	
– 体循环心室（RV）	
– 肺循环心室（LV）	

三房心

房内隔膜将左心房分成两部分：
1. ——多一个肺静脉汇流的附属心腔
2. ——左心房与 MV 相连

附属心腔和真正的左心房之间的连接大小不一，而且可能会引起肺静脉回流受阻。

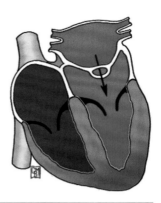

TEE 成像
- 房内隔膜可在多个切面中看到，从邻近左心耳（LAA）处插入至 "香豆素嵴"
- 舒张期向 MV 移动
- 可能会有右心室肥厚＋右心室扩张
- 可能会有相关的 PFO/ASD，永存左上腔，AVSD，PAPVD，主动脉缩窄
- 彩色血流为层流或湍流
- PW 多普勒测压力差，如平均压力差＞ 10 ～ 12 mmHg 证实压力显著升高

可于多个切面中看到左房内隔膜，食管中段两腔心切面中 LAA 上方，食管中段四腔心切面中与房间隔（IAS）相连。食管中段左室长轴和两腔心切面显示房内隔膜上有个间隙及层流彩色血流。右下图中的这个隔膜，是一个偶然的发现，在术中被切除了。

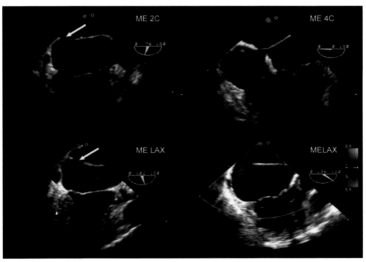

三心房时，需告知外科医生以下内容	
CPB 前	**CPB 后**
- 左心房内隔膜	- 隔膜消失
– 多个食管中段 TEE 切面	
- 穿过隔膜的血流	
– 彩色：层流，湍流	
– PW 多普勒测平均动脉压＞ 10 ～ 12 mmHg	
- 伴发病变	
– PFO/ASD，AVSD	
– 永存左上腔	
– 部分肺静脉异位引流 PAPVD	
– 主动脉缩窄	

动脉导管未闭（PDA）

PDA 是指正常胎儿出生后 10 天以上，在肺动脉（PA）和降主动脉之间仍有连通的通道。胎儿在子宫内时，动脉导管开放使得血液绕过肺供给胎儿。出生时通常自然闭合。PDA 作为独立的病理改变并不常见，但也可能出现在一些复杂先心病中。如果不治疗，左向右分流会有导致心内膜炎、增加肺血流、肺动脉高压及左房左室容量过负荷的风险。治疗包括开胸手术闭合及经皮穿刺装置封堵。

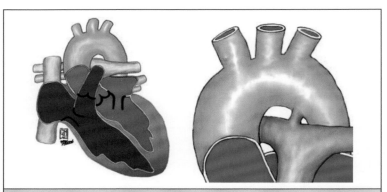

PDA 表现
1. PA 和降主动脉在左锁骨下动脉水平连通。大小不等，但通常都是限制型，彩色血流呈马赛克颜色。
2. 左心室和右心房通常扩张
3. PA 可能会扩张
4. 肺动脉高压会影响 RV
5. 根据右心室收缩压估计肺动脉高压

食管上段主动脉弓短轴切面彩色多普勒对比（Nyquist 48 cm/s）显示湍流血流从主动脉进入主肺动脉。两者之间的通道可以在 2D 图像中看到。CW 多普勒显示持续的高速（3 m/s）收缩期和舒张期血流。双向血流提示肺动脉压增高合并艾森门格综合征。

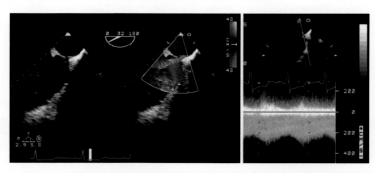

PDA 时需告知外科医生以下内容	
CPB 前	**CPB 后**
● 确定 PA 和主动脉之间的通道	● 血流信号消失
● 彩色多普勒显示湍流	● RV、LV 大小及功能
● 频谱多普勒显示的连续血流	● 估测右心室收缩压
● LV、RV 大小及功能	
● PA 大小	
● 估测右心室收缩压	

动脉干

是指肺动脉和主动脉存在共同的动脉干。两个心室共用同一个流出道，而且动脉干根部骑跨于室间隔缺损上。该病根据肺动脉在动脉干上发出的位置可分为 4 种类型（Ⅰ、Ⅱ、Ⅲ、Ⅳ）。临床表现主要取决于肺血管阻力状态及是否存在肺动脉内的狭窄。

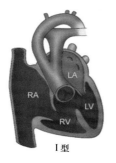
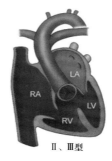
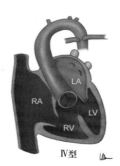

Ⅰ型　　　　　　　　Ⅱ、Ⅲ型　　　　　　　　Ⅳ型

相关病理表现
- 动脉干瓣膜畸形
- 右位主动脉弓，主动脉弓中断
- 冠状动脉开口异常

2D 图像
- 在食管中段主动脉瓣长轴、经胃底切面显示只有一个动脉干
- 肺动脉起源于动脉干上
- 动脉干瓣膜（ME、TG 切面）
- VSD：大且非限制型
- 心室功能

彩色 / 频谱多普勒
- 瓣膜反流 / 狭窄
- VSD：分流方向，压差

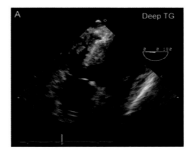

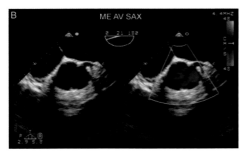

（A）深胃底切面显示只有一个共同的动脉干瓣膜和骑跨在室间隔上的 VSD。（B）食管中段主动脉瓣短轴切面（Nyquist 48 cm/s）显示唯一的动脉干瓣膜及正常收缩期血流进入左主冠状动脉。

存在动脉干时，需告知外科医生以下内容	
CPB 前	**CPB 后**
• VSD：位置，大小，分流方向，峰压差 • 单一的动脉干，肺动脉位置 • 动脉干瓣膜：反流 / 狭窄 • 心室功能 　– 常见：异常的冠状动脉 　– 次要：永存左上腔，ASD，右位主动脉弓 　– 主要：AVSD，双主动脉弓	• 残余 VSD 漏 • 心室功能 　– 整体 　– 局部室壁运动 • 人工血管或挡板

255

主动脉瓣下隔膜

- 主动脉下隔膜是指左室流出道内存在一个纤维组织嵴，通常位于主动脉瓣下方或者更靠下的位置累及二尖瓣前叶。该隔膜可能会使心室-主动脉成角更锐，进一步使主动脉瓣和二尖瓣分离，以及主动脉瓣骑跨于室间隔上。隔膜质硬，还会造成固定左室流出狭窄及较大的压差。隔膜后的湍流可能损伤主动脉瓣导致关闭不全。
- 25% ～ 50% 的患者还伴有其他先天性心脏病：VSD，PDA，主动脉缩窄，主动脉瓣二瓣化畸形，AVSD，Shone 综合征（译者注：二尖瓣瓣上环、降落伞型二尖瓣、主动脉瓣下狭窄合并主动脉缩窄的四联征），主动脉弓中断及永存左上腔。

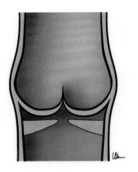

食管中段主动脉瓣长轴切面显示收缩期左室流出道（LVOT）内起自主动脉瓣下方的湍流血流。（A）2D 图像显示 LVOT 内隔膜组织。（B）在三维实时成像中可见狭窄的 LVOT（面向检视者）（C）在 3D 彩色全容积成像中可见湍流血流（以及 MR）。

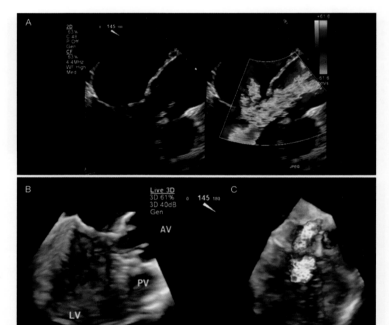

主动脉瓣下隔膜时，需告知外科医生以下内容	
CPB 前	CPB 后
● LVOT 内隔膜	● 残余组织
● 湍流彩色血流	● 层流血流
● 压力差	● LVOT 压力差
● LV 大小及功能	● LV 功能
● 主动脉瓣增厚，主动脉瓣关闭不全	● 主动脉瓣，主动脉瓣关闭不全
● 二尖瓣反流	
● 伴发病变	

肺动脉隔膜

肺动脉瓣下 RVOT 梗阻比较常见且和肌性肥厚相关。RVOT 内存在单独的纤维隔膜比较罕见。可能合并瓣上肺动脉狭窄，主要表现为主肺动脉近端狭窄或更常见的周围肺动脉狭窄。一些先天性综合征（Noonan、Alagille、William 综合征），全身炎症性疾病（白塞病）或者血栓栓塞都可能导致肺动脉分支狭窄。某些患者可以通过使用经皮肺动脉内支架来缓解梗阻（见第265 页）。

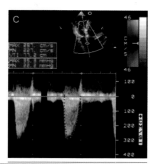

（A）食管中段 RVOT 切面显示 RVOT 内湍流血流（彩色多普勒 Nyquist 59 cm/s）起源于肺动脉瓣附近。（B）经胃底 RVOT 图像显示湍流与主肺动脉内瓣膜上的隔膜有关。主肺动脉扩张。（C）该经胃底切面可用频谱多普勒精确测量压差（超声束与血流方向一致）为 35 mmHg。

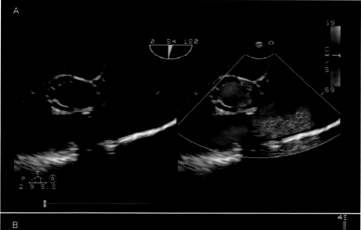

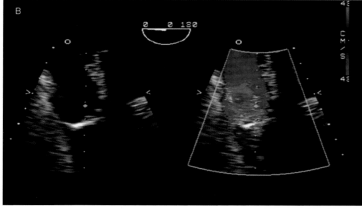

11

变异、异物、伪像、肿物和心内膜炎

（海艇 译 姜陆洋 校）

正常变异

- 正常结构及其变异与某些病理改变相似，在解读图像时有可能会出现错误，从而导致不必要的临床干预。这些图像陷阱主要归类为解剖结构、无回声区域及异物。仔细运用多切面成像技术结合变异的相关知识会有助于鉴别真正的病理改变。

结构
- 左心房：华法林嵴、左心耳（反折、小梁、多叶）
- 右心房：下腔静脉瓣（Eustachian valve）、希阿里网（Chiari network）、界嵴、冠状窦瓣（Thebesian valve）、梳妆肌
- 右心室：室上嵴、调节束、肌小梁
- 左心室：假腱索、肌小梁
- 主动脉瓣：Arantius 小结（半月瓣结）、Lambl 赘生物（兰伯赘生物）
- 房间隔：房间隔脂肪瘤样肥厚、房间隔瘤
- 主动脉：无名静脉

无回声区域	异物
- 永存左上腔	- 导管及管道
- 横窦	- 起搏导线
- 斜窦	- 缝线
- 积液	- 支架

左心房（70° 左心耳切面）
- 左心耳梳状肌（A）在左心耳内形成肌小梁，可能会与血栓混淆。
- 香豆素嵴（B）分隔左心耳和左上肺静脉（C），超声显示呈"Q"形小尾巴形状。
- 永存左上腔（见第 262 页）血液回流入扩张的冠状静脉窦。

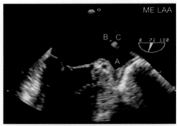

右心房
- 梳状肌（A）粗大，且不仅出现在右心耳，延伸到整个心房都有，可能与右心房内血栓混淆。
- 卵圆孔（B）是房间隔中间较薄的部分。
- 房间隔脂肪瘤样增生（C）是脂肪组织浸润入房间隔，不能认为是肿瘤。
- 界嵴（D）是分隔上腔静脉和右心房的肌肉隆起。
- 下腔静脉瓣（E）是在下腔静脉和右心房连接处的一条细丝状纤维组织。在胎儿时期，该瓣膜引导血流从右心房通过未闭的卵圆孔。特别凸出的欧式瓣会使下腔静脉置管复杂化。
- Chiari 网（F）：右侧静脉瓣正常情况下会形成下腔静脉瓣（下腔静脉）及 Thebesian 瓣（冠状窦瓣），若未完全重吸收则残余组织形成 Chiari 网。Chiari 网像一个有孔的网状结构可能连接 IVC、冠状静脉窦及界嵴。可能与卵圆孔未闭、房间隔动脉瘤、反常栓子有关。
- Thebesian 瓣（未显示）是冠状静脉窦内的瓣膜，可以阻止血液反流入冠状静脉窦。

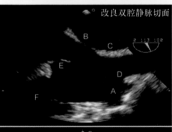

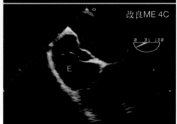

正常变异

右心室
- 右心室内肌肉小梁（A）是右心室内的肌肉索带，在右心室肥厚时更加明显。
- 调节束（B）是从室间隔到前乳头肌的突出的心尖肌肉索带，它是区分右心室和左心室的重要解剖特征。
- 心外膜脂肪垫（C）使右心室游离壁看起来有所增厚或者像血块聚集。

左心室
- 假腱索（A）是横跨左心室，连接左心室室壁（游离壁或室间隔）和乳头肌。这些假腱索位于左心室心尖，与二尖瓣不相连，可以在多个平面看到。看起来类似于右心室的调节束。
- 左心室通常有两组乳头肌，但也有可能更多或者只有一个。
- 异常腱索可能起源于乳头肌或者左心室室壁并连接于二尖瓣瓣叶。

主动脉瓣
- Arantius 结节（A）是主动脉瓣瓣叶边缘闭合处增厚的结节。这些结节可能出现钙化或者赘生物。
- Lambl 赘生物是在每个瓣叶上附着在主动脉一侧退化的细丝状物（厚度＜1 mm，长度＜1 cm），可能会与肿瘤或赘生物混淆。

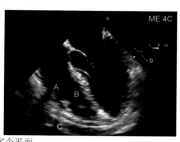

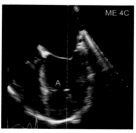

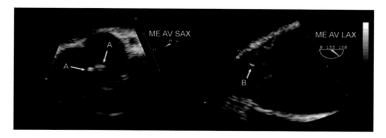

心包
- 脂肪组织可表现为围绕右心室的心外膜脂肪垫（见上图）。
- 横窦：位于升主动脉后壁与左心房前壁之间的空隙（RVOT 切面）。可能表现为囊性肿物，注意与左心耳、纤维或囊肿区别。

房间隔（见第 224 页）
- 房间隔脂肪瘤样增生使房间隔超声呈"哑铃型"。
- 房间隔瘤（B）：房间隔向心房内搏动范围＞1.0 cm×1.0 cm，S 形弯曲。

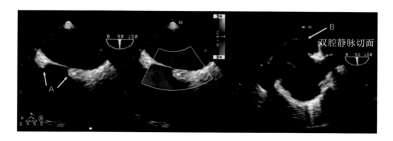

永存左上腔静脉

永存左上腔静脉（LSVC）

- 永存左上腔静脉是由于左主心静脉残余未吸收导致的。
- 正常人群中发病率为 0.5%，先天性心脏病患者中的发病率为 10%。
- 永存 LSVC 存在几种亚型：
  - 90% 的永存 LSVC 患者同时存在右侧和左侧上腔静脉。
  - 极少数患者右侧上腔静脉缺如。
  - 约 65% 的患者无名静脉缺如。
- 80%～90% 的患者，永存左上腔静脉回流入冠状窦后进入右心房。但也有可能回流入左心房或肺静脉引起右向右分流。
- 并存的先天性心脏病：主动脉缩窄，ASD（静脉窦型），VSD，三房心。
- 永存左上腔静脉会增加停跳液逆行灌注难度。

TEE 表现

- 食管中段四腔心、两腔心及食管下段切面可以看到扩张的冠状静脉窦（＞2 cm）。
- 在左上肺静脉和左心耳之间可见囊性结构。
- 在囊性结构中可见彩色血流。
- 微气泡盐水造影试验：
  - 从左上肢注射，会在冠状静脉窦看到气泡。
  - 从右上肢注射，会在右心房内看到气泡。

右侧BCV
左侧BCV
左上肋间静脉
上腔静脉
左侧腔静脉韧带
冠状静脉窦
RA 平滑部
奇静脉弓
下腔静脉

BCV＝头臂静脉，VC＝腔静脉
引自：Goyal SK, et al. Cardiovasc Ultrasound 2008；6：50

> **冠状静脉窦扩张的鉴别诊断**
> - 永存 LSVC
> - 右心房压力升高
> - 冠状动脉-静脉瘘
> - 部分异位肺静脉引流
> - 无顶冠状静脉窦，血流在左心房和冠状静脉窦之间流动，形成分流

（A）在食管中段四腔心切面，在 LUPV 和左心耳（LAA）之间有一个囊性结构。注意这个左心耳切面有三个囊性结构：LUPV，永存 LVSC 和左心耳。（B，C）彩色多普勒（Nyquist 48 cm/s）可确定结构中的血流。在食管下段冠状静脉窦切面（D）或食管中段两腔心切面（C）可见扩张的冠状静脉窦（＞2 cm）的长轴和短轴。从左上肢注射的含气泡生理盐水经左锁骨下静脉进入，很快会在冠状窦看到气泡。如果从左侧中心静脉置入 Swan-Ganz 导管，也会出现在冠状静脉窦。

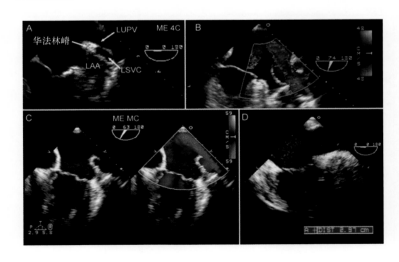

积液

胸腔积液

- 液体聚集在胸膜腔内可以围绕右侧或者左侧肺叶，称为胸腔积液。积液可以表现为胸水（渗出 / 漏出液），血胸（血液），乳糜胸（乳糜）或者脓胸（脓）。
- TEE 不仅可以确认存在胸腔积液，积液量及种类，还可以指导穿刺引流（胸腔穿刺术）。超声诊断积液比 CXR 和 CT 更敏感。
- 超声下液体征象可以帮助确认积液种类。

超声表现	液体征象	液体种类
无回声	同种性质	漏出液、渗出液、急性血胸
有回声	颗粒状	渗出液，血胸
复杂回声	有隔膜	炎性渗出

- 通过横截面面积（CSA）来估计积液量：CSA < 20 cm^2（< 400 ml），20 ～ 40 cm^2（400 ～ 1200 ml），> 40 cm^2（> 1200 ml）
- 公式：积液轴长（超声由近场至远场）×CSA ＝容量

（A）右侧胸腔积液为肝上无回声区，"虎爪"（"tiger's claw"）朝向右侧。图像中无主动脉。该图像可通过在食管中段降主动脉短轴切面逆时针旋转探头获得。（B）食管中段降主动脉短轴切面显示左侧胸腔积液表现为降主动脉下方的无回声区。"虎爪"朝向左侧。注意左肺已经塌陷（箭头）。（C）右侧大量复杂性胸腔积液，可以看到大量分隔及纤维物质。（D）患者术后即刻出现左侧血胸，注意超声显像的液体包绕被压缩的肺叶。（E）胃内液体不应与左侧胸腔积液相混淆。注意此时看不到主动脉且液体内有颗粒物质（F）合并小量心包积液（箭头），位于紧临主动脉下方的左胸腔积液内侧。

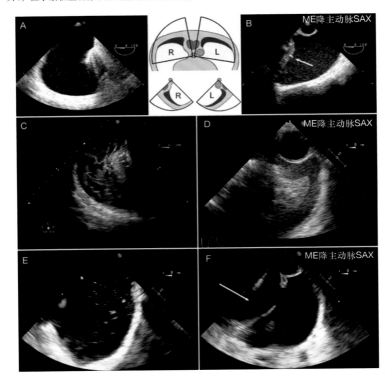

外源性材料

管道

- 心脏手术中，外科医生需要放置动脉和静脉插管以进行心肺转流（CPB）。CPB 前后检查插管位置可以除外并发症。
- 心脏手术还可能用到其他管道包括停跳液灌注管和吸引管。
- 体外生命支持时也会用到管道（见第 298 ～ 299 页）。

（A）标准插管包括在升主动脉远端进行主动脉插管（箭头所示），可以在食管上段主动脉弓长轴切面看到。（B）右心房内放置的二级管道朝向下腔静脉。从导管远端（下腔静脉）和中部（右心房）引流静脉血液。（C）在食管中段双腔静脉切面中可见双腔静脉插管将两根只有一个端孔的导管分别插入 SVC 和 IVC，从而引流右心房内所有血液。注意下腔静脉套管不能插到肝静脉，否则会造成肝血流受阻。（D）冠状静脉窦插管可以用来逆行灌停心脏，插管直接放置在冠状静脉窦内。在该食管中段双腔静脉切面，可以在右心房内看到套管的球囊，球囊应该重新对位朝向冠状静脉窦（箭头）内。

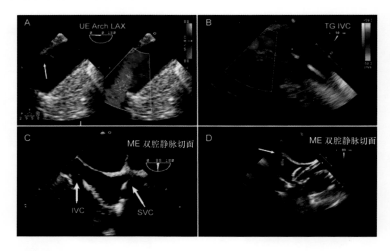

导管和电极导线

- 右心房内常可看到多种静脉导管，包括中心静脉导管、肺动脉导管和从外周放置的中心静脉导管（PICC）。应仔细检查导管上是否出现血栓。
- 可以通过使用 TEE 多个切面（A）指导放置肺动脉导管，可以看到导管依次进入右心房（双腔静脉切面）、右室流出道（食管中段右室流入流出道切面）及肺动脉（食管上段主动脉弓短轴切面）。
- 可以看到起搏导线进入右心（RA、RV）及冠状静脉窦。导线会出现声影并且可能会出现血栓或者潜在感染所致的活动肿块影。（B）食管中段改良双腔静脉切面可以看到右心耳内的起搏导线。

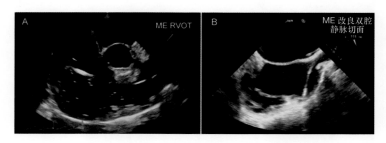

外源性材料

主动脉内球囊反搏（IABP）导管
在降主动脉短轴和长轴图像中可见 IABP 导管尖端。最佳的 IABP 导管位置是位于左锁骨下动脉开口下方的胸部降主动脉，在胸部降主动脉短轴和长轴切面中均可见。

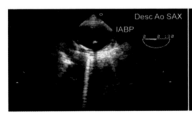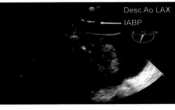

象鼻支架
巨大主动脉综合征患者干预过程的第一步是将主动脉瓣（或保留）、升主动脉和动脉弓置换为人工瓣膜和涤纶移植物。在降主动脉短轴和长轴切面中可见涤纶移植物成像于降主动脉中，自由漂浮在原来扩张的主动脉内。其近端连接于主动脉弓远端，而其远端游离。第二部是通过介入或开放手术固定涤纶移植物远端。

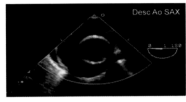

缩窄支架
支架位于降主动脉近端靠近主动脉弓的位置。超声下表现为一个点状强回声边缘的环状结构。

肺动脉支架
通过经皮通路在先天性肺动脉狭窄患者的主肺动脉置入支架。

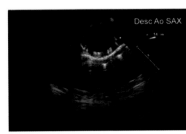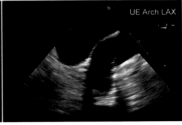

肺动脉系带
该系带（箭头）放置于 L- 大动脉扭转患者的主肺动脉来限制血流。注意系带后远端血流为湍流（Nyquist 60 cm/s）。

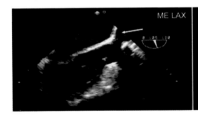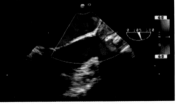

伪像

- 伪像是指和解剖结构无关但却在超声图像中显示出来的任意结构。它是一种错误的成像。以下结构可能为伪像：
  - 不该出现在当前位置的结构（伪影或额外的回声）。
  - 应该在当前位置但并没有显像的结构（脱落或无回声）。
  - 和实际情况不符的图像：位置（移位）、大小、形状、回声反射性。
- 鉴别这些错误信息非常重要，以免做出错误诊断。移动探头位置或者改变切面通常可以消除伪像。
- 违反超声基础假设、超声设备故障或者操作错误都可以导致伪像。
- 根据超声成像基本原理可以将伪像分类。但是在不同成像模式下使用不同的命名法来确定伪像常常会造成混淆。

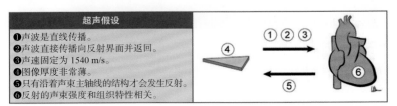

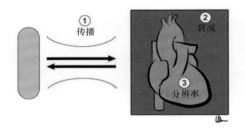

超声工作原理相关的伪像		
❶传播路径	**❷衰减**	
混响 　– 镜像 　– 彗星尾 　– 振铃效应 折射 　– 鬼影 　– 速度误差 　– 边缘声影 多径伪影 旁瓣伪像 栅瓣 距离模糊	声影 面增强 局部增强	
	❸分辨率	
	轴向分辨率 横向分辨率 / 声束宽度 切面 / 声束厚度 脱落 斑点 / 声噪 近场混乱	
2D 成像	**频谱多普勒**	**彩色多普勒**
声影 混响 声束宽度 横向分辨率 折射 距离模糊 声噪	非平行截获角度 混淆 距离模糊 串扰背景 镜像 电流干扰 电流	混叠 鬼影 声影 声噪 低估血流信号 截获角度 干扰

伪像

传播途径伪像

混响伪像
- 超声束在两个强反射界面来回反射
- 表现为一个回声的重复反射
- 单个或多个伪影
- 振幅逐渐降低的等距的多条回声
- 平行于声束
- 沿直线向深传播

镜面伪像
- 混响伪像
- 单个超声束在一个强反射界面与在探头之间在同一个路径上的反射
- 在两倍深度位置出现反射界面的复制结构
- 在至少两个位置出现同一结构
- 彩色多普勒也能出现该伪像
- 食管上段主动脉弓长轴切面、降主动脉短轴 / 长轴切面
- 右肺动脉在内径更大的升主动脉内

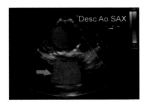

彗星尾征
- 混响伪像
- 细小致密反射界面（固体）在一条线上重复反射超声束
- 主动脉粥样硬化斑块（如图所示），机械瓣膜
- 彗星尾出现在物体以远
- 薄的彼此分离又较紧密相邻的声影（清晰声影）
- 长的高回声线状影，平行于超声声束

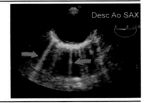

振铃伪像
- 混响伪像
- 能量储存在组织中并缓慢释放
- 多重反射
- 超声可穿过小的弱反射界面（空气）
- 在扫描线末端增加线条
- 许多薄的紧邻但不如彗星尾分离清晰（模糊声影）

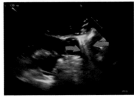

折射伪像
- 折射是发射波和反射波出现弯曲
- 当超声束非垂直入射或射入两种不同传播速度的界面时会改变方向
- 超声束被反射的结构在该束超声平面外

鬼影伪像
- 超声束非垂直入射界面发生折射
- 复制结构在真正解剖结构旁边
- 物体出现在非真实位置处
- 呈现出额外的回声
- 横向分辨率降低（边缘模糊）

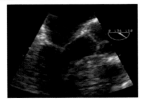

传播速度误差
- 折射发生在两个传播速度不同的组织中（骨、肝）
- S（慢）A（离）F（快）T（向）
  1540 m/s，反射界面浅、窄
  ＜ 1540 m/s，反射界面深、长
- 显示的反射界面数量是正确的，但是在错误的深度位置
- 结构边缘呈现出"断裂"或剪切

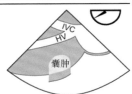

伪像

折射伪像

边缘声影
- 折射伪像
- 超声束穿过圆弧结构的边缘时发生偏曲，而无反射波
- 由高速到低速呈现一个窄的声影，反之亦然
- 在圆形结构边缘下方呈现出一小片无回声区
- 食管中段升主动脉短轴切面

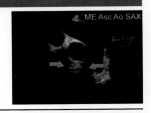

旁瓣 / 摩擦伪像
- 旁瓣是由单晶体传感器产生的
- 光栅瓣是由阵列传感器产生的
- 超声束不沿着主超声束传播
- 高反射性结构反弹（钙化的主动脉、机械瓣膜及导管）
- 每一侧都会有数个"结构"
- 在真实结构同一水平出现弯曲的弧形
- 高回声、分层覆盖在结构上

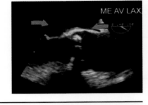

距离模糊
- 脉冲波在第二个脉冲发射后延迟返回
- 深部组织表现为比真实位置更靠近探头
- 即使反射界面在扫描区域之外，延迟的反射信号也能在屏幕上显示出来，这就导致了心脏内部出现异常超声信号
- 调整深度（PRF）可能会使该伪像消失或者改变位置

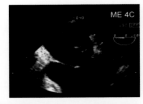

衰减伪像

声影
- 在强反射或者吸收后超声束不能继续传播
- 高密度结构（钙化、人工瓣膜）
- 远部结构不能清楚显示（无回声）或者灰色声影
- 沿超声束路径的声影形态，一个靠近探头的细小结构可以形成一个很长的声影

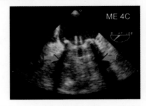

增强
- 近场结构对超声能量只有少部分吸收（＜软组织），所以远场结构有更多的能量被反射回来
- 高回声区域出现在低衰减组织的下方
- 远场结构更亮（高回声）
- 穿透的组织更暗（低回声）
- 和声影相反
- 经胃底左室短轴切面显示左心室前壁更亮

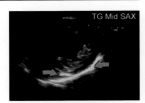

局部增强或者局部条带
- 出现在焦点区域
- 增加并排的区域回声强度，额外回声
- 与其他深度相比出现太多的高亮条带
- 与时间增益补偿（TGC）错误调整后的图像表现一致

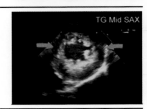

伪像

分辨率伪像

- 该类型伪像和图像质量相关
- 主要问题有：
  - 脱落
  - 斑点 / 声噪
  - 近场混乱

脱落

- 结构不成像、无回声
- 信号衰减原因：
  - 不适当的 TGC/ 亮度或能量设置（power）
  - 滤波器过高
  - 使用高频探头
- 超声束与结构平行
- 经胃底左室短轴很难看清侧壁和间隔
- 食管中段四腔心切面中的房间隔（不能清楚显影的原因）

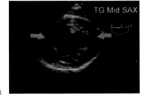

噪音
声波噪音

- 分散的超声波干扰所致，而不是组织反射回来的超声
- 额外的小振幅超声波，颗粒状图像
- 可以通过谐波成像技术改善（见下）

电流噪音

- 重复的几何图案

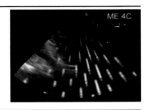

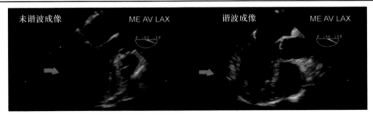

近场混乱

- 压电晶体高振幅振动
- 近场有额外回声
- 难以分辨近场结构
- 使用主动脉表面超声探头时常见
- 可以使用类似于充满盐水的手套置于超声探头与结构之间来降低

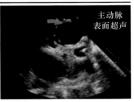

声束宽度相关伪像

- 超声束宽度有限，最窄的地方是焦点位置
- 横向分辨率是指能分辨左右紧邻两个物体的最近距离。如果两个物体距离近超过了横向分辨率，此时超声会认为这是同一个物体
- 可以导致细小的但是具有高反射性的物体（导线，气泡）形态失真，像是被侧方拉伸一样
- 超声束边缘穿过高反射性界面时会产生超声束内的回声邻近于该结构
- 会导致额外的心脏内回声成像

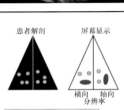

肿物

- 肿物是位于心脏内或毗邻心脏的异常结构。
- 应当严格区分病理性肿物与正常结构变异，以免误诊。
- 肿物的病因学（3 种）：血栓、赘生物、肿瘤。

血栓	赘生物	肿瘤
起搏导线 导管 左心耳 左心室	瓣膜 心肌 外源性材料	原发心脏肿瘤 良性 恶性 继发性转移瘤
球形或片状 有回声 片状或者可活动的	形态及大小 有回声 独立可活动	不规则、大小不一 回声性质不定 可活动或固定

原发性良性肿瘤（75%）	发生率（%）	位置
黏液瘤	30	LA > RA > RV = LV
脂肪瘤	10	LV，RA，IAS
乳头样弹性纤维瘤	9	AV > MV > TV
纤维瘤	4	LV > RV，IVS
原发性恶性肿瘤（25%）		
血管肉瘤	9	RA，心包
横纹肌肉瘤	6	
间皮瘤	2	
纤维肉瘤	1	
继发性转移瘤		
直接扩散	肺、食管、乳腺	
血管内	SVC（支气管源性，甲状腺），IVC（肾源性，肝癌）	
血源性	淋巴瘤、黑色素瘤、白血病	
原发心脏肿瘤很少见，占 0.03%；大多数是转移瘤，占 1%。75% 的原发心脏肿瘤是良性肿瘤（来源：Tazelaar HD，et al. Mayo Clin Proceed 1992；67：957-65.）		

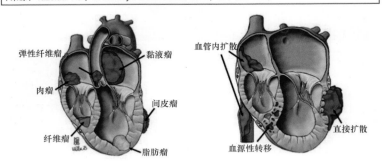

诊断
- 肿物没有特定表现，需要结合临床
- 使用超声心动图、CT、MRI 等技术使肿物成像
- 定位（单个或多发，附着位置或直接扩散）
- 测量大小
- 评估活动性
- 影响：梗阻，LV/RV 功能不全，心房颤动，栓子

手术指征
- 为了诊断或切除
- 需要完全切除，必要时重建
- 避免在肿瘤上操作，以预防发生栓塞

肿物

黏液瘤

- 黏液瘤是最常见的原发心脏肿瘤。
- 黏液瘤的成分是胶冻状，类似黏液质地的物质和心内壁细胞。典型的表现是不规则息肉状，带蒂或基底短窄。
- 位置
  - LA（75%）＞ RA（20%）＞ RV ＝ LV（5%）
  - 大多是单发，3%～5%多发
  - 大小不一
  - 有蒂或无蒂
  - 可能因肿瘤坏死表现为无回声区
  - 活动度相对自由，心动周期内会发生变形
- 可能导致
  - 瓣膜梗阻：晕厥或猝死
  - 瓣膜反流
  - 栓塞（LA 30%～40%，LV 50%）于冠状动脉、脑、外周
- 黏液瘤综合征＝ Camey 复合体：家族性
  - 皮肤损伤：痣，蓝色痣
  - 内分泌瘤：腺瘤，Sertoli 细胞
  - 黏液瘤：位置多发，但很少在左心房

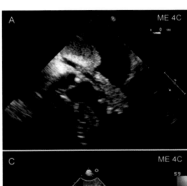

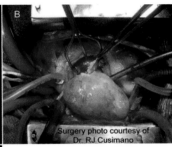

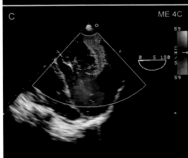

（A）食管中段四腔心切面显示巨大左心房黏液瘤附着于房间隔中部卵圆孔处，在舒张期通过二尖瓣脱垂入左心室。（B）切开左心房，暴露肿物。（C）食管中段四腔心彩色多普勒图像示这个巨大左心房黏液瘤脱垂导致二尖瓣流入道部分梗阻。反复的创伤可以损伤瓣膜。黏液瘤不常见的位置包括（D）由于卵圆孔未闭／房间隔缺损肿瘤位于双心房和（E）位于右心房冠状窦开口处。

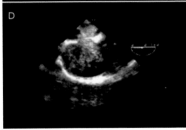

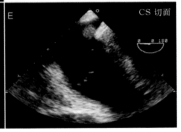

肿瘤

弹性纤维瘤
- 弹性纤维瘤是第二常见的心脏肿瘤及最常见的瓣膜肿瘤。
- 病理外形类似海葵，有叶状放射。
- 可以涉及任何内皮表面
  - 半月瓣时（心室侧）：主动脉瓣占 44%，肺动脉瓣占 8%
  - 房室瓣时（心房侧）：二尖瓣 35%，三尖瓣占 15%
  - 室壁内膜
- 带蒂：尺寸小（1 cm），表现为"溜溜球"样，茎窄不固定。
- 均匀斑点。
- 分叶处呈点状边缘，边缘不固定，呈波浪样起伏。

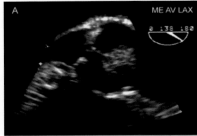

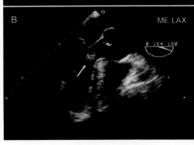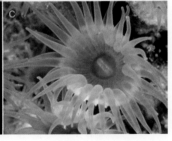

（A）食管中段主动脉瓣长轴切面显示主动脉瓣上有一个带蒂肿瘤呈典型的"溜溜球"样表现。（B）食管中段左室长轴切面显示二尖瓣腱索上有一个小的肿瘤（箭头）。（C）当把肿瘤放在生理盐水中可见类似海葵的肿瘤叶。

脂肪瘤
- 良性原发心脏肿瘤。
- 常发生在右心房和左心室。
- 表现为无茎的不可活动的肿物，但是偶尔会有带蒂的脂肪瘤。
- 界限清楚的均匀的高回声团块。

在（A）食管中段四腔心切面及（B）食管中段主动脉瓣长轴切面可见该患者有一个巨大的左心室肿物。肿物为宽基底黏附于室间隔而不是左心室心尖。病理诊断为脂肪瘤。

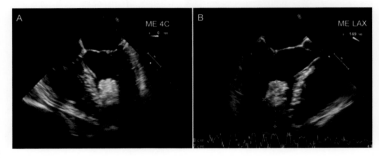

肿瘤

纤维瘤

该患者因右心室肿瘤进行了肿瘤完全切除术，并利用心包补片进行了右心室重建。手术时（B）可见肿瘤延伸入右心室，在食管中段四腔心切面（A）中可见右心室内低回声团。前乳头肌不得不切除并重新植入。病理确诊为纤维瘤。

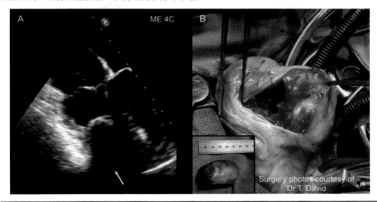

肉瘤

- 肉瘤是最常见的心脏原发恶性肿瘤。
- 常见于儿童。
- 累及结缔组织。
  - 恶性血管内皮细胞瘤：血管，如肺动脉、主动脉
  - 横纹肌肉瘤：骨骼肌
  - 纤维肉瘤：纤维结缔组织
  - 脂肪肉瘤：脂肪细胞
  - 平滑肌肉瘤：平滑肌

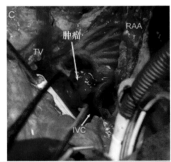

该患者的右心房肉瘤位于下腔静脉与右房连接处。2D 食管中段双腔静脉切面（A）和双腔静脉实时 3D 图像（B）是显示肿瘤位置的最佳切面。右心房切开后（C）可直视肿瘤。在停循环下切除肿瘤和部分上腔静脉及右心房。

手术图片由 Dr. RJ Cusimano 提供。

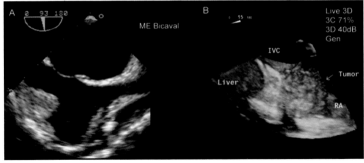

肿瘤

转移瘤

- 这是最常见的心脏肿瘤。
- 肿瘤转移机制包括：
  - 血管内扩散
    上腔静脉（支气管、甲状腺来源）
    下腔静脉（肾、肝来源）
  - 血源播散
    淋巴瘤、黑色素瘤、白血病
  - 直接扩散
    肺、食管、乳腺

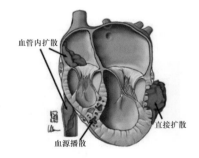

血管内扩散

（A）患者的肾细胞肿瘤延伸至下腔静脉，位于肝静脉近端（1.64 cm）。（B）彩色多普勒显示下腔静脉与肝静脉血流没有梗阻。（C）另一患者的肾癌细胞通过下腔静脉延伸至与右心房连接处。彩色多普勒未显示下腔静脉在与右心房连接处有梗阻。（D）未行体外循环，切除右肾及扩散的肿瘤。（E）在肝静脉彩色多普勒图像中可见下腔静脉—巨大平滑肌肉瘤延伸入右心房。（F）手术需要扩大切除及重建下腔静脉。

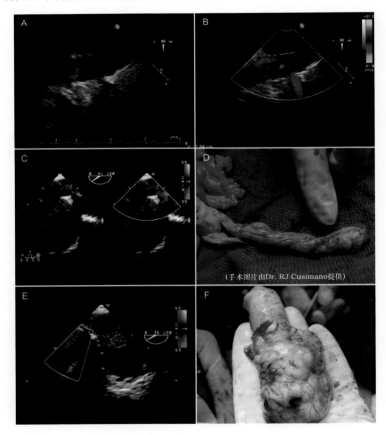

（手术图片由Dr. RJ Cusimano提供）

肿瘤

血行播散

（A）患者心尖处有黑色素转移瘤。食管中段两腔心切面显示左心室心尖处充满与周围心肌回声相似的肿物。（B）术中切开心脏可见肿瘤有非常完整的包膜。（C）食管中段四腔心切面显示该患者左心房内转移的子宫癌。（D）在改良的四腔心切面向右转探头可见起源于右上肺静脉的肿瘤。（E）尽管肿瘤巨大，但彩色多普勒（Nyquist 59 cm/s）显示从右上肺静脉流入左心房的血流仍不存在梗阻。

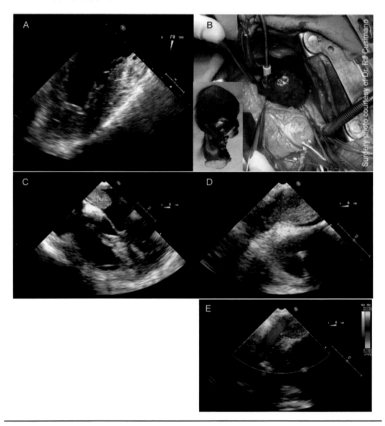

直接扩散

左肺上叶肉瘤患者，MRI 显示肿瘤扩散至左上肺静脉（LUPV）。（A）食管中段两腔心切面显示近端 LUPV 中无任何肿瘤组织。（B）心外膜超声检查直接显示更远端的 LUPV 有肿瘤（箭头）。

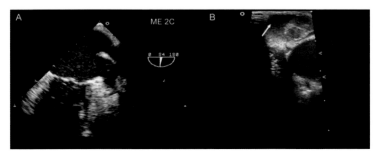

血栓

- 心脏血栓可因为心脏本身、血液系统或风湿（白塞病）等疾病造成。
- 血栓可形成于：
  - 在血流淤滞的区域：左心房（二尖瓣狭窄，心房颤动），左心室（异常室壁运动）
  - 在导管或相关装置上（右心房、右心室、冠状静脉窦）
  - 血栓脱落（右心房，右心室，肺动脉）
- TEE 诊断血栓的敏感性不一

左心耳血栓

- 左心房扩大＋自发性显影
  - 二尖瓣狭窄和心房颤动患者的发生率最高
  - 二尖瓣关闭不全发生率较低，反流的血流可以减轻血流淤滞
- 左心耳血流
  - 正常窦律或心房扑动：速率＞ 40 cm/s
  - 心房颤动时血流速率低（见下）
  - 左心耳血流速度降低会增加血栓风险
    ＜ 20 cm/s（29%），20 ～ 40 cm/s（10%），＞ 40 cm/s（1%）
- TEE 对左心房血栓的敏感度及阴性（排除血栓）的预测价值很高
  - 表现为回声团（下图箭头所示）
  - 可能为层状或球状
  - 不活动
  - 从多个角度评估左心耳，需和梳状肌鉴别

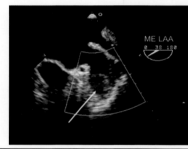
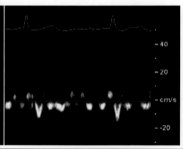

左心室血栓（见第 113 页）

- 血流淤滞增加风险：左心室扩张（舒张末期直径＞ 60 mm），存在室壁运动异常、室壁瘤、体外生命支持
- 呈均匀层状
- 左心室心尖看起来比其他左心室室壁厚（箭头）
- 无血管的肿块，内无彩色血流信号
- TTE 为诊断性检查，因为其优势在于探头更靠近心尖

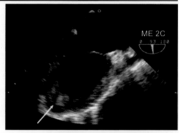

右心室血栓

- 血流淤滞增加风险：右心室扩张，右心室功能严重减低，机械辅助，体外生命支持，导管及起搏导线
- 呈均匀层状
- 无血管的肿块，内无彩色血流信号

该患者在 VV 模式 ECMO 支持时，尽管进行了全身抗凝，但右心室仍然形成了巨大血栓充满整个右心室。

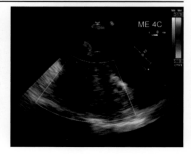

血栓

起搏器 / 导管血栓
- 血栓很难和感染相鉴别，需要临床证据支持。
- 如果血栓较大或者存在 PFO，则需要拔除导线或导管。
- 如果没有 PFO，可允许血栓栓塞在肺动脉。

（A）食管中段四腔心图像和术中可见大的血栓包绕心室起搏器导线。（B）该患者的永久起搏器导线上附着一个小血栓，而肺动脉导管上也形成了血栓（箭头）。

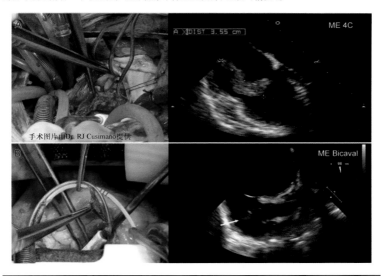

血栓脱落
- 血栓脱落在超声心动图上为蠕虫样表现。
- 可以在右心房、右心室和肺动脉中自由移动，但是可能会卡在 PFO 处。

（A）食管中段四腔心切面显示一个蠕虫样脱落血栓在右心漂浮，手术可在非体外循环下将栓子移除。（B）食管中段切面及术中照片显示卡在 PFO 处的血栓。

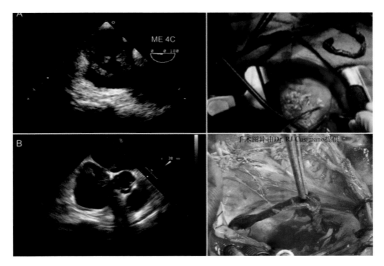

血栓

肺栓塞

- 高危因素：血液淤滞＋高凝＋内膜损伤
- 诊断检查的选择应基于便利及费用
- 超声心动怀疑肺栓塞是基于栓子导致右心系统改变的间接证据而不是直接看到栓子。整体来说，TEE 对发现血栓来说要优于 TTE，但没有其他影像学检查敏感。

诊断性检查	敏感性（%）	特异性（%）
CT 肺动脉造影	96 ～ 100	97 ～ 98
MRI	77	98
TTE	68	89
TEE	70	81
通气/灌注（V/Q）扫描	98	10

- 检查所见不同主要取决于是急性血栓还是慢性血栓。但在两种情况下，PAP 及 PVR 都会升高，右心室必须代偿。

间接表现	急性	慢性
右心室大小	扩张	扩张，肥厚
右心室收缩功能	功能不全 应变减低 McConnell 征	功能不全 应变减低
右心室舒张功能	IVRT、IVCT、RVMPI 均升高	IVRT、IVCT、RVMPI 均升高
左心室功能	LVMPI 正常	IVRT、IVCT、LVMPI 均升高
三尖瓣反流	中–重度	不定
PAP（RVSP）	正常、低	升高
60/60 征	肺动脉收缩中期凹痕	
室间隔	舒张期变平	收缩期变平
McConnell 征：中段/基底段游离壁运动减低但心尖处运动正常或运动亢奋 急性肺栓塞 60/60 征：三尖瓣反流跨瓣压 ≤ 60 mmHg，肺动脉加速时间 ≤ 60 ms MPI，心肌工作指数；IVCT，等容收缩时间；IVRT，等容舒张期时间		

（A）食管中段升主动脉切面显示主肺动脉内有一巨大血栓（箭头）。（B）肺动脉频谱多普勒测量肺动脉加速时间（正常 ≥ 130 ms）。（C）胸段降主动脉切面显示血栓（箭头）位于左肺动脉内，同时伴有左侧胸腔积液伴肺实变。左室长轴切面证实是左肺动脉，因为升主动脉长轴切面显示右肺动脉在升主动脉上方。

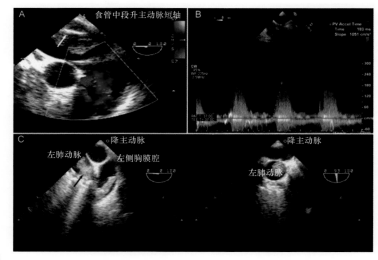

血栓

肺动脉切开取栓内膜剥脱术（PTE）

慢性血栓栓塞性肺动脉高压（CTEPH）是由慢性肺栓塞导致的一种肺血管性疾病。深低温停循环 CPB 下实施肺动脉切开取栓内膜剥脱术是唯一的治疗方法。

- 右心室：大小及功能（食管中段四腔心、经胃底左室短轴）
  - 扩张
  - 肥厚、室间隔变平
  - 右心室 FAC、应变、TAPSE
- 肺动脉扩张
- 血栓可能出现在主肺动脉、右／左肺动脉
- 三尖瓣反流定量分析
- 通过 TR 评估右心室收缩压（肺动脉收缩压）
- 检查是否存在 PFO（25% ～ 35% 的患者存在）
- 进行全面的 TEE 检查

PTE 手术时 TEE 检查内容
手术前
● RV：大小和功能
● TR 严重程度
● 评估 RVSP
● 检查 PFO
● 明确血栓
手术后
● 排气情况
● RV 功能

（A）食管中段四腔心切面显示右心室扩张及肥厚伴有右心室压力超负荷。（B）经胃底左室短轴显示收缩期 D 形室间隔。（C）食管中段升主动脉短轴切面显示主肺动脉及右肺动脉扩张。（D）食管中段右肺动脉远端切面显示部分血栓（箭头）。（E）术中照片显示血栓（箭头）。如图所示全部肺动脉血栓被移除。

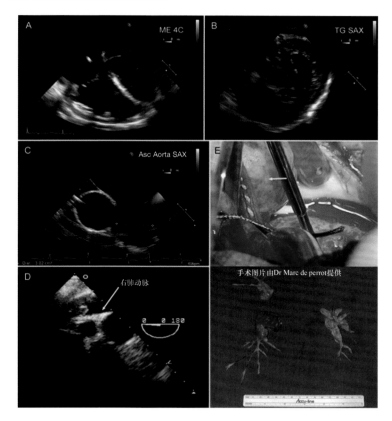

心内膜炎

- 感染性心内膜炎是由心脏内表面细菌感染所致。
- 由于发病群体情况不同（自身瓣膜 *vs.* 人工瓣膜），发病率为 3% ～ 20%。
- 超声心动检查在诊断 IE 中起着至关重要的作用，但是依然需要血培养及临床证据（Duke 标准）。尽快诊断会明显改善预后。
- 除非临床上怀疑有 IE，否则使用 TTE 进行筛查是不恰当的。
- 只有中-高度怀疑患者 IE 才会进行 TEE 检查。
- TEE 检查阴性并不能排除 IE，因为赘生物直径可能 < 2 mm，或者已经脱落栓塞在某个位置。如果临床高度怀疑 IE，可以 7 ～ 10 天后重复进行 TEE 检查。
- 当 TTE 和 TEE 检查均阴性，则对于 IE 诊断的阴性预测值为 95%。

> **IE 患者 TEE 适应证**
> - TTE 成像质量差
> - 赘生物 < 10 mm
> - 人工瓣膜导致的 IE
> - 临床怀疑 IE
> - 出现 IE 并发症的风险高

Duke 标准	
病理标准：赘生物内的微生物 临床标准：2 个主要标准，或 1 个主要标准 + 3 个次要标准，或 5 个次要标准	
主要	**次要**

1）血培养阳性
2）超声检查结果
   ● 赘生物：瓣叶增厚，在一个心脏周期内可活动的肿物会穿过瓣膜
   ● 新出现的部分瓣膜裂开
   ● 新出现的瓣膜反流
	1）易感人群（见下文）
	2）发热 > 38℃
	3）血管检查结果
	4）免疫学检查结果
	5）微生物学检查结果
	6）超声检查结果
	   ● 瓣膜穿孔
	   ● 结节样增厚
	   ● 肿物固定

来源：Durack DT，et al. Am J Med 1994；96：200-9

心内膜炎的易感人群		
高危（应用抗生素）	**中危 [a]**	**低危 [a]**

● 人工或修复过的瓣膜
● 以前有过心内膜炎
● 移植心脏有瓣膜病变
● 先天性心脏病
  – 未纠正的发绀性先心病
  – 6 个月内使用人工材料修复
  – 修复部位有人工材料的残留物
	● 获得性瓣膜疾病
	  – 风湿病
	  – 退行性病变
	  – 二尖瓣成形合并 / 不合并 MR
	● 先天性心脏病
	  – ASD、VSD 修补后
	  – PDA 修复后 6 个月
	  – 复杂心脏缺陷
	● 肥厚性梗阻型心肌病
		● ASD（单独的）
		● 动脉粥样化
		● CABG
		● 起搏器

[a] 不再推荐使用抗生素
来源：Circulation 2007；116：1736-54

心内膜炎的并发症

- 心脏衰竭：左心室 / 右心室功能是死亡率的主要预测指标。
- 栓塞：二尖瓣 > 主动脉瓣赘生物。
- 脓肿形成：邻近组织可见回声区，与心脏房室或血管之间无连通，无搏动，无彩色多普勒血流。
- 瘘管：心房心室间异常通路，可见彩色多普勒血流。
- 在瓣膜间的纤维膜形成假性动脉瘤：主动脉瓣环与二尖瓣前叶基底之间的无回声区，有搏动，并且有来自左室流出道的收缩期血流。

> **心内膜炎时需要告知外科医生以下情况**
> - 赘生物（位置，大小，数量）
> - 瓣膜病变（已存在的）
> - 瓣膜功能（梗阻，反流）
> - 并发症（脓肿，假性动脉瘤，瘘管）
> - LV/RV 功能
> - 感染装置（起搏器导线，导管）

心内膜炎

赘生物

- 超声显示为软组织密度
- 组成成分：血小板、纤维蛋白、微生物
- 不规则形状、大小
- 活动，独立于心脏结构存在
- AV > MV > TV > PV，检查所有瓣膜
- 位于反流束压力较低的一侧：
  - 主动脉关闭不全→主动脉瓣左心室侧，MV 腱索
  - 二尖瓣反流→二尖瓣左心房侧，左心房壁
  - 三尖瓣反流→三尖瓣右心房侧
  - 室缺孔→室缺孔正对的右心室，其次为肺动脉和三尖瓣
- 植入材料
- 正常瓣膜功能出现梗阻
- 瓣膜功能不全
- 栓塞风险（20% ～ 50%）
  - 瓣膜：二尖瓣（25%）>主动脉瓣（10%）
  - 大小> 10 ～ 14 mm，粘连于二尖瓣前叶
  - 微生物：*S. aureus*，*Candida*，HACEK
  - 抗生素治疗后的 2 ～ 4 周内

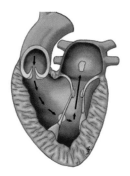

来源：Baddour L，et al. Circulation 2005；111：e394-e434

（A）食管中段右室流出道切面和术中切开右心房可见三尖瓣赘生物（箭头）。（B）食管中段主动脉瓣长轴图像可见主动脉瓣赘生物（箭头）导致主动脉瓣连枷征，彩色多普勒显示重度主动脉瓣关闭不全，彩色反流血流充满整个 LVOT。（C）该患者存在主动脉瓣赘生物（箭头），食管中段右室流出道切面对比彩色多普勒（Nyquist 48 cm/s）可见赘生物经流出道 VSD 脱垂进入右室流出道。

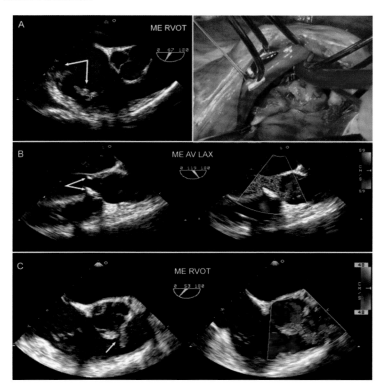

心内膜炎

涉及人工瓣膜的 IE 并发症包括：
- 脓肿：邻近组织低 / 高回声影，无彩色血流
- 瘘管：连接两个位置的异常通道
- 裂开：瓣膜独立于周围组织异常摇摆运动
- 假性动脉瘤：主动脉瓣环与二尖瓣前叶根部之间出现无回声区域

脓肿

脓肿是充满脓液的腔隙，可能出现在瓣环、心肌或瓣膜间的纤维膜。超声下可见瓣环周围或稠密或无回声区域，但无彩色血流。
（A）术中照片显示包绕 St Jude 人工主动脉瓣环的瓣周脓肿。（B）（C）ME AV SAX 切面 2D 和彩色多普勒。（D，E）二尖瓣前叶（箭头）多个无回声虫噬样空腔脓肿，彩色多普勒示二尖瓣穿孔并中心型 MR。

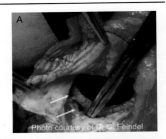

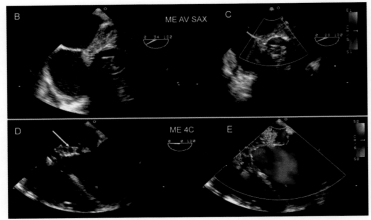

瘘管

瘘管为两个腔隙间的异常连接通道，形成原因是脓肿或假性动脉瘤破裂。可以在瘘管内看见彩色血流信号。
（A）术中照片显示二尖瓣前叶根部存在瘘管。（B）食管中段主动脉瓣长轴切面显示"风袋"样病变（箭头）连接主动脉根部与左心房。（C）食管中段主动脉瓣长轴彩色多普勒（Nyquist 58 cm/s）显示血流在收缩期从主动脉经过瘘管进入左心房。

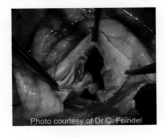

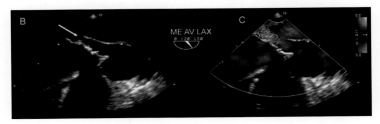

282

心内膜炎

"喷射病损"（"Jet Lesion"）

是指二尖瓣前叶的细菌性动脉瘤，其穿孔可导致二尖瓣反流。通常由于主动脉瓣心内膜炎导致主动脉瓣关闭不全，反向射血影响二尖瓣前叶，导致出现该病变。

（A）术中照片显示二尖瓣前叶穿孔。（B）食管中段主动脉瓣短轴切面显示"风袋"样病变（箭头）。彩色多普勒（Nyquist 63 cm/s）显示血流穿过二尖瓣前叶，导致严重的二尖瓣反流，可见血流加速。这需要进行二尖瓣修复或者置换手术。

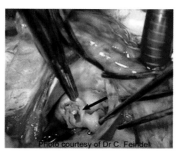

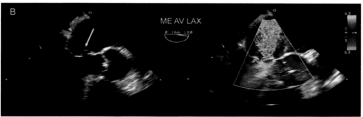

人工瓣膜裂开

人工瓣膜裂开是指沿着用于缝合人工瓣膜或瓣环与周围组织的缝线存在裂隙。缝线从组织上脱离导致瓣周漏。如果裂隙很大，则会影响人工瓣膜的稳定性。在超声上表现为人工瓣膜独立于周围结构的异常摇摆运动。

（A）术中可见组织和人工生物瓣缝线环之间存在裂隙。（B）食管中段二尖瓣联合部切面显示生物二尖瓣结构破坏。彩色多普勒（Nyquist 59 cm/s）同时显示存在严重的二尖瓣瓣内反流以及瓣周漏。（C）该患者二尖瓣成形环周围裂开，出现显著的瓣周漏，导致重度二尖瓣反流。

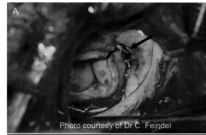

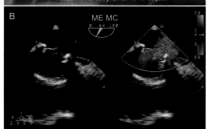

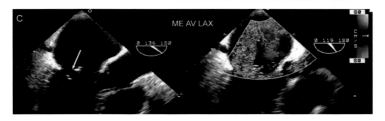

心内膜炎

假性动脉瘤

● 瓣膜间纤维膜假性动脉瘤（箭头）位于主动脉瓣环和二尖瓣前叶根部之间，超声表现为一无回声区。

（A）这个空间是随着心脏收缩和舒张动态变化的，收缩期扩张，（B）舒张期变小。彩色血流显示收缩早期血流涌入和舒张早期血流排空。

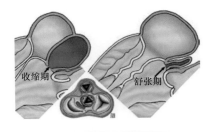

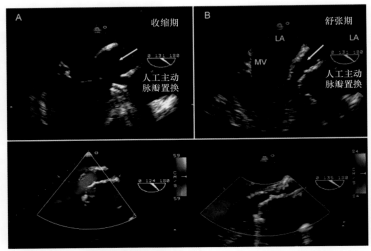

主动脉瓣人工机械瓣置换术后患者，在主动脉瓣瓣环与左心房之间出现一个无回声区域，为瓣间瘘管脓肿。对比（A）2D 食管中段主动脉瓣短轴、长轴切面与（B）主动脉瓣长轴切面彩色多普勒图像，（C）食管中段主动脉瓣短轴 3D 图像及（D）术中所见。

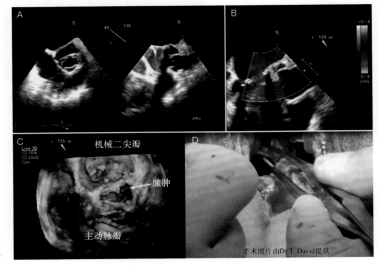

手术照片由 Dr T. David 提供

284

心内膜炎

假性动脉瘤瘘管

- 主动脉根部与周围结构如右心房和左心房关系紧密。
- 主动脉根部脓肿或假性动脉瘤可能破裂产生瘘管进入周围腔隙。
- 彩色多普勒（Nyquist 40 ～ 50 cm/s）显示腔隙间存在血流信号。
- 需要手术修补该通道。

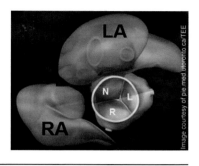

患者 Bentall 术后胸骨上窝出现搏动性肿物。（A）CT 重建显示前方假性动脉瘤（双箭头）富含血液。（B）食管中段主动脉瓣短轴切面同时可见后方假性动脉瘤（箭头）破裂形成瘘管入左心房。（C）食管中段主动脉瓣长轴切面同时可见假性动脉瘤前面（双箭头）和后面（箭头）。（D）假性动脉瘤与左心房之间存在通道。食管中段主动脉瓣长轴彩色多普勒显示收缩期血流通过 LVOT 进入假性动脉瘤，再进入左心房，形成了 LVOT 与左心房之间的瘘管。（E）另一位患者存在自体移植物假性动脉瘤，食管中段主动脉瓣短轴及（F）放大模式显示假性动脉瘤连接右心房。

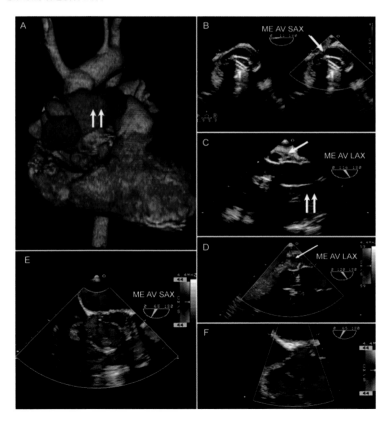

12

心室辅助装置与心脏移植

（刘怡昭　译　姜陆洋　校）

机械循环支持

- 有一系列的心脏-呼吸辅助装置，从简单的主动脉球囊导管，心室辅助装置（VADs），全人工心脏（TAH），膜肺，到高级体外生命支持系统。
- 辅助装置的选择取决于患者的心脏状态和是否有充足的通气（CO_2排出）和氧合。
- 对于晚期心力衰竭患者的机械循环支持已经有了相当大的进展，是许多医疗中心的标准治疗方法。
- 超声心动图可以帮助评估需求，安装装置，发现并发症和撤离机械辅助装置。

循环	通气	循环和通气
主动脉球囊反搏（IABP） 心室辅助装置（VAD） 经皮心室辅助装置（pVAD） 全人工心脏（TAH）	VV ECMO Avalon Elite® Novolung®	VA ECMO 双心室辅助装置＋氧合器
ECMO，体外膜肺氧合；VV，静脉–静脉；VA，静脉–动脉		

心室辅助装置

- 机械心室辅助装置可以用来辅助左心室（LVAD），右心室（RVAD），或双心室（BiVAD）。
- 辅助装置依赖于流入和流出导管，流入导管（由患者端流出），通常放置在被辅助的心室（右心室辅助或左心室辅助）或心房（右心房，用于右心室辅助）。流出导管（流入患者体内）放置在主动脉（LVAD）或肺动脉（RVAD）内。这些装置可以放置于身体内（体内），身体旁边（体旁），或者身体之外远离身体（体外）。

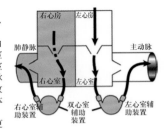

- 更小更耐用的连续血流设备已经取代了原来体积更大的脉冲设备。
- 患者可接受心室辅助装置作为移植受体桥接（BTT）、康复桥接（BTR）、移植供体桥接（BTC）或终点治疗（DT）。辅助装置可提供临时（几天）或长期的（几月、几年）支持。
- 经皮连续血流心室辅助设备（pVAD）可以在床旁安装（Impella®和TandemHeart®）。

脉冲心室辅助装置	连续血流心室辅助装置	
	轴向	离心
中期–长期支持（数月–数年）		
Berlin EXCOR® Thoratec® PVAD	HeartMate Ⅱ® LVAD CentriMag® Jarvik 2000® Berlin INCOR®	HeartWare® HVAD HeartMate 3™ LVAD
短期支持（数天–数周）		
	Impella®	TandemHeart®

脉冲式心室辅助装置

- 曾经有历史意义的第一代设备（HeartMate® XVE，Thoratec VAD）目前已被更小更高效的装置取代了。
- 目前脉冲设备 Thoratec® PVAD 和柏林 EXCOR® 都应用于儿科患者。该装置是植入体旁套管连接提供 LVAD 和（或）RVAD 支持。
- 带瓣膜的泵提供非同步（对患者心脏而言）正向血流置换，将血液泵入患者体循环。

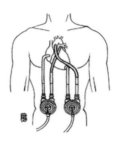

心室辅助装置

持续血流心室辅助装置

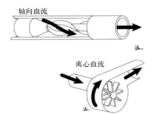

轴向血流

离心血流

- 连续血流装置体积小，经久耐用，完全可植入。具有简单的无瓣膜设计，可提供轴向或离心式血流。
- 轴流装置采用螺旋桨螺杆式设计，快速旋转，推动血液持续向前。
- 离心泵有一个由磁力和水动力供能的悬浮叶轮，高速下形成无接触叶轮旋转。
- 每分钟旋转的速度（rpm）决定了设备的流量（2～6 L），转速越高流量越大。
- 设备的流入端直接接从左心室心尖部将血流引入设备，流出导管与升主动脉或降主动脉相连（Jarvik2000®）。

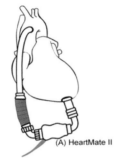

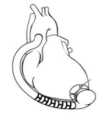

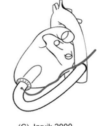

(A) HeartMate II   (B) HeartWare   (C) Jarvik 2000

图片经Frances Yeung允许使用，经过Willa Bradshaw修改

全人工心脏（TAH）

- SynCardia CardioWest 全人工心脏（SynCardia，Inc.，Tucson，AZ）是一种可植入原位气动双心室脉冲装置。
- 全人工心脏（TAH）是由半刚性聚氨酯材料制成的两个人工心室组成的。每个心室都有机械流入和流出瓣（Medtronic-Hall 翻转式倾斜瓣），以提供单向血流。
- 血液流过人工心室，通过气动泵进入肺循环和体循环。每搏容量可达 70 ml，血流量最高可达 9.5 L/min。
- 切除患者自体心室和所有瓣膜，将连接器缝合到患者的二尖瓣瓣环、三尖瓣瓣环、肺动脉和主动脉上。再将全人工心脏连接到连接器上。
- 全人工心脏（TAH）被认为是那些不适合心室辅助装置（VAD）支持（心内血栓、左心室小心腔、Fontan 循环）患者心脏移植的桥接。
- TEE 表现总结如下。

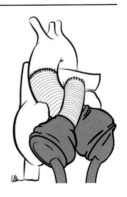

TAH 心肺转流前的 TEE 表现	TAH 心肺转流后的 TEE 表现

中心静脉置管（不在 RA 内）
卵圆孔未闭，房间隔缺损
心房血栓
下腔静脉宽度
肺静脉位置、血流
	问题：无心电图，声影阻挡
	排气
	机械瓣膜功能
	减少设备灌注
	  下腔静脉扭转
	  肺静脉扭转 > 1.1 m/s

源自：Mizuguchi KA，et al. Anesth Analg 2013；117：780-4	

TEE 在心室辅助装置中的应用

- TEE 在安装心室辅助装置（LVAD、RVAD、BiVAD）时十分有用。
- 植入连续血流左心辅助装置时，设备放置于左心室心尖部，流出导管位于升主动脉。
- 辅助装置充分发挥作用依赖于左心室充盈不受阻，血流能顺利被引流到辅助装置，并输出到主动脉。设备流量对于前负荷和后负荷都敏感。
- 心肺转流前 TEE 筛查是为了发现禁忌证或改变心脏移植技术的疾病。TEE 检查侧重于可能会引起装置功能受损的问题：

  ❶排除左心室心尖部室壁瘤或血栓

  ❷卵圆孔未闭–安装设备后的低氧血症

  ❸主动脉瓣关闭不全–安装设备后再循环环路
- 心肺转流后 TEE 确定装置功能是否良好、残余心脏功能，排除并发症。声影和来自设备的电干扰使得 TEE 评估更加复杂。

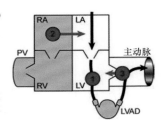

VAD 心肺转流前 TEE	VAD 心肺转流后 TEE
左心室大小、功能	排气
右心室大小、功能	再次进行卵圆孔未闭的评估
分流：卵圆孔未闭、房间隔缺损、室间隔缺损	导管位置
主动脉瓣关闭不全	装置功能 / 血流
心腔内血栓（左心室、左心耳）	左心室减压
三尖瓣反流、二尖瓣狭窄	主动脉瓣开放
主动脉粥样硬化	主动脉瓣关闭不全
主动脉夹层	右心室大小、功能
人工瓣膜	三尖瓣反流

源自：Stainback R，et al. J Am Soc Echocardiogr 2015；28：853-909
Chumnanvej S，et al. Anesth Analg 2007；106：583-401

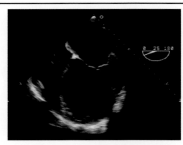

左心室大小和功能
- 左心室扩张、心功能差
- 室间隔位置，常常右偏
- 检查左心室心尖部血栓或薄壁室壁瘤
- 测量舒张期左心室内径基线，与安装心室辅助装置后对比
- 小心腔、肌小梁填塞式心腔使设备植入更具挑战性

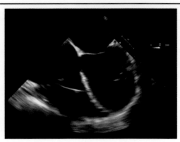

右心室大小和功能
- 右心室功能决定了 LVAD 的充盈
- 右心室大小和功能是安装 VAD 后患者总发病率和死亡率的重要决定因素
- 现有右心功能不全可能需要 BiVAD 支持
- 右心室功能的定量评估包括：
  - 右心室面积变化分数
  - 三尖瓣环收缩期位移
  - 三尖瓣组织多普勒 S′
- 三尖瓣反流可能会引起右心室功能的改变
- 根据三尖瓣反流评估右心室收缩压

TEE 在心室辅助装置中的应用

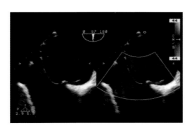

卵圆孔未闭（PFO）

- LVAD 后低氧血症，右→左分流
- 矛盾栓子
- 可能较难发现
  - 左心房压＞右心房压
  - 房间隔向右弓形凸出 / 静止不动
- Valsalva 动作引起右心房压增高
  - 彩色多普勒 ±Valsalva
  - 气泡试验 ±Valsalva
- 如果存在卵圆孔未闭需要缝合关闭
- 心肺转流后再次查看是否存在 PFO

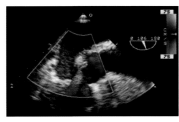

主动脉瓣关闭不全

- LVAD 环路→体循环灌注差
- 低估心肺转流前 AI 的严重程度，由于存在低主动脉压-高左心室舒张末压造成主动脉瓣跨瓣压力梯度降低
- 如图所示，可在 CPB 时检查 AI，因为此时主动脉压力较高，如 LVAD 血流
- 左心室引流＞1.5 L/min 有显著意义
- 中到重度 AI 需行主动脉瓣成形或置换

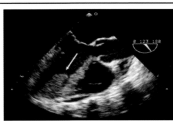

腔内血栓

- 烟雾状血流提示低流量：心室、心房、主动脉
- 左心耳血栓：结扎左心耳
- 左心室血栓（箭头）：必须仔细地去除，因为可以
  - 堵塞导管
  - 引起栓塞
- 大量血栓导致无法置入辅助装置

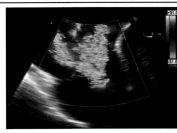

三尖瓣反流（TR）

- VAD 后右心室功能不全
- 明确是功能性的还是原发的
- 定量 TR 的严重程度
- 可以被 LVAD 血流改善或恶化
- 重度 TR 需要外科修补

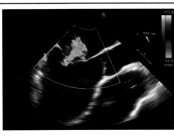

二尖瓣病变

- LVAD 的充盈取决于二尖瓣功能
- 二尖瓣狭窄（MS）需行二尖瓣置换，因为它阻碍 LVAD 的充盈
- 二尖瓣反流（MR）不是问题，因为左心室的容量会充盈到 LVAD
- 尽管非常罕见，但是如果流入导管被腱索缠绕，MR 可能在 LVAD 后加重

LVAD TEE

- 心室辅助装置植入后 TEE 评估应从撤离心肺转流前的设备排气开始。
- 设备功能良好要求插管位置正确。应用多普勒（彩色和频谱）评估导管通畅性。
- 左心室应该减压。调整设备泵速，以优化左心室大小，并使室间隔处于中立位置。
- 右心室功能对 LVAD 充盈非常重要，LVAD 后右心室功能可能会恶化。
- 血流动力学改变可能暴露卵圆孔未闭、主动脉瓣关闭不全，加重三尖瓣反流。

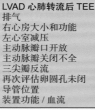
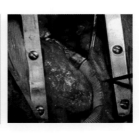

LVAD 心肺转流后 TEE
排气
右心房大小和功能
左心室减压
主动脉瓣口开放
主动脉瓣关闭不全
三尖瓣反流
再次评估卵圆孔未闭
导管位置
装置功能 / 血流

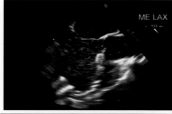

排气
- 心肺转流期间启动设备。
- 空气出现在左心室、升主动脉、主动脉导管近端。
- 空气可能进入右冠状动脉，对右心室功能造成进一步的损害。
- 如果始终存在空气，考虑气体通过开放缝线或套管漏出。

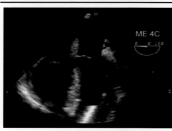

左心室减压
- 左心室腔容积减小
- 脉冲式设备几乎排空左心室
- 连续血流设备部分排空左心室
- 监测室间隔位置
- 吸入事件：
  - 泵内负压
  - 室腔闭塞时，左心室心肌部分阻塞左心室套管
  - 通过增加容积和降低泵速的方式处理

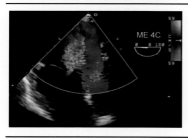

右心室功能
- 室间隔的位置对右心室功能十分重要
  - 弓向左侧：LV 排空过度
  - 弓向右侧：LV 未排空
  - 中立位：最佳位置优化右心室
- 右心室功能可能
  - 因前负荷增加而恶化
  - 因后负荷降低而改善
- 不同程度的三尖瓣反流
- 估计右心室收缩压
- 三尖瓣反流量可变

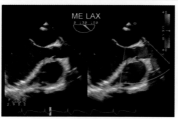

主动脉瓣（AV）功能
- AV 每三个心搏周期间歇性地打开一次
  - 调整设备的速度使 AV 打开
  - 不能打开的 AV 存在硬化的危险
- 对目前存在的主动脉瓣关闭不全（AI）的风险评估
  - 间歇或持续性 AI 血流
  - 可以使用彩色 M 超评价时长
- AI 分级
  - 使用缩流径（VC）
  - 不要使用：压力降半时间（PHT），主动脉逆向血流

LVAD 导管血流

左心室心尖部导管
- 装置流入，患者端流出
- 远离室间隔＋左心室室壁，朝向二尖瓣，在两个垂直正交视图中可见
- 颜色：单向层流
- 频谱多普勒（PW 或 CW）：
  - 脉冲：分散的，＜ 2.3 m/s
  - 连续：不到基线（箭头）1.0 ～ 2.0 m/s
  - HeartWare® 设备的电子干扰导致无法使用彩色多普勒进行评估，而且无法使用频谱多普勒进行波形描记

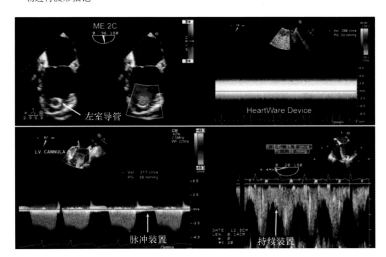

主动脉导管
- 装置流出，患者端流入
- 位置升主动脉前外侧，成角，回撤 TEE 探头观察
- 颜色：单项湍流
  - 评估是否存在主动脉瓣关闭不全（AI）

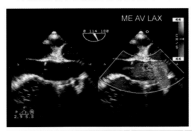

频谱多普勒（PW 或 CW）
- 脉冲：
  - 分散，2.1 m/s
  - 与 ECG 不同步
- 连续：
  - 不达基线（箭头）1.0 ～ 2.0 m/s
  - 脉冲模式来自左心室收缩，与 ECG 同步

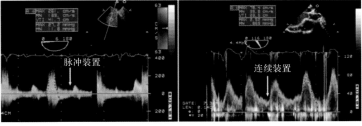

LVAD 并发症

心室辅助装置并发症

- 装置低心输出量
  - ❶ 低血容量（右心室、左心室空）
  - ❷ 右心衰（扩张、功能不良、三尖瓣反流）
  - ❸ 心脏压塞
  - ❹ 流入导管梗阻
  - ❺ 装置故障
  - ❻ 流出导管梗阻
- 装置高心输出量
  - – 败血症
  - – 主动脉瓣关闭不全
- 血栓
- 低氧血症

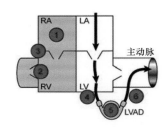

吸入事件

- 心肌"吸入"到导管中
  - – 低血压、心律失常
  - – VAD 流量低
  - – 震颤线
- 原因：
  - – 低血容量
  - – 右心衰
  - – 心脏压塞
- 左心室腔闭塞，室间隔凸向左侧
- 治疗：降低 VAD 血流，对因治疗

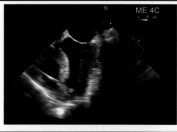

心脏压塞

- 局部或环周心包积液
- 心腔压缩：右心房、右心室（如图所示）
- LVAD 充盈受限，低血流
- 术后早期或晚期常见的并发症，因为患者术后需要抗凝，存在出血倾向
- 需要引流积液或手术清除血肿

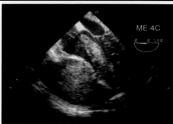

流入管路梗阻

- 机械孔梗阻的病因学：
  - – 误对准左心室壁（如图所示）
  - – 低血容量导致导管周围心腔塌陷
  - – 血栓阻塞导管
- 多普勒
  - – 彩色：湍流
  - – 频谱：速度 > 2.3 m/s
- 引起装置低流量的原因

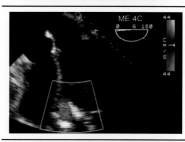

流出管路梗阻

- 机械孔梗阻的病因学：
  - – 位置异常
  - – 管路扭转
  - – 血栓阻塞导管
- 多普勒
  - – 彩色：湍流
  - – 频谱：速度 > 2.3 m/s
- 引起装置低流量的原因

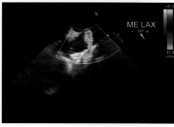

LVAD 并发症

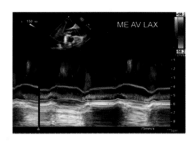

主动脉瓣关闭不全（AI）

- 主动脉持续高压
- 连续或间断 AI
  - 用彩色 M 超评估时长
- 装置高心输出量建立了 LVAD 充盈和排空回路
- 严重程度难以量化
  - 使用缩流径（VC）宽度
  - 不要使用：压力减半时间（PHT），主动脉瓣反向血流
- 当后负荷难以管理或降低时，考虑主动脉瓣置换

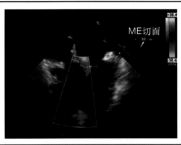

装置血栓

- 1% ～ 4% 患者
- 危险因素：房颤、左心室血栓、亚治疗剂量抗凝药、泵低流量
- 怀疑存在溶血、心力衰竭
- 设备：动力 / 能量增加
- 多普勒示流入血流流速低。此处显示尽管 Nyquist 值较低，彩色多普勒仍显示为层流血流
- 连续血流斜坡试验（RAMP）评估设备功能
- 可能需要更换设备

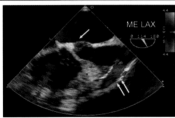

瓣膜血栓

- 在血流停滞的区域易形成血栓
- 如果 AV 持续关闭，就有形成血栓（箭头）和瓣膜功能障碍的风险
- 血流从 VAD 流出导管（双箭头）进入升主动脉，以及 AV 间断打开和关闭应该可以预防这种情况的发生
- 存在体循环栓塞的风险

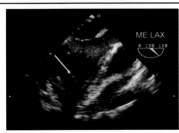

导管血栓

- 血栓可在导管尖端或导管内形成
- 可能堵塞导管的流入血流
- 导致装置流量低
- 如图所示在左心室导管尖端的小血栓（箭头）
- 通常需要抗凝防止血栓形成

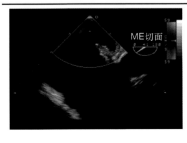

低氧血症

- 存在持续的心内分流：卵圆孔未闭，房间隔缺损，室间隔缺损
- 因心内压力变化被揭示
- 激发生理盐水造影超声可诊断
- 改变泵速可能会暂时改善状况
- 可能需要经皮装置封堵。此处显示的是封堵后的残余分流，在设备内皮化后得以解决。

右心室辅助装置

右心室辅助装置（RVAD）或双心室辅助装置（BiVAD）

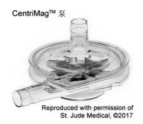

CentriMag™ 泵

Reproduced with permission of
St. Jude Medical, ©2017

- 如果患者出现双心室衰竭，可以应用双心室辅助装置
  （BiVAD）支持：
  - 连续血流系统：CentriMag®
  - 脉冲系统：Berlin Heart EXCOR®，Thoratec® PVAD™
- 这些设备安装在体外：
  - 体外：CentriMag
  - 体旁：Berlin Heart，Thoratec® PVAD™
- 双心室辅助装置应用两套设备和导管，每套都有自己的
  的流入和流出端
  - 右心：流入（右心房、右心室）→流出（肺动脉）
  - 左心：流入（左心房、左心室）→流出（主动脉）
- 装置流入导管：右心房或右心室
- 装置流出导管：肺动脉
  - 速度 1.0 ～ 2.0 m/s
  - 间断或持续血流
- 装置可提供高达 9.9 L/min 的流量

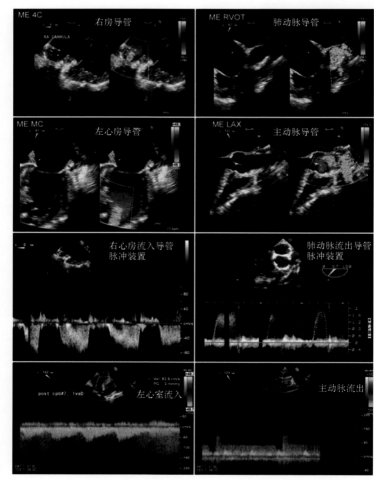

经皮 VAD

经皮心室辅助装置（pVAD）

- 经皮 VADs 可提供部分或全部的临时循环支持（5～14 天）。
- 装置经股动脉置入，持续地将氧合血液从左心泵入体循环。
- 适用于心源性休克、左心室减负、支持循环。

TandemHeart® pVAD（CardiacAssist，Pittsburgh，PA）

- 这是一个连续血流体外 pVAD 系统，由三个部分组成，左心室旷置。
- 由左心房吸入含氧血液，经股动脉回流（流量 3～5 L/min）。
- 将 21 F 股静脉插管插入右心房，并在透视或 TEE 引导下经房间隔进入左心房。导管作为流入装置连接到体外离心泵上。
- 泵的流出端是一个 15～17 F 导管，插入右股动脉至主动脉分叉处。

Impella®（Abiomed，Danvers MA）

- 是一套左心室减负导管。应用微轴血流泵将左室流出道的氧合血液吸入导管远端的入口部分，通过泵排出至升主动脉。
- 根据所选择的导管可以提供 2.5～5.0 L/min 的左心室辅助。
- 经股动脉逆行插管，导管尖端穿过主动脉瓣。
- 导管的正确位置：
  - 流入端口在左室流出道距主动脉瓣 3～4 cm 处。
  - 流出端口位于主动脉窦远端 1.5～2.0 cm 处。
- 导管位置不佳可通过 TEE 识别。
- Impella RP® 可以通过下腔静脉放置导管，抽吸血液并将其排出至肺动脉以辅助右心室（流量 4.0 L）。

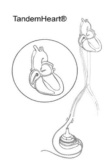

TandemHeart®

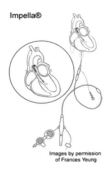

Impella®

Images by permission
of Frances Yeung

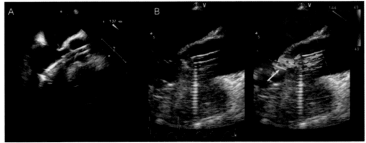

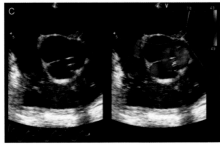

（A）ME LAX 显示 Impella® 导管通过主动脉瓣，但是进入左心室太深。（B）ME AV LAX 切面彩色多普勒显示持续血流从导管远端（箭头）被抽出，并排出至升主动脉。（C）AV SAX 切面彩色多普勒显示了 Impella® 导管位于主动脉瓣中央。

体外生命支持（ECLS）

体外生命支持（ECLS）
- 这是一个不断发展的医疗领域，通过提供通气和循环支持来辅助衰竭的肺、心脏或心肺。
- ECLS 常需要经皮在中心或者外周循环放置构造各不相同的导管。
- 超声心动图有助于评估需求、放置、发现并发症以及撤离 ECLS。

静脉－静脉（VV）ECMO
- 这种结构提供通气支持，依靠患者的心脏泵出氧合血液。
- 插管通常是经皮或切开周围血管，插入长管，尽量放置在靠近中心的位置。
- 充足的静脉引流需要最佳的引流插管位置，就在右心房刚好超过腔-房交界处。插管位置不当可能引起损伤：
  - 太深：损伤三尖瓣、房间隔
  - 深度不够：损伤下腔静脉
- 回流管与引流管之间需要足够的距离，以避免管道之间形成再循环。

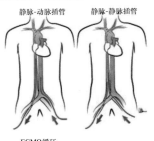

静脉-动脉插管　　静脉-静脉插管

静脉－动脉（VA）ECMO
- 这种结构提供心肺支持，不依赖于固有的心肺功能。
- VA ECMO 需要放置两根导管，静脉导管用于引流，动脉导管用于返还氧合血液。
- 外周静脉插管位于股静脉至下腔静脉/右心房交界处，回流导管位于股动脉至髂动脉处。
- 中心插管保留了心肺转流的插管位置，静脉插管位于右心房，动脉插管位于升主动脉。

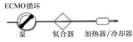

ECMO 循环

泵　　氧合器　　加热器/冷却器

静脉－静脉（VV）ECMO			静脉－动脉（VA）ECMO	
呼吸衰竭			心-肺衰竭	
2 个或 1 个静脉导管			静脉和动脉导管	
	引流	返还	引流	返还
股-心房	股（下腔静脉/右心房）	IJ（上腔静脉/右心房）	股静脉	股动脉
股-股	股（下腔静脉中段）	股（右心房）	右心房	主动脉
颈内静脉（IJ）	IJ（上腔静脉、下腔静脉）	IJ（右心房）		

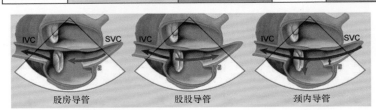

股房导管　　　　　　股股导管　　　　　　颈内导管

IVC，下腔静脉；SVC，上腔静脉

体外生命支持（ECLS）TEE		
安装前	安装后	撤离
左心室大小、功能 右心室大小、功能 瓣膜性三尖瓣反流 卵圆孔未闭，房间隔缺损 下腔静脉、上腔静脉大小 动脉粥样硬化 Chiari 网	导管位置 心包积液 主动脉夹层 心腔大小 左心室扩张 血栓 主动脉瓣开放	左心室大小、功能 　LVEF > 20% 　S' > 6 cm/s 　主动脉瓣 VTI > 10 cm 右心室大小、功能 主动脉瓣功能 三尖瓣反流，右心室收缩压
源自：Doufe G，et al. Critical Care 2015；19：326 VTI，流速时间积分		

体外生命支持 TEE

静脉置管

体外生命支持经皮在股静脉或颈内静脉置入静脉导管。导管位置正确才能获得通畅的血流。

（A）食管中段双腔静脉切面显示 VV ECMO 中位于上腔静脉内的颈内静脉回流导管，并且深入右心房。（B，C）食管中段双腔静脉切面 2D 和彩色多普勒显示股静脉引流管位于下腔静脉和右心房交界处。导管尖端位于下腔静脉和右心房交界处。

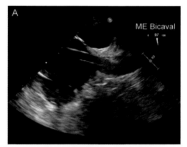

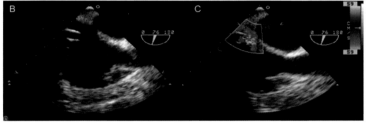

Avalon Elite® 导管（Maquet，Rastatt，德国）

- 这是一种双腔导管，从上、下腔静脉吸引血液，并将氧合血液打回右心房。
- 经皮置入导管经右颈内静脉插入右心房。
- 导管尖端位于下腔静脉和右心房交界处。
- 调整导管位置，使流出血流（红色箭头）朝向三尖瓣，而不是房间隔（食管中段双腔静脉切面）。
- 为 VV ECMO 提供单一导管，最大限度减少再循环，提高血流量。

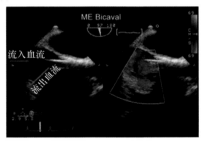

Novalung® iLA 膜肺（XENIOUS AG，德国）

- 这一体外通气装置设计的初衷是为了排除二氧化碳。
- 从体内抽出血液，进入氧化膜，然后回输体内。
- 外周插管通过股动脉和股静脉。
- 中心插管（肺动脉至左心房）可作为原发性肺动脉高压患者肺移植的桥接，提供减压＋气体交换。

（A）食管中段右室流入-流出道切面彩色多普勒显示位于肺动脉主干的导管（箭头）。（B）食管中段改良双腔静脉切面彩色多普勒显示右上肺静脉的流入导管进入左心房。

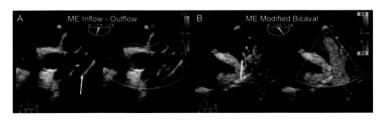

心脏移植

原位心脏移植
- 这是治疗顽固性心力衰竭的金标准手术方法。
- 手术过程包括摘除自体心脏和植入供体心脏，使用两种技术中的一种（见第 301 页）。
- 心肺转流前 TEE 评估受限
  - 估算肺血管阻力（PVR）
    PVR = TRmax×VTI 右室流出道 ×10 + 0.16
- TEE 是最有用的评估手段，可以评价早期移植心脏的功能，诊断潜在的并发症，必要时还可以辅助安装机械辅助装置。
- 双心室功能障碍可能提示原发性供体心脏衰竭或早期排斥反应。

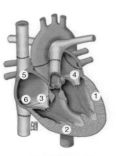

心脏移植心肺转流前 TEE 表现	心脏移植心肺转流后 TEE 表现
心室扩张	排气
心肌变薄（＜ 6 mm）	❶❷心室功能（右，左）
烟雾状，血栓	整体
腔静脉尺寸	局部
永存左上腔	❸三尖瓣反流（估算肺动脉收缩压），二尖瓣反流
三尖瓣反流（TR）	吻合口
估算肺动脉收缩压、肺血管阻力	❹左心房、肺静脉
心室辅助装置（LVAD, BiVAD）	❺上腔静脉
心包积液	❻下腔静脉
起搏导线	卵圆孔未闭

吻合
- 双腔静脉吻合需要仔细检查上腔静脉、下腔静脉以测量大小，并通过彩色多普勒检查确保层流。很难获得良好的频谱多普勒对线来评估这些结构中的速度。如果出现湍流，应通知外科医生。上腔静脉梗阻需要结合临床表现，可能需要手术治疗。下腔静脉狭窄可能得益于术后支架的放置。
- 左心房吻合术，通过二尖瓣和肺静脉，使左心室有足够的充盈。
- 主动脉、肺动脉吻合很少有问题。

（A）食管中段 4 腔心切面显示左心房吻合口狭窄（箭头），二尖瓣上方出现湍流限制了左心室充盈。（B）食管中段双腔静脉切面显示下腔静脉内（箭头）和上腔静脉内（双箭头）的湍流，需要术后放置支架。

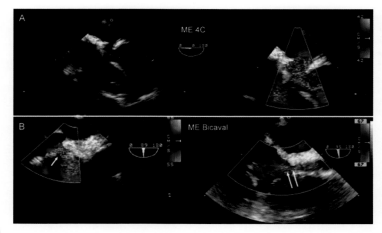

心脏移植并发症

心脏移植技术

双心房法（Lower-Shumway）

保留受体部分右心房、左心房和肺静脉（蓝色），与供体的右心房、左心房（红色）缝合

双腔静脉法（Wythenshawe）

切除受体的右心房，分别吻合供体（红色）和受体（蓝色）的上腔静脉、下腔静脉和左心房

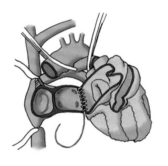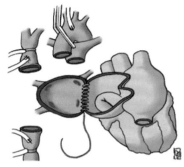

右心室功能

- 由于多种原因，供心的右心室功能往往在心脏移植后下降。原因如下：供体心肌功能障碍、血容量过高、缺血时间过长、先前存在的肺动脉压高压以及可能的排异反应。
- 提示右心室功能障碍的表现见表。
- 右心室功能降低对预后有影响。
- 避免容量过量，因为这可使右心室功能进一步恶化。

右室衰竭
扩张
室壁运动异常
室间隔呈弓形（凸向左心室）
三尖瓣瓣环收缩期位移（TAPSE）减小
重度三尖瓣反流（包括右心室收缩压）
右心室游离壁紧张

（A）食管中段 4 腔心切面显示右心室扩张，室间隔弓形凸向左心室。（B）食管中段流入-流出道彩色多普勒（Nyquist 59 cm/s）显示明显的三尖瓣反流呈层流，提示严重的右心室功能障碍。

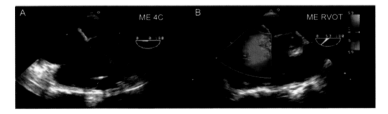

心包积液、心脏压塞

- 心脏移植术后出血十分常见，这与心脏移植前已经存在凝血功能障碍和心内出现多条新的缝合线有关。
- 血液积聚可被包裹并压迫心腔及临近结构。
- 评估房室瓣血流的呼吸变异以诊断心脏压塞。

食管中段 4 腔心切面显示左上肺静脉（箭头）进入左心房时受压。来自斜窦的血液积聚压迫左心房。

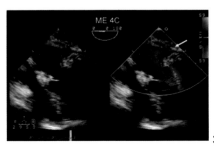

301

13

心肌病

（刘怡昭　译　姜陆洋　校）

扩张型心肌病

- 心肌病是由于心肌结构和功能异常引起心功能障碍的心肌疾病，无冠心病、高血压、瓣膜病和先天性心脏病。可以是家族性（基因突变）或非家族性。
- 对于心肌病的分类没有统一的意见，因为每种分类都试图将解剖学、生理学和遗传学整合起来。本书提供的是简化的欧洲版本。
- 每种类型可能有多种原因。
- 超声心动图可以通过评估心室功能（收缩功能和舒张功能）、室壁厚度和腔室大小轻松鉴别不同类型的心肌病。
- 其他可供选择的诊断方法包括心内膜心肌活检和心导管术。

心肌病类型
扩张型（DCM）
限制型（RCM）
肥厚型（HCM）
致心律失常性右心室发育不良
未分类的：
应激性心肌病
左心室致密不全心肌病
源自：Eur Heart J 2008；29：270-6

扩张型心肌病（DCM）

- DCM 的定义是在无异常负荷状态（高血压、瓣膜病）或冠心病时出现左心室扩张和收缩功能障碍。
- DCM 是最常见的心肌病（60%，5～8/10 000），病因众多，死亡率高 50%（2 年），75%（5 年）。
- DCM 心室扩张（一个或两个心室），伴随收缩功能和舒张功能障碍。心肌变薄导致心肌收缩力下降从而引起心输出量降低，舒张末压力和容量增加。由于瓣环扩张导致瓣膜功能障碍（MR/TR）。左心房压升高导致肺动脉高压。LVEDD > 4 cm/m² 和右心室功能是重要的预测预后的指标。
- 超声可用于诊断 DCM，但不易区分具体病因。系列超声检查有利于跟踪进展并确定诊疗方法。

DCM 的病因
特发性
家族性
心肌炎：
感染性 / 中毒 / 免疫
川崎病
嗜酸性
病毒持久感染
药物性
妊娠性
内分泌
营养性（硫胺素）
酒精性

扩张型心肌病 TEE
2 维
心腔大小
舒张末直径，球形
心肌变薄
EF 下降（EF < 45%）
心室质量↑（离心性肥大）
LV 心尖部血栓，SEC（自发超声显影）
多普勒
瓣膜反流（MR、TR）
PAP（来自 TR 反流束的右心室收缩压）
左心室舒张充盈（二尖瓣＋肺静脉）
早期舒张异常
伪正常
主动脉射血速度下降
MR，二尖瓣反流；TR，三尖瓣反流；PAP，肺动脉压

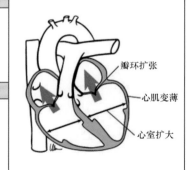

瓣环扩张
心肌变薄
心室扩大

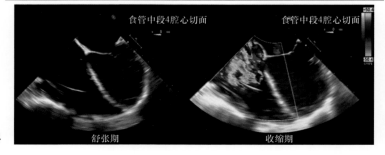

食管中段4腔心切面   食管中段4腔心切面

舒张期   收缩期

限制型心肌病（RCM）

限制型心肌病（RCM）

- RCM 是最少见的心肌病。其定义为心室僵硬伴随正常的收缩功能，但舒张功能受损，形成心室受限的生理学基础。RCM 的特点为舒张期和收缩期容量（一个或两个心室）正常或下降，心室室壁厚度正常。浸润引起的假性肥厚，可能使心室壁看起来增厚，但并不是真正的心肌肥厚。
- 单独左心室受累导致舒张充盈受损引起肺充血（左心室舒张末压 LVEDP↑），右心室受累则导致右心衰（水肿、腹水）。
- RCM 可能是特发性的、家族性的，或由各种系统性疾病和心内膜病变（纤维化，纤维弹性变性，血栓形成）引起的。心内膜纤维化变和（或）左心室前向血流束可引起房室瓣膜功能不全。各种病因都有其特异的超声心动表现。

RCM 的病因
家族性
淀粉样变
硬皮病
类癌
转移癌
放疗
药物（蒽环霉素）
心内膜纤维化
嗜酸性粒细胞增多症
特发性
染色体
药物：5- 羟色胺
二甲麦角新碱
麦角胺

淀粉样变 最常见的 RCM 淀粉样沉积	• 浸润呈高回声（斑点状外观） • 心脏增厚（室壁＋瓣膜） • 浸润心房壁（＋IAS）和右心室，心房血栓
结节病 肉芽肿性浸润	• 局部变薄＋左心室扩张，通常近基底部 • 累及室间隔传导系统导致高度房室传导阻滞（HB），累及乳头肌导致二尖瓣反流（MR）
血色素沉着病 铁沉积	• 早期心室增厚（不累及瓣膜） • 晚期无特异性表现，类似于 DCM
类癌综合征 5- 羟色胺沉积	• 右心，很少累及左心 • 瓣膜＋RA/RV 壁浸润 • 增厚回缩的三尖瓣＋肺动脉瓣叶重度反流
嗜酸性粒细胞增多症	• 左心室血栓，左心室功能良好 • 晚期出现二尖瓣＋三尖瓣瓣膜下反流或狭窄

限制型心肌病的 TEE 表现	
• 左心室、右心室非扩张性增厚 • 收缩功能正常 • 舒张功能不全（DD）：充盈受限型 　缩窄性心包炎：（TDI）E′ > 8 cm/s 　限制型心肌病：（TDI）E′ < 8 cm/s • 双房扩大（LA > 60 mm，独立危险因素） • PAP↑（TR，间隔矛盾运动） • 多普勒：TR（PAP↑） 　　　　肺静脉血流 　　　　二尖瓣前向血流	DD 限制性模式 MV 前向血流 　E/A > 2 　减速时间缩短 DT < 150 ms 　A 波时长缩短 肺静脉血流 　PV D < 30 cm/s 　PV S/D << 1 　PV Ar > 35 ms 　PV Ar/MVI Ar > 0.6

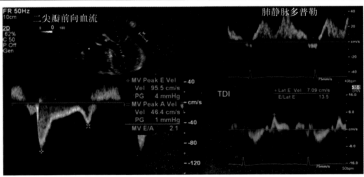

TDI，组织多普勒成像；MV Peak E Vel，二尖瓣 E 峰速度；MV Peak A Vel，二尖瓣 A 峰速度；Vel，速度；PG，压力差

致心律失常性右心室心肌病（ARVC）或发育不良（ARVD）

- ARVD 是一种右心室心肌细胞被脂肪和纤维组织进行性取代的组织学诊断。它通常是一个局限性的三角型发育异常，包括前部漏斗（流出道）、心尖和右心室下壁（流入道）。它与常染色体显性基因突变有关，虽然不常见，但却是心脏猝死的原因之一。疾病也可能涉及左心室。

- 对于诊断 ARVD，超声心动图是敏感但不特异的方式，因为它不能评估心肌中的脂肪（脂肪含量）。符合 ARVD 的超声心动图特征列表。ARVD 的诊断需要心电图、超声心动图、心脏 MRI/CT 和血管造影的综合评估。

ARVD TEE 表现
RV ＋ RA 扩张
独立的右室流出道扩张（＞30 mm）
下壁基底段运动减弱／反向运动
节段性右心室室壁瘤
高反射性调节束

- 原 1994 年 ARVD 诊断标准已于 2010 年更新。

致心律失常性右心室发育不良（ARVD）的诊断标准	
主要标准	**次要标准**
RV 功能不全	
• 重度 RV 扩张 ＋ RV EF ↓，轻度或无 LV 功能不全 • 局限性右心室室壁瘤 • 重度 RV 节段性扩张	• RV 轻度整体扩张 ±EF ↓，LV 功能正常 • 轻度 RV 节段性扩张 • RV 节段性运动减弱
源自：McKenna WJ，et al. Br Heart J. 1994；71：215-218	
• RV 节段性无运动，反向运动，室壁瘤 • 下列之一（舒张末） PLAX RVOT ≥ 32 mm，PLAX/BSA ≥ 19 mm/m² PSAX RVOT ≥ 36 mm，PLAX/BSA ≥ 21 mm/m² 面积改变分数 ≤ 33%	• RV 局部无运动，运动减弱，室壁瘤 • 下列之一（舒张末） PLAX RVOT 29 ～ 31 mm，/BSA 16 ～ 18 mm/m² PSAX RVOT 32 ～ 35 mm，/BSA 18 ～ 20 mm/m² 面积改变分数 34% ～ 40%
源自：Marcus FI，et al. Circulation 2010；121：1533-41	
心内膜组织活检显示心肌被纤维脂肪组织替代	
ECG	
• V1 ～ V3 ε 波 • V1 ～ V3 局部 QRS 增宽（＞110 ms）	• V2 ＋ V3 T 波倒置，无 RBBB • 信号平均心电图见晚电位 • 室性心动过速伴 LBBB • 频发室性期前收缩（＞1000 次 /24 小时）
• 活检或手术确认家族性疾病	• ARVD 家族史（FMH） • 有心脏猝死（＜35 岁）的家族史

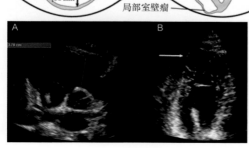

（A）经胸超声 RV 流入-流出道切面显示 RVOT 扩张 ＞30 mm。（B）经胸超声心尖部 4 腔心切面单独显示 RV，可见心尖部室壁瘤（箭头）和明显的调节束。这两种表现都符合 ARVD

致密化不全性心肌病

左心室致密化不全（LVNC）

- LVNC 是以左心室突出的肌小梁和深陷的肌小梁间隐窝（蜂窝）并累及心尖部为特点的（一种心肌病）。心外膜层较薄，心肌和心内膜增厚。
- LVNC 通常是家族性的，被认为是先天性心肌病。可孤立发病并与先天性心脏疾病（Ebstein 畸形或复杂的发绀性心脏病）和一些神经肌肉疾病并发。
- 可通过超声心动图、心脏 MRI 或左心室血管造影进行诊断。两种超声心动图诊断标准（Chin 和 Jenni）通过定量小梁间隙的陷入深度诊断 LVNC。Jenni 标准将左心室壁描述为由两层组成：外层为致密层与心外膜相连，内侧为非致密层。
- 其他符合 LVNC 的 TEE 表现包括：
    - 数目众多且十分突出的肌小梁＋深陷的小梁间隐窝
    - LV 中部（尤其是下壁＋侧壁）和心尖部
    - 小梁间隙内可见心室内血液灌注（彩色多普勒）
    - 左心室收缩功能尚可，或左心室和右心室整体或局部功能障碍

LVNC TEE 表现
肌小梁＋深（隐窝）
中部＋心尖节段
彩色多普勒
左心室功能

Chin 标准
LVNC 中 X/Y ≤ 0.5
X ＝心外膜表面到小梁隐窝低槽
Y ＝心外膜表面到小梁峰

Jenni 标准
在左室短轴（LV SAX）切面中，于收缩末期取 LV 室壁最厚的区域，分别记录非致密层（NC）和致密层（C）的厚度。LVNC 时 NC/C ＞ 2

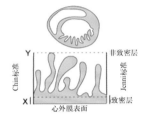

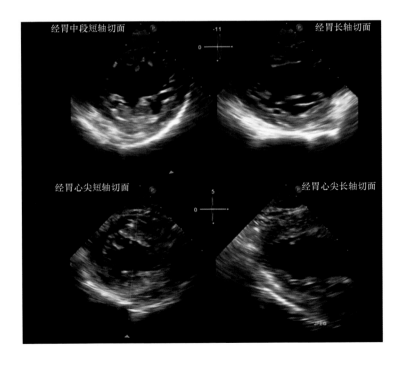

经胃中段短轴切面　　　　　　　　　　　经胃长轴切面

经胃心尖短轴切面　　　　　　　　　　　经胃心尖长轴切面

应激性心肌病

应激性心肌病（Takotsubo cardiomyopathy）

- 一过性左心室心尖部气球样变、心碎综合征或应激性心肌病的特点是短暂性（可逆的）累及左心室心尖部和（或）心室中段的局部收缩功能障碍。血管造影时无 CAD 血管阻塞的表现。
- 患者出现
  - 突然出现心绞痛样胸痛
  - 弥漫性心电图改变（T 波倒置，ST 段抬高）
  - 轻度心肌酶升高
- 应激是诱发因素，可发生急性脑血管意外。
- LV 功能通常在几天到几周的时间内恢复正常，很少复发。治疗采用支持治疗。
- 已提出正式诊断标准，但普遍接受度较低：
  - 左心室室壁运动异常超出单支主要冠状动脉的支配范围。
  - 症状出现 24 小时内血管造影显示非阻塞性 CAD（狭窄＜50%）改变。
  - 新发的心电图改变，如一过性 ST 段抬高和（或）弥漫性 T 波倒置或肌钙蛋白升高。

应激性心肌病（TC）的 TEE 表现

- 左心室心尖部和（或）心室中段室壁运动障碍
- 在收缩期，心脏下壁基底部收缩正常，但心尖部球形膨出，一种类似日本渔民的"捕章鱼篓"的形状（takotsubo 日语）
- 变异包括：
  - 倒转的应激性心肌病：基底部球样扩张伴心尖部运动亢进
  - 右心室受累时出现更严重的左心室功能障碍和胸腔积液

（A，B）应激性心肌病患者经胸超声（TTE）心尖 4 腔心切面显示舒张期和收缩期，（A）为无造影增强，（B）为造影剂增强结果。注意收缩期基底部的正常收缩和心尖部的球样扩张。

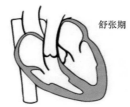
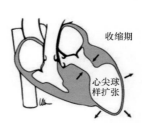
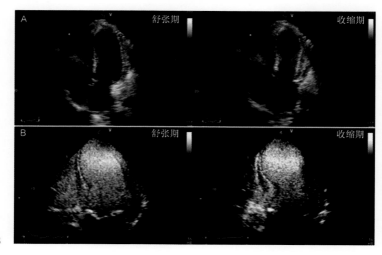

心肌炎、S 状室间隔

心肌炎
- 心肌炎是心肌的炎症。它通常是由病毒感染引起的，但也可能是由细菌感染、药物、毒素和自身免疫紊乱引起的。
- 诊断的金标准是心肌活检。MRI 也很有用。超声心动图诊断具有非特异性，但对预后有重要意义。
- 心肌炎根据全身性疾病发作后起始的时间关系被描述为暴发性（1～2天）、急性（几天到几周）和慢性（几周到几个月）。大多数情况下，患者出现心力衰竭和收缩功能障碍，有时收缩功能尚好。
- 暴发性心肌炎是在病毒性前驱症状后不久突然出现严重心力衰竭的心肌炎症反应过程。这与非暴发性心肌炎不同，非暴发性心肌炎并不那么严重，但通常会导致扩张型心肌病。
- 由于淋巴细胞浸润和心肌坏死引起的心肌水肿导致 LV 室壁增厚。
- 在暴发性心肌炎中，LV 内径正常或变小，LV 室壁由于"假性向心性肥厚"而增厚。非暴发性心肌炎时，由于心肌变薄而使 LV 内径增大。
- 系列超声心动图检查可追踪 LV 室壁厚度和室腔内径的变化。

S 状室间隔
- 这是一种主动脉和室间隔的对位缺陷，老年人常见。
- 不应与室间隔基底部大（HCM，见第 310 页）混淆。
- 主动脉与室间隔形成异常的主动脉夹角，使得室间隔呈 S 状，并向左室流出道凸出，形成独特的轮廓。
- 很少造成左室流出道动态性梗阻。
- 在高血压患者中更为明显。发生下后壁心肌梗死后，室间隔可能进一步塌陷至左室流出道。
- 这是一种良性情况，不需要治疗。
- 主动脉-隔角是沿室间隔的一条线和穿过主动脉根部长轴的一条线之间的夹角。夹角值减小表示 S 型室间隔曲度增加。
  - 正常角度 > 125°
  - 角度减少 100°～110°

（A）食管中段长轴切面：主动脉与 IVS 的关系正常，主动脉隔角为钝角，如图所示。（B）非对称间隔肥厚患者，间隔测量为 2.0 cm。主动脉隔角正常，与（A）相同。（C）患者的 S 状室间隔凸向左室流出道，主动脉隔角角度减小。尽管 LVOT 直径减小，但并没有梗阻。

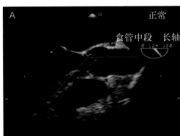

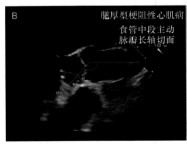

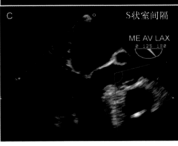

肥厚型心肌病概述

病理生理
- 这是一种心肌细胞异常导致左心室肥厚（LVH）的遗传性疾病。家族性常染色体显性遗传，外显率不同，与 B 肌球蛋白重链异常导致肌细胞畸形有关。发病率 1：500。
- 存在对称或不对称左心室肥厚，伴有心室血流梗阻（左室流出道或心室中段）、舒张功能异常、二尖瓣反流（MR）。通常收缩功能正常或亢进，疾病晚期出现收缩功能受损。

肥厚型心肌病病理
LV 室壁增厚
LV 梗阻
舒张功能不全
二尖瓣前叶收缩期前移（SAM），二尖瓣反流

肥厚
- 不同的肥厚类型
A. 反向弯曲室间隔 HCM 显示室间隔中段凸向 LV 腔，呈新月形腔。可发生 SAM。
B. S 状室间隔 HCM 显示室间隔凹向 LV 腔，突出的室间隔基底部膨胀形成卵圆形腔。可发生 SAM。
C. 中立室间隔 HCM 显示室间隔保持竖直，没有明显的凸向或凹向 LV 腔。可发生 SAM。
D. 心室中段 HCM 显示心室中段明显变大。存在心室中段梗阻，无 SAM。
E. 心尖部 HCM 显示明显的心尖部变大。

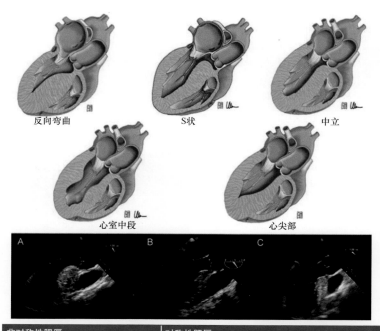

反向弯曲　　　　S状　　　　中立

心室中段　　　　心尖部

A　　　B　　　C

非对称性肥厚	对称性肥厚
家族性	高血压
S 状室间隔，见于老年患者	主动脉瓣狭窄
艾森门格综合征	浸润性（淀粉，糖原，肉瘤）
间隔肉瘤	代谢性（库欣综合征，糖尿病）
左心室肥厚伴侧壁心肌梗死	肾疾病
肺动脉高压＋右室肥厚	运动员心脏，肥胖
高血压	先天性（Fabray，Noonan，Friedrich 共济失调）
血液透析	

肥厚型心肌病概述

梗阻

- 尽管存在左心室肥厚，流经左心室的血流可以是非阻塞性的，不稳定的（或可被激发），或静息时出现梗阻。
- 血流梗阻可发生于不同水平：左室流出道、心室中段或心尖部，静息时或可被激发。临床上分别于静息状态和激发状态时评估左室流出道的压力梯度。
- 正常心脏，左室流出道是由室间隔和二尖瓣前叶（AMVL）构成。肥厚型心肌病中常见增厚的室间隔在主动脉瓣之下凸向左室流出道，引起狭窄，导致湍流和动态的、在收缩期延迟达峰（匕首征）的高压力梯度差。

SAM 的鉴别
肥厚型梗阻性心肌病
主动脉瓣置换后的左心室肥厚
二尖瓣成形术后
右心室功能不全

左心室梗阻加重	左心室梗阻减轻
前负荷↓：Valsalva 动作，硝酸酯类	前负荷↑：补液
心肌收缩力↑：室性期前收缩后，强心剂	心肌收缩力↓：β 受体阻滞剂
后负荷↓：硝酸酯类	后负荷↑：去氧肾上腺素

收缩期前向运动

收缩早期　　　　　　收缩中期

二尖瓣反流（MR）

- 室间隔肥厚的患者，会出现左室流出道（LVOT）狭窄，乳头肌前移，二尖瓣瓣叶冗长。在收缩早期，二尖瓣前瓣（AMVL）瓣体与二尖瓣后瓣（PMVL）尖端相接触。收缩中期由于血流的文丘里效应，AMVL 的尖端被拉入左室流出道；被称为收缩期前移（SAM）。
- AMVL 位置变化导致二尖瓣瓣叶对合不紧密，使得心脏收缩期中晚期出现向后偏心的二尖瓣反流。
- 二尖瓣反流的严重程度与左室流出道梗阻程度相关。

手术矫正

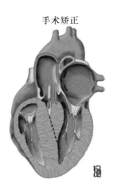

舒张功能不全（DD）

- 左心室室壁增厚，导致从舒张受损到限制性充盈等不同程度的舒张功能不全。
- 限制性充盈提示预后差。
- 对于肥厚型梗阻性心肌病，没有哪个单一的多普勒方式在评估 DD 方面更具优势。

临床

- 患者通常无症状，就诊症状包括左室流出道梗阻（晕厥、猝死）、心肌缺血（心绞痛）和舒张功不全（肺充血和气短）。
- 手术术式为经主动脉室间隔心肌切除术，沿室间隔行平行切口，从右冠状瓣水平以下至乳头肌水平切除多余的心肌。

肥厚型梗阻性心肌病的手术指征	并发症	%
• SAM 引起的梗阻性疾病 • 静息或激发状态下，压力梯度峰值 > 50 mmHg • 症状（心绞痛，心力衰竭，晕厥）难以经药物治疗	房性心律失常	26
	室性心律失常	7
	传导阻滞	10
	左心室破裂	1
	室间隔缺损	0.6

HOCM 的 TEE 表现

心肺转流前的 TEE 表现
二维成像
- 识别左心室室壁厚度
  - 对称或不对称，室间隔，侧壁
  - 室间隔：游离壁 > 1.3 : 1
  - 厚度 > 15 mm，异常
- 评价二尖瓣（MV）
  - 无二尖瓣内在疾病
  - 二尖瓣前瓣叶 SAM
- 主动脉瓣瓣尖颤动，收缩中期关闭
- 10% 的患者异常乳头肌直接插入叶面，
- 左心房增大，食管中段四腔心切面 > 40 mm 或 > 20 cm²
- 左心室和右心室收缩功能正常或呈高动力
- 食管中段主动脉瓣长轴切于舒张末期（主动脉瓣和二尖瓣均关闭时）测量室间隔厚度。目的是为外科医生提供心肌切除的（范围）。
  - 与室间隔垂直对齐，主动脉瓣成像应该是对称的
  - 室间隔回声区域是室间隔接触点（纤维化室间隔）
- 测量收缩期左室流出道直径
- 测量二尖瓣前瓣瓣叶长度
  - 采用食管中段主动脉瓣长轴切面（见下页）
  - 如果 > 35 mm，考虑行折叠术
- 室间隔-主动脉夹角
  - 肥厚型梗阻性心肌病：钝角 > 125°
  - S 状室间隔：相对较锐的角 100° ～ 110°

彩色多普勒
- LVOT 湍流（Nyquist 极限 50 ～ 60 cm/s）
- 心腔中段湍流
- 二尖瓣反流
  - 指向后叶的偏心性反流
  - 中心性反流提示存在其他 MV 病变
  - 由于其偏心性，难以定量评价其严重程度

频谱多普勒
- 使用 PW 测量峰值梯度（心室腔中部或者左室流出道）
- 使用 CW 测量左室流出道峰值和平均压力梯度
  - 收缩期达峰时间延迟（匕首状）
  - 如果静息状态下峰值 > 30 mmHg，有意义
  - 室性期前收缩后或应用硝酸甘油，压力梯度增加
- 左心室舒张功能障碍的不同表现形式，从舒张功能受损到限制性充盈，评估方法如下
  - MV 前向血流：E > A
  - 肺静脉：S < D
  - 组织多普勒：E′ < 8 cm/s，E/e′ ≥ 10

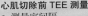

心肌切除前 TEE 测量
• 测量室间隔
• 主动脉瓣颤振
• 二尖瓣形态
• 收缩期前移 SAM
• 二尖瓣反流
• LVOT 峰值压力梯度
• 左房大小
• LV 功能（收缩，舒张）

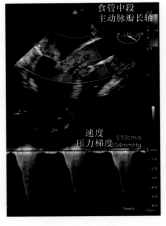

食管中段
主动脉瓣长轴

速度
压力梯度

肥厚型梗阻性心肌病的测量（舒张末）
（A）右冠瓣到室间隔最厚处的距离
（B）室间隔最大厚度
（C）右冠瓣到狭窄远端的距离
（D）远端狭窄
（E）右冠瓣至室间隔接触点

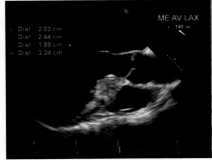

ME AV LAX

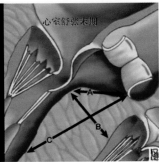

心室舒张末期

HOCM 的 TEE 表现

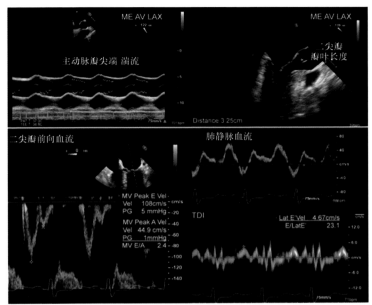

MV Peak E Vel，二尖瓣 E 峰速度；MV Peak A Vel，二尖瓣 A 峰速度；Vel，速度；PG，压力梯度

心肺转流后的 TEE 检查
二维成像
- 测量室间隔部分切除后的室间隔厚度
- 收缩期前移和残存二尖瓣反流（心室充分充盈＋血压调整）
- 左心室／右心室收缩功能（前降支肌桥）

彩色多普勒
- 收缩期左室流出道反流
- 微量二尖瓣反流或仅仅是由于自身瓣膜病引起的二尖瓣反流
- 舒张期，室间隔穿支冠脉血流流入左心室
- 没有室间隔缺损（小于 3 mm），收缩期高速左向右分流

频谱多普勒
- CW 测量左室流出道峰值梯度（静息，室性期前收缩后）
- 心室腔中段梗阻
- 舒张功能

> **心肌切除术后 TEE**
> - 室间隔厚度
> - LVOT 直径
> - 残留 SAM
> - 残留 MR
> - LVOT 峰压差
> - 无 VSD
> - 主动脉瓣（AI）

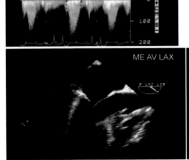

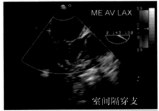

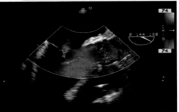

14

心包

（刘怡昭　译　姜陆洋　校）

心包解剖

心包解剖
- 正常心包是一个由内层浆膜层和外层纤维层组成的无血管囊。心包浆膜层是由（a）外侧附着于纤维心包的壁层和（b）内侧反折回心脏表面的脏层构成的。
- 心包腔是由脏层心包与壁层心包的浆膜层构成的一个潜在的腔隙。正常情况下，心包囊内存在 15 ～ 50 ml 清亮的心包液，以减少心包表面之间的摩擦。

心包窦
- 壁层心包和脏层心包是彼此连续的结构，主要的大血管由此进出心脏。心包有两个闭合的囊，分别是较小的横窦和较大的斜窦。
- 斜窦位于左心房（LA）的后方，因此左心房后壁实际上是与心包间隙分开的。仰卧位的患者很容易看到左心房和左心室后方的心包积液。
- 横窦是心包包绕大血管的两个管状结构之间的连接部位。前上方的管状结构包绕主动脉和肺动脉，腔静脉和肺静脉则被包绕于后方的管状结构内。
- 位于上隐窝的心包液不应被误认为主动脉夹层的内膜瓣。

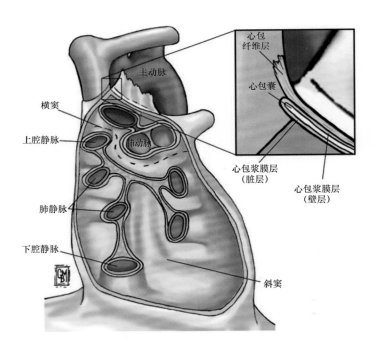

心包生理

生理

心包功能
约束心脏于胸腔
限制充盈
心室相互依赖
保护
液体润滑

- 心包有许多不同的功能
  - 固定心脏于胸腔内
  - 保护心脏不受周围结构的影响
  - 限制心腔过度充盈
  - 协调舒张期两个心室功能
  - 心包液提供润滑
- 在自主呼吸和机械通气时，胸腔内压力直接传递到心包（内压力），改变了心脏的充盈（状态）。
  - 自主吸气时，胸内压较低，有利于右心更好地充盈、室间隔移位、降低了左心室的每搏量（SV）。
  - 自主呼气时胸内压升高，右心容量减少，移位的室间隔复位，左心室充盈和每搏量改善。
- 这些变化可反映在瓣膜血流的频谱多普勒图中。
  - 自主呼吸或正压通气过程中，可见不同的血流模式，并随着疾病进程而加重。
  - 在正常心脏中，多普勒信号随通气的变化小于 10%。

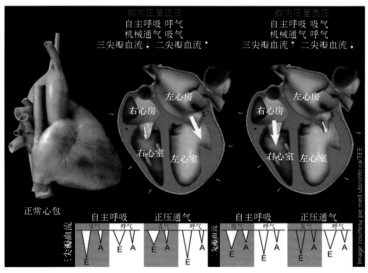

心包病理

- 心包病理包括常见的心包积液和增厚。
- 心包肿瘤很少见，良性肿瘤比恶性（间皮瘤）多见。
- 先天性心包缺如十分罕见。
  - 30% 伴随先天性异常。
  - 可以是完全或部分缺如。
    80% 涉及左心。
    完全缺如是无症状的。
    左心部分缺如是危险的。
  - 过度心脏运动的超声表现：
    心脏向左移位，所以右心室表现为扩张。
    收缩期室间隔矛盾运动伴随后壁运动增强导致室间隔向前移位。
- 心包囊肿通常表现为局限性的球形回声腔，大小不一，位于右心房边缘。

心包病理
心包炎
积液
增厚
受限
囊肿
肿瘤
先天缺如

心包 TEE 表现

心包 TEE

- 正常心包围绕心脏表面，超声心动图与心外膜无明显区别。
- 由于心包围绕心脏，可从食管中段（4 腔心，2 腔心，长轴）和经胃（短轴和长轴）等多个 TEE 切面中看到。
- 超声心动图是评估心包疾病的最初诊断检查方式。CT 和 MRI 也是有效的额外的或替代的成像方式。
- 正常情况下，仅在收缩期横窦可见少量心包液（50 ml）。若在整个心脏周期中都可见心层的分离，则提示心包积液量 > 50 ml。
- TEE 可以准确测量心包增厚。
- TEE 可用于指导和评估各种心脏手术是否成功。

食管中段 4 腔心切面显示一个小的环状心包积液，表现为收缩期心脏周围一黑色回声带环绕心脏。左心房后方也可见液体。

TEE 适应证
心包开窗术
心包切除术
心包穿刺术

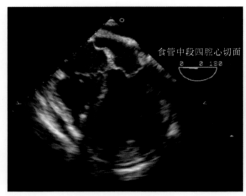

食管中段四腔心切面

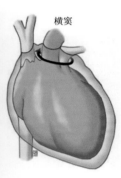

横窦

心外膜脂肪垫

- 超声心动图成像时，心外膜脂肪垫与血液具有相似的一致性。它通常位于房室沟、室间沟和右心室前壁（右室流出道，游离壁）。心外膜脂肪内有冠状动脉、淋巴管和神经组织。
- 心外膜脂肪比下面的心肌更亮，并随心脏移动。
- 心外膜脂肪可能难以与少量心包积血区分，特别是在心脏术后。
- 测量右心室室壁厚度最好是在经胃切面中，而不是食管中段切面中，以避免在测量中包含心外膜脂肪。

（A）食管中段 4 腔心切面显示右心室心外膜脂肪垫（箭头）与（B）相比，右心室周围有少量心包积血，存在血液及血凝块（箭头）。

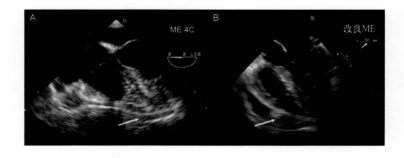

心包 TEE 表现

心包增厚

- 心包增厚是指心包厚度 > 5 mm。
- 心包呈明亮的高回声，在不同的切面中可见钙化。
- 增厚的心包可能与缩窄性心包炎有关。

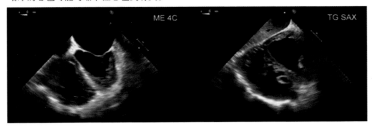

心包窦

心包横窦

- 心包横窦是心脏大血管之间的间隙，可以很容易在食管中段主动脉瓣短轴（ME AV SAX）、食管中段右室流出道（ME RVOT）和食管中段主动脉瓣长轴（ME AV LAX）切面看到。
- 食管中段右室流出道（ME RVOT）切面显示左心房耳（LAA）和横窦中少量心包液（箭头）。这个间隙位于肺动脉和左心房之间。
- （B，C）食管中段主动脉瓣长轴（ME AV LAX）切面和升主动脉长轴切面，升主动脉和右肺动脉（RPA）水平显示的横窦。横窦内可能出现血栓（图 B 箭头）或液体（图 C 箭头）。

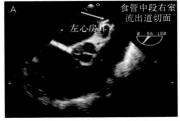

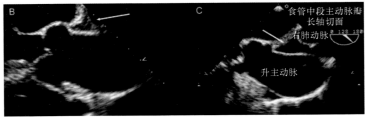

心包斜窦

- 斜窦位于左心房后方。
- 心包斜窦在食管中段主动脉瓣长轴切面（ME AV LAX）左心房后方最为明显。
- 体外循环停机前，常可见斜窦内充盈液体。
- （A）改良的食管中段（ME）切面显示斜窦积聚的血液（箭头）。
- （B）食管中段左室长轴切面（ME LAX）可见左心房后方的斜窦内存在心包积液（箭头）。

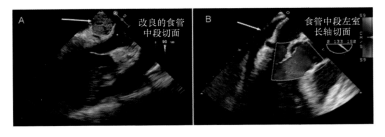

心包积液

心包积液

- 由心包浆膜层产生的液体或血液增多，使脏层和壁层心包分离，导致心包积液。
- 液体类型：漏出液（浆液）、渗出液（细胞）、心包积脓（脓液）或心包积血（血液）。
- 各种病因见右表。
- 位置（包绕性积液，局限性积液）
  - 包绕性积液环绕心脏。
  - 局限性积液邻近某一心腔，可能发生于心脏手术后、炎症或转移性疾病。

病因
炎症
感染
肿瘤
心梗后
创伤
术后

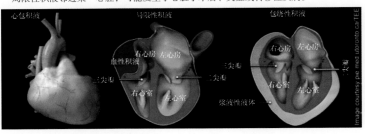

心包积液 TEE 表现

- 脏层和壁层心包之间的无回声条带。
  - 通常收缩期可见少量液体。
  - 在食管中段（ME）切面可见心脏前方的积液，在经胃（TG）切面可见后方的积液。
  - 降低超声增益设置识别心包交界处（最亮的反射区）。
  - 孤立的心前无回声区可能是心外膜脂肪垫。
  - 长期积液或转移癌时可见纤维蛋白条索。
  - 通常出血与心肌的回声表现很相似。
- 线性测量积液宽度以半定量估计积液量。
- 左侧胸腔积液（PE）在食管中段降主动脉短轴切面很容易看到，是降主动脉前的无回声区域。左侧胸腔积液延伸至后外侧，而心包积液则位于降主动脉前方。

程度	宽度（mm）	体积（ml）	位置
少量	< 5	< 200	后壁后方
中量	5 ～ 20	200 ～ 500	侧方或心尖部延伸
大量	> 20	> 500	包绕

临床

- 生理效应取决于液体积聚的速度和量
  - 慢慢积累的液体，即便很大量也只是使心包压力轻度上升。
  - 快速积累的少量液体，也可使心包压力明显升高。
- 心囊囊内的心脏移位导致心电图出现电轴偏移。
- 超声引导便于进行心包积液的引流（心包穿刺）。

（A）在积液中分辨针尖比较困难。
（B）注射搅拌盐水（超声造影剂，双箭头）有助于确定针尖位置。

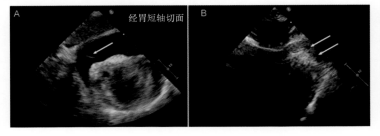

经胃短轴切面

肺动脉瓣关闭不全

（A，B）在机械二尖瓣置换1周后，在经胃中段短轴（TG中段SAX）切面后方（A）和食管中段4腔心外侧（B）可见大量心包积液。该患者行心包引流术。（C）另外一名伴右心室周围纤维束的中等量包绕性心包积液患者（D）在心脏手术后不久，患者出现局限性心包积液（血肿），压迫右心房，限制右心室充盈。该患者需要手术探查清除血肿。

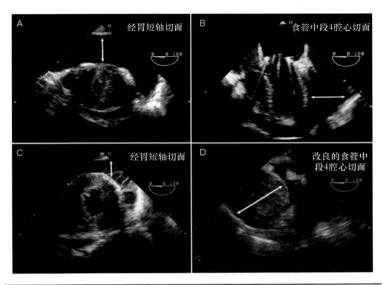

将心包积液与胸腔积液、腹水等其他积液区分开来是很重要的。（A）降主动脉短轴切面可见患者的左侧胸腔积液和心包积液。胸腔积液紧邻主动脉前方，心包积液紧邻心脏。（B，C）2例腹水患者经胃中段短轴切面所见。（B）箭头所指处为肝周围的少量腹水，心脏周围有微量心包积液。（C）箭头所示缩窄性心包炎患者肝周围的腹水，心包是高亮的，但无心包积液。

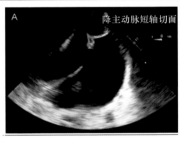

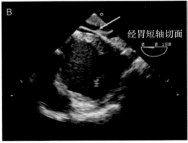

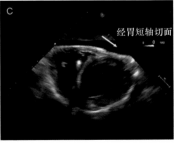

心脏压塞

- 心脏压塞是一种临床诊断，TEE 可以帮助排除诊断。
- 支持心脏压塞诊断的临床发现见右表。
- 心脏压塞的生理基础：当心包腔压大于心腔内压时，心脏充盈受限。充盈压逐渐升高，各个心腔的舒张压（趋于）相同。
- 心腔压力最小时，心腔被压缩。心房在收缩期和心室在舒张期被压缩。
- 奇脉是在吸气和呼气时动脉压差 > 10 mmHg。
  - 吸气时静脉回流↑→右心室充盈↑伴室间隔左移，左心室每搏量↓。
  - 鉴别诊断包括：心脏压塞，肺栓塞，心源性休克，张力性气胸，上腔静脉梗阻

TEE 诊断

- 心包积液
  - 中-大量不等，局限性
  - 如果心脏术后心包关闭过紧压迫心脏，这种"干性"填塞不伴心包积液
- 心腔塌陷
  - 收缩期右心房游离壁塌陷是早期敏感的征象，如果时长 > 1/3 收缩期，具有更高的敏感性（> 94%）和特异性（100%）。
  - 舒张期右心室游离壁塌陷的敏感性较低（60%），但特异性（85% ～ 100%）比右心房塌陷高。
  - 除非是出现局限性聚积，一般左心房或左心室塌陷罕见。
- 舒张期充盈随呼吸变异
  - 自主呼吸时的血流变异，在机械通气时反转。
  - 心室（二尖瓣前向血流，三尖瓣前向血流）和心房充盈（肺静脉血流，肝静脉血流）频谱多普勒数据在心脏压塞时会增大。无肝静脉血流提示即将出现心搏骤停。

> **心脏压塞的临床表现**
> 低血压
> 心动过速
> 低心输出量
> 　酸中毒
> 　尿量减少
> 高 CVP（＝ PAD）
> 奇脉

> **心脏压塞的 TEE 表现**
> 心包积液
> 右心房收缩期塌陷
> 右心室舒张期塌陷
> 呼吸三尖瓣／二尖瓣
> 下腔静脉过度充盈

心脏压塞多普勒血流		心室充盈		心房充盈	
		MVl	TVl	PVF	HVF
SP	I	↓ < 25%	↑ > 40%	↓ S, D	↑ S, D
	E	↑	↓	↑ S, D	↓ S, D
PPV	I	↑ > 40%	↓ < 25%	↑ S, D	↓ S, D
	E	↓	↑	↓ S, D	↑ S, D

PPV，正压通气；SP，自主通气；I，吸气；E，呼气；MVl，二尖瓣前向血流；TVl，三尖瓣前向血流；PVF，肺静脉血流；HVF，肝静脉血流；S，收缩期；D，舒张期

（右侧图示：心脏压塞 自主呼吸；呼气 吸气；三尖瓣 E A E A；二尖瓣 A E A E）

- 下腔静脉扩张（扩张 > 2.0 cm）
  - 自主呼吸时吸气相塌陷 < 50% 是心脏压塞的敏感性指标（97%），但是非特异性指标（40%）。
- 舒张功能障碍
  - 由于左心室舒张末压力（LVEDP）升高而形成的限制性充盈模式。
  - 等容舒张时间（IVRT）延长，减速时间（DT）< 160 ms，Emax 速度↑，E/A > 2，肺静脉 A 波↑（> 30 ms）。
  - 因为心肌功能未受损，二尖瓣环 E' 波正常。

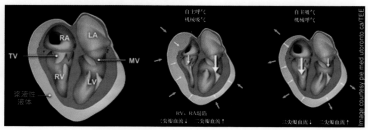

RA，右心房；LA，左心房；TV，三尖瓣；MV，二尖瓣；RV，右心室；LV，左心室

心脏压塞

（A）食管中段四腔心切面（ME 4C）显示心脏外巨大血肿压迫右心房和三尖瓣。血肿回声致密，是心脏术后的常见表现。（B）食管中段四腔心切面（ME 4C）显示大量环周型心包积液。（C）心包积液环绕右心房，收缩期右心房塌陷，（D）M超（箭头）显示最佳。（E）经胃短轴切面（TG SAX）可见一抗凝患者心脏手术后大量环周型心包积液。RV 和 LV 都很小。（F）机械通气患者下腔静脉（IVC）扩张无明显的呼吸变化。其他发现包括（G）二尖瓣前向血流（MVI）存在 40% 的呼吸变异和（H）肝静脉血流的呼吸变异，并伴有明显的 A 波。

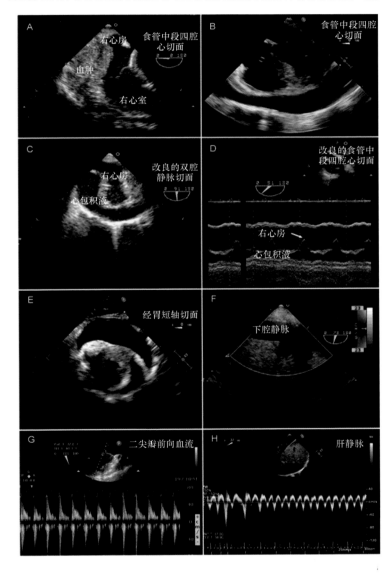

缩窄性心包炎

缩窄性心包炎

- 增厚的脏层和壁层心包融合导致舒张期心室充盈受损。当心室"充满"时，舒张压升高，使舒张早期的心室充盈迅速停止。
- 病因：特发性、放疗、创伤、心脏术后、结核、肾衰竭。
- 心包增厚 > 4 mm，脏层和壁层心包融合，无积液。
- 手术方式不使用体外循环的正中开胸术。先左心室，后右心室进行脏层心包交叉切口剥离，以保证血流动力学的稳定。

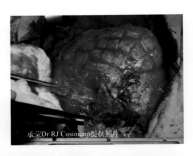

承蒙Dr RJ Cusimano提供照片

缩窄性心包炎的超声表现	
2 维成像	
<ul><li>左心室大小和功能正常</li><li>– 左心房、右心房正常或增大</li><li>– 二尖瓣环组织多普勒成像（TDI）速度正常或增快</li><li>– 由于心包钙化，经胃（TG）切面很难显影</li><li>心包增厚（> 4 mm）</li><li>吸气相舒张早期，突然的室间隔运动（室间隔反弹）突向右心室</li><li>舒张期后壁形态扁平</li><li>下腔静脉、肝静脉扩张，腹水</li></ul>	
频谱多普勒：自主通气中的呼吸变异	
二尖瓣前向血流（MVI）	吸气相：E 波降低 > 25%，舒张早期充盈↑（E >> A）
肺静脉	呼气相：钝化的收缩期"S"波，（S < D），显著的"a"波
三尖瓣前向血流（TVI）	吸气相：E 波增加 > 40% ~ 50%
肝静脉（HV）	呼气相："a"波显著，D 波钝化或反转
来源：Klein AL，et al. J Am Soc Echocardiogr 2013；26：965-1012	

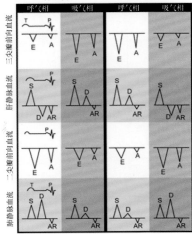

（A）食管中段 4 腔心切面和（B）经胃短轴切面显示缩窄性心包炎患者右心房、右心室周围的心包呈明亮的高回声。左心室大小和功能正常，但左心房和右心房扩张。无心包积液。（C）经胃肝静脉切面显示下腔静脉扩张至 2.26 cm。（D）患者表现为心力衰竭和左侧大量胸腔积液。多普勒血流动力学表现为（E）三尖瓣前向血流（TVI）和（F）二尖瓣前向血流（MVI）随呼吸变异。（G）频谱多普勒波形确认存在限制性充盈状态，左心室功能尚可（二尖瓣环 TDI S'）。二尖瓣前向血流（MVI）显示 E 波明显高于 A 波（E >> A）。机械通气患者的肺静脉多普勒血流显示明显的"A"波和呼气相 S > D。

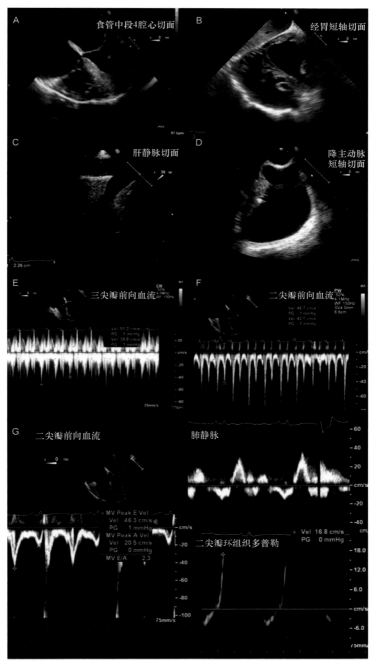

A 食管中段4腔心切面
B 经胃短轴切面
C 肝静脉切面
D 降主动脉短轴切面
E 三尖瓣前向血流
F 二尖瓣前向血流
G 二尖瓣前向血流
肺静脉
二尖瓣环组织多普勒

MV Peak E Vel，二尖瓣 E 波峰速度；MV Peak A Vel，二尖瓣 A 波峰速度；Vel，速度；PG，压力差

心包疾病

主要特征	心脏压塞	缩窄性心包炎	限制型心肌病
2D	积液 心腔塌陷	心包增厚	心室增厚 心房扩张
呼吸变异	+	+	—
舒张功能障碍	无／受损	限制性	受损／限制性
下腔静脉扩张	+	±	—

- 超声心动图和其他影像学方法用于评估缩窄性心包炎（CP）、限制型心肌病（RCMP）和心脏压塞。
- 临床表现和特异性回声发现可以区分 CP 和 RCMP。尽管机制不同，但这些疾病都存在左心室充盈受损伴左心室舒张末压力升高。
- 最可靠的鉴别方法是组织多普勒成像（TDI），在限制心肌病降低，缩窄性心包炎则正常。
- 心包疾病的另一个关键表现是多普勒血流随呼吸变化。
  - 自主呼吸与正压通气时随呼吸的变化趋势相反。
  - 呼吸变化只发生在正常血容量时，而在低血容量或高血容量时可能缺失
  - 因可能合并收缩–限制性疾病和（或）明显的左心房压升高，20% 的 CP 无呼吸变化。

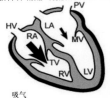 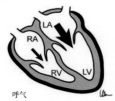

吸气　　　　　　　　　　　　　呼气

HV，肝静脉；PV，肺静脉；RA，右心房；LA，左心房；TV，三尖瓣；MV，二尖瓣；RV，右心室；LV，左心室

心脏压塞	缩窄性心包炎	限制型心肌病
病因		
特发性、感染性、尿毒症、肿瘤、炎症、放疗、创伤、心肌梗死、手术	特发性、手术、慢性心包炎、放疗、感染	淀粉样变、肉瘤、糖原蓄积、血色素沉着、心内膜纤维化
临床		
CO↓、BP↓、JVP↑ 奇脉	JVP↑ 心音遥远、腹水、水肿、心包敲击	疲惫 呼吸困难 心绞痛
诊断		
超声心动图 心包穿刺 ECG：电交替	CT 或 MRI 荧光镜检 右＋左心导管	心内膜活检
压力		
RAP↑ RV↑＝LV PAP 正常	RAP↑ RV↑＝LV PAP↑（35～40 mmHg） ＞1/3 右心室峰压	RAP↑ RV↑＞LV PAP↑↑（＞60 mmHg） ＜1/3 右心室峰压
超声心动图		
中到大量心包积液 RA 收缩期塌陷 RV 舒张期塌陷 容量 RV＞LV 下腔静脉扩张，无塌陷	心包增厚（无心包积液） LV 大小/功能正常 LA 大小↑，RA 大小↑ 舒张期后壁运动变平 IVC＋HV 扩张 肺动脉瓣提前开放	LVH（向心性），RVH 收缩功能正常 舒张充盈受损 心包积液 LA 大小↑，RA 大小↑ ±MR/TR

HV，肝静脉；LVH，左心室肥厚；MI，心肌梗死；MR，二尖瓣反流；PW，后壁 RVH，右心室肥厚；TR，三尖瓣反流；IVC，下腔静脉

心包疾病

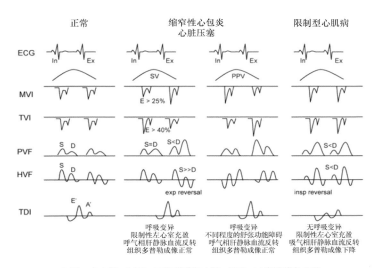

ECG，心电图；MVI，二尖瓣前向血流；TVI，二尖瓣前向血流；
PVF，肺静脉血流；HVF，肝静脉血流；TDI，组织多普勒成像

ME 4C 切面展示了不同病理情况下的 2D 超声表现（A）正常。基础评估包括心腔大小、心肌厚度、心包积液表现等。（B）缩窄性心包炎患者心包的高回声区包绕着缩小的心室，扩张的心房，没有心包积液。（C）经胸心尖四腔心切面显示心肌淀粉样变的患者超声明亮心肌增厚。心室大小正常，心房扩大，有少量积液包绕右心房。（D）大量的心包积液，房室大小正常。多普勒检查证实心脏压塞。

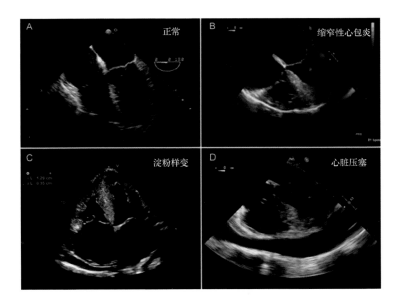

推荐阅读

1. TEE 切面
- Hahn R, et al. Guidelines for Performing a Comprehensive Transesophageal Echocardiographic Examination: Recommendations from the ASE and the SCA. J Am Soc Echocardiogr 2013; 26:921–64.
- Flachskampf FA, et al. Guideline from the Working Group: Recommendations for Performing Transesophageal Echocardiography. Eur J Echocardiograph 2001; 2:8–21.
- Shanewise JS, et al. ASE/SCA Guidelines for performing a comprehensive intra-operative multiplane transesophageal echocardiography examination. Anesth Analg 1999;89:870–84.

2. 多普勒和血流动力学
- Quinones MA, et al. Recommendations for quantification of Doppler echocardiography: a report from the Doppler Quantification Task Force of the Nomenclature and Standards Committee of the American Society of Echocardiography. J Am Soc Echocardiogr 2002;15:167–84.
- Skubas N. Intraoperative Doppler tissue imaging is a valuable addition to cardiac anesthesiologists' armamentarium: a core review. Anesth Analg 2009;108:48–66.

3. 左心室
- Cerqueira M, et al. Standardized myocardial segmentation and nomenclature for tomographic imaging of the heart: a statement for healthcare professionals from the Cardiac Imaging Committee of the Council on Clinical Cardiology of the American Heart Association. Circulation 2002;105:539–42.
- Hu K, et al. Methods for Assessment of Left Ventricular Systolic Function in Technically Difficult Patients with Poor Imaging Quality. J Am Soc Echocardiogr 2013;26:105–13.
- Lang RM, et al. Recommendations for Cardiac Chamber Quantification by Echocardiography in Adults: An Update from the American Society of Echocardiography and the European Association of Cardiovascular Imaging. J Am Soc Echocardiogr 2015;28:1–39.
- Lang RM, et al. Recommendations for chamber quantification: a report from the American Society of Echocardiography's Guidelines and Standards Committee and the Chamber Quantification Writing Group, developed in conjunction with the European Association of Echocardiography, a branch of the European Society of Cardiology. J Am Soc Echocardiogr. 2005;18:1440–63.
- Mor-Avi V, et al. Current and Evolving Echocardiographic Techniques for the Quantitative Evaluation of Cardiac Mechanics: ASE/EAE Consensus Statement on Methodology and Indications Endorsed by the Japanese Society of Echocardiography. J Am Soc Echocardiogr 2011;23:277–313.
- Schiller NB, et al. Recommendations for quantitation of the left ventricle by two-dimensional echocardiography. American Society of Echocardiography Committee on Standards, Subcommittee on Quantitation of Two-Dimensional Echocardiograms. J Am Soc Echocardiogr 1989;2:358–87.

4. 右心室
- Haddad F, et al. The right ventricle in cardiac surgery, a perioperative perspective: I. Anatomy, physiology, and assessment. Anesth Analg 2009;108:407–21.
- Horton KD, et al. Assessment of the Right Ventricle by Echocardiography: A Primer for Cardiac Sonographers. J Am Soc Echocardiogr 2009;22:776–792.
- Rudski LG, et al. Guidelines for the echocardiographic assessment of the right heart in adults: a report from the American Society of Echocardiography endorsed by the European Association of Echocardiography, a registered branch of the European Society of Cardiology, and the Canadian Society of Echocardiography. J Am Soc Echocardiogr 2010;7:685–713.
- Silverton N, et al. Speckle Tracking Strain of the Right Ventricle: An Emerging Tool for Intraoperative Echocardiography. Anesth Analg 2017;125:1475–8.

5. 冠状动脉疾病
- Agricola E, et al. Ischemic mitral regurgitation: mechanisms and echocardiographic classification. Eur J Echocardiogr 2008;9:207–21.
- Ender L, et al. Visualization of the Circumflex Artery in the Perioperative Setting with Transesophageal Echocardiography. Anesth Analg 2012;115:23–26.
- Hauser M. Congenital Anomalies of The Coronary Arteries. Heart 2005;91:1240–1245.
- Rallidis LS, et al. Right Ventricular Involvement in Coronary Artery Disease: Role of Echocardiography for Diagnosis and Prognosis. J Am Soc Echocardiogr 2014;27:223–9.

推荐阅读

6. 舒张功能

- Denault A, et al. Left and right ventricular diastolic dysfunction as predictors of difficult separation from cardiopulmonary bypass. Can J Anesth 2006;53: 1020–9.
- Matyal R, et al. Perioperative assessment of diastolic dysfunction. Anesth Analg 2011;113:449–72.
- Nagueh SF, et al. Recommendations for the Evaluation of Left Ventricular Diastolic Function by Echocardiography: An Update from the American Society of Echocardiography and the European Association of Cardiovascular Imaging 2016. J Am Soc Echocardiogr 2016;29:277–314.
- Nagueh SF, et al. Recommendations for the evaluation of left ventricular diastolic function by echocardiography. J Am Soc Echocardiogr 2009;2:107–33.
- Rudski LG, et al. Guidelines for the echocardiographic assessment of the right heart in adults: a report from the American Society of Echocardiography endorsed by the European Association of Echocardiography, a registered branch of the European Society of Cardiology, and the Canadian Society of Echocardiography. J Am Soc Echocardiogr 2010;7:685–713.

7. 自体瓣膜

- Anyanwu A and Adams D. Etiologic classification of degenerative mitral valve disease: Barlow's disease and fibroelastic deficiency. Semin Thorac Cardiovasc Surg 2007;19:90–96.
- Baumgartner H, et al. Echocardiographic assessment of valve stenosis: EAE/ASE recommendations for clinical practice. J Am Soc Echocardiogr 2009;22:1–23.
- Baumgartner H, et al. Recommendations on the Echocardiographic Assessment of Aortic Valve Stenosis: A Focused Update from the European Association of Cardiovascular Imaging and the American Society of Echocardiography. J Am Soc Echocardiogr 2017;30:372–92.
- Cohen GI, et al. Reference values for normal adult transesophageal echocardiographic measurements. J Am Soc Echocardiogr 1995;8:221–30.
- Eriksson MJ, et al. Mitral annular disjunction in advanced myxomatous mitral valve disease: echocardiographic detection and surgical correction. J Am Soc Echocardiogr 2005;18:1014–22.
- Ho SY. Structure and anatomy of the aortic root. Eur J Echocard 2009;10:i3–10.
- Lancellotti P, et al. Recommendations for the echocardiographic assessment of native valvular regurgitation: an executive summary from the European Association of Cardiovascular Imaging. Eur Heart J Cardiovasc Imag 2013; 14:611–644.
- Nishimura RA, et al. 2014 AHA/ACC Guideline for the Management of Patients With Valvular Heart Disease: executive summary: a report of the American College of Cardiology/American Heart Association Task Force on Practice Guidelines. JACC 2104;63(22):e57–188.
- Omran AS, et al. Intraoperative transesophageal echocardiography accurately predicts mitral valve anatomy and suitability for repair. J Am Soc Echocardiogr 2002; 15:950–7.
- Wilkins G. Percutaneous balloon dilatation of the mitral valve: an analysis of echocardiographic variables related to outcome and the mechanism of dilatation. Br Heart J 1988; 60:299–308.
- Zoghbi W, et al. Recommendations for evaluation of the severity of native valvular regurgitation with two-dimensional and Doppler echocardiography. J Am Soc Echocardiogr 2003;16:777–802.
- Zoghbi W, et al. Recommendations for noninvasive evaluation native valvular regurgitation. J Am Soc Echocardiogr 2017;30:303–371.

8. 人工瓣膜、经导管瓣膜、瓣膜修补术

- Cohen GI, et al. Color Doppler and two-dimensional echocardiographic determination of the mechanism of aortic regurgitation with surgical correlation. J Am Soc Echocardiogr 1996;9:508–15.
- El Khoury G, et al. Functional classification of aortic root/valve abnormalities and their correlation with etiologies and surgical procedures. Curr Opinion Cardiol 2005; 20:115–21.
- Foster GP, et al. Accurate localization of mitral regurgitant defects using multiplane transesophageal echocardiography. Ann Thoracic Surg 1998; 65:1025–31.
- Hahn R, et al. Recommendations for Comprehensive Intraprocedural Echocardiographic Imaging During TAVR. J Am Coll Cardiol Img 2015;8:261–87.

推荐阅读

- Klein AA, et al. Controversies and Complications in the Perioperative Management of Transcatheter Aortic Valve Replacement. Anesth Analg 2014;119:784–98.
- Mahmood F and Maytal R. A Quantitative Approach to the Intraoperative Echocardiographic Assessment of the Mitral Valve for Repair. Anesth Analg 2015;121:34–58.
- Maslow A. Mitral Valve Repair: An Echocardiographic Review: Part 1. J Cardiothorac Vasc Anesth 2015;29:156–77.
- Van Dyck MJ, et al. Transesophageal echocardiographic evaluation during aortic valve repair surgery. Anesth Analg 2010;111(1):59–70.
- Zoghbi W, et al. Recommendations for evaluation of prosthetic valves with echocardiography and Doppler ultrasound: a report From the ASE Guidelines and Standards Committee and the Task Force on Prosthetic Valves, developed in conjunction with the ACC Cardiovascular Imaging Committee, Cardiac Imaging Committee of the AHA, the European Association of Echocardiography, a registered branch of the ESC, the Japanese Society of Echocardiography and the Canadian Society of Echocardiography, endorsed by the ACC Foundation, AHA, European Association of Echocardiography, a registered branch of the ESC, the Japanese Society of Echocardiography, and Canadian Society of Echocardiography. J Am Soc Echocardiogr 2009; 22:975–1014.

9. 主动脉

- Evangelista A, et al. Echocardiography in aortic diseases: EAE recommendations for clinical practice. Eur J Echocardiogr 2010;11(8):645–58.
- Glas K, et al. Guidelines for the performance of a comprehensive intraoperative epiaortic ultrasonographic examination: recommendations of the American Society of Echocardiography and the Society of Cardiovascular Anesthesiologists; endorsed by the Society of Thoracic Surgeons. J Am Soc Echocardiogr 2007;11:1227–35.
- Goldstein S, et al. Multimodality Imaging of Diseases of the Thoracic Aorta in Adults: From the American Society of Echocardiography and the European Association of Cardiovascular Imaging Endorsed by the Society of Cardiovascular Computed Tomography. J Am Soc Echocardiogr 2015;28:119–82.
- Katz ES, et al. Protruding aortic atheromas predict stroke in elderly patients undergoing cardiopulmonary bypass: experience with intraoperative transesophageal echocardiography. J Am Coll Cardiol 1992;20(1):70–7.
- Orihashi K, et al. Aortic arch branches are no longer a blind zone for transesophageal echocardiography: a new eye for aortic surgeons. J Thor Card Surg 2000;120:460–72.

10. 先天性心脏病

- Ayres NA, et al. Indications and guidelines for performance of transesophageal echocardiography in the patient with pediatric acquired or congenital heart disease: report from the task force of the Pediatric Council of the American Society of Echocardiography. J Am Soc Echocardiogr 2005; 18:91–8. 25.
- Cohen MS, et al. Multimodality Imaging Guidelines of Patients with Transposition of the Great Arteries: A Report from the American Society of Echocardiography Developed in Collaboration with the Society for Cardiovascular Magnetic Resonance and the Society of Cardiovascular Computed Tomography. J Am Soc Echocardiogr 2016;29:571–621.
- Russell IA, et al. Congenital heart disease in the adult: a review with internet-accessible transesophageal echocardiographic images. Anesth Analg 2006;102:694–723.
- Shiina A, et al. Two-dimensional echocardiographic-surgical correlation in Ebstein's anomaly: preoperative determination of patients requiring tricuspid valve plication vs replacement. Circulation 1983; 68:534–44.
- Silvestry FE, et al. Guidelines for the Echocardiographic Assessment of Atrial Septal Defect and Patent Foramen Ovale: From the ASE and Society for Cardiac Angiography and Interventions. J Am Soc Echocardiogr 2015;28:910–58.
- Vegas A and Miller-Hance WC. (2015) Chapter 12: Transesophageal Echocardiography in Congenital Heart Disease, in Anesthesia for Congenital Heart Disease (eds) D. B. Andropoulos, S. Stayer, E. B. Mossad and W. C. Miller-Hance, John Wiley & Sons.

11. 变异、异物、伪影、肿物和心内膜炎

- Baddour L, et al. Infective endocarditis: diagnosis, antimicrobial therapy, and management of complications: a statement for healthcare professionals from the Committee on Rheumatic Fever, Endocarditis, and Kawasaki Disease, Council

330

推荐阅读

on Cardiovascular Disease in the Young, and the Councils on Clinical Cardiology, Stroke, and Cardiovascular Surgery and Anesthesia, American Heart Association: endorsed by the Infectious Diseases Society of America. Circulation 2005;111:e394-e434.

- Durack DT, et al. New criteria for diagnosis of infective endocarditis: utilization of specific echocardiographic findings. Duke Endocarditis Service. Am J Med 1994;96:200–9.
- Goyal SK, et al. Persistent left superior vena cava: a case report and review of literature. Cardiovasc Ultrasound 2008; 6:50.
- Habib G, et al. Recommendations for the practice of echocardiography in infective endocarditis. Eur Heart J 2010;11:202–219.
- Konstantinides S, et al. 2014 ESC Guidelines on the diagnosis and management of acute pulmonary embolism. Eur Heart J 2014;35:3033–69.
- Le HT, et al. Imaging Artifacts in Echocardiography. Anesth Analg 2016;122:633–46.
- Tazelaar HD, et al. Pathology of surgically excised primary cardiac tumors. Mayo Clin Proceed 1992;67:957–65.
- Wilson W, et al. Prevention of infective endocarditis: guidelines from the American Heart Association: a guideline from the American Heart Association Rheumatic Fever, Endocarditis, and Kawasaki Disease Committee, Council on Cardiovascular Disease in the Young, and the Council on Clinical Cardiology, Council on Cardiovascular Surgery and Anesthesia, and the Quality of Care and Outcomes Research Interdisciplinary Working Group. Circulation 2007; 116:1736–54.

12. 心室辅助装置与心脏移植
- Chumnanvej S, et al. Perioperative echocardiographic examination for ventricular assist device implantation. Anesth Analg 2007;106:583–401.
- Douflé G, et al. Echocardiography for adult patients supported with extracorporeal membrane oxygenation. Critical Care 2015;19:326.
- Mizuguchi KA, et al. Transesophageal Echocardiography Imaging of the Total Artificial Heart. Anesth Analg 2013;117:780–784.
- Platts DG, et al. The Role of Echocardiography in the Management of Patients Supported by Extracorporeal Membrane Oxygenation. J Am Soc Echocardiogr 2012;25:131–41.
- Stainback RF, et al. Echocardiography in the Management of Patients with Left Ventricular Assist Devices: Recommendations from the American Society of Echocardiography. J Am Soc Echocardiogr 2015;28:853–909.

13. 心肌病
- Elliot P, et al. Classification of the cardiomyopathies: a position statement from the European society of cardiology working group on myocardial and pericardial diseases. Eur Heart J 2008; 29:270–276.
- Jenni R, et al. Echocardiographic and pathoanatomical characteristics of isolated left ventricular non-compaction: a step towards classification as a distinct cardiomyopathy. Heart 2001;86:666–71.
- Marcus FI, et al. Diagnosis of Arrhythmogenic Right Ventricular Cardiomyopathy/ Dysplasia: Proposed Modification of the Task Force Criteria. Circulation. 2010;121:1533–1541.
- McKenna WJ, et al., on behalf of the Task Force of the working group myocardial and pericardial disease of the European Society of Cardiology and of the Scientific Council on Cardiomyopathies of the International Society and Federation of Cardiology. Diagnosis of arrhythmogenic right ventricular dysplasia cardiomyopathy. Br Heart J. 1994;71:215–218.
- Nageuh S, et al. American Society of Echocardiography Clinical Recommendations for Multimodality Cardiovascular Imaging of Patients with Hypertrophic Cardiomyopathy. J Am Soc Echocardiogr 2011;24:473–98.
- Hensley N, et al. Hypertrophic Cardiomyopathy: A Review. Anesth Analg 2015;120:554–69.
- Sherrid MV and Arabadjian M. Echocardiography to Individualize Treatment for Hypertrophic Cardiomyopathy. Prog Cardiovasc Dis 2012;54:461–476.
- Wood MJ and Picard MH. Utility of Echocardiography in The Evaluation Of Individuals With Cardiomyopathy. Heart 2004;90:707–712.

14. 心包
- Adler Y, et al. 2015 ESC Guidelines for the diagnosis and management of pericardial diseases: The Task Force for the Diagnosis and Management of

推荐阅读

Pericardial Diseases of the European Society of Cardiology (ESC). Endorsed by:
The European Association for Cardio-Thoracic Surgery (EACTS). Eur Heart J
2015;2921–2964.

- Dal-Bianco JP, et al. Role of Echocardiography in the Diagnosis of Constrictive
  Pericarditis. J Am Soc Echocardiogr 2009;22:24–33.
- Klein A, et al. American Society of Echocardiography Clinical Recommendations
  for Multimodality Cardiovascular Imaging of Patients with Pericardial Disease.
  Endorsed by the Society of Cardiovascular Magnetic Resonance and Society of
  Cardiovascular Computed Tomography. J Am Soc Echocardiogr
  2013;26:965–1012.
- Maisch B, et al. ESC Guidelines: Guidelines on the Diagnosis and Management
  of Pericardial Diseases Full Text. Eur Heart J 2004;25:587–610.
- Yared K, et al. Multimodality Imaging of Pericardial Diseases. J Am Coll Cardiol
  Img 2010;3:650–60.